# Advanced Female Pelvis and Obstetrical Sonography Cases

# 新编妇产科超声疑难病例解析

主　编　杨太珠　罗　红

副主编　何　敏

编　者　田　甜　张　波　蒋　瑜

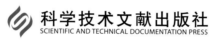

科学技术文献出版社

SCIENTIFIC AND TECHNICAL DOCUMENTATION PRESS

·北京·

图书在版编目（CIP）数据

新编妇产科超声疑难病例解析 / 杨太珠，罗红主编. —北京：科学技术文献出版社，2020.7

ISBN 978-7-5189-6220-4

Ⅰ.①新… Ⅱ.①杨… ②罗… Ⅲ.①妇产科病—超声波诊断—病案 Ⅳ.① R710.4

中国版本图书馆 CIP 数据核字（2019）第 256370 号

## 新编妇产科超声疑难病例解析

策划编辑：付秋玲 孙洪娇 责任编辑：巨娟梅 王丽霜 责任校对：张永霞 责任出版：张志平

| | |
|---|---|
| 出　版　者 | 科学技术文献出版社 |
| 地　　　址 | 北京市复兴路15号　邮编 100038 |
| 编　务　部 | （010）58882938，58882087（传真） |
| 发　行　部 | （010）58882868，58882870（传真） |
| 邮　购　部 | （010）58882873 |
| 官　方　网　址 | www.stdp.com.cn |
| 发　行　者 | 科学技术文献出版社发行　全国各地新华书店经销 |
| 印　刷　者 | 北京地大彩印有限公司 |
| 版　　　次 | 2020 年 7 月第 1 版　2020 年 7 月第 1 次印刷 |
| 开　　　本 | 787×1092　1/16 |
| 字　　　数 | 430千 |
| 印　　　张 | 20.25 |
| 书　　　号 | ISBN 978-7-5189-6220-4 |
| 定　　　价 | 136.00元 |

# 前　言

　　四川大学华西第二医院（华西妇产儿童医院）是一所集医疗、教学、科研、预防保健和人才培养为一体的高等医学院校附属医院。超声医学科建于 1987 年，其亦是西南地区最大的妇产儿科超声诊治中心，除开展多项具有妇幼特色的超声检查项目，每年检查患者量愈 60 万人次，还承担全省及西部地区妇产科、儿科疑难超声病例会诊上万例。

　　本书收集的妇产科超声疑难病例，涉及妇科、产科、盆腔，以及其他来源的多种少见、罕见疾病。超声检查方法涵盖超声造影、宫腔造影、三维超声成像等妇产科超声新技术。编者通过对每个病例完整的病史资料、超声图像、其他影像资料以及详实的手术、病理结果的解读，并参考相关文献，分别从疾病概述、超声图像特征、鉴别诊断等方面对各种疾病进行了较为详细的分析，总结诊断经验教训、拓展思路。全书力求图文并茂、形象生动、表达准确。我们期望此书能够对各级超声医师提高对妇产科疑难病例的认识与诊断水平有所帮助。

　　由于水平与时间所限，疑难病案收集与编辑存在一些不足之处可能在所难免，欢迎读者和同道提出宝贵意见。此书在编写过程中得到四川大学华西第二医院超声医学科全体以及四川省妇幼保健院、成都市妇女儿童医院超声科同仁的大力支持，在此一并致以衷心的感谢！

编　　者

# 目 录

## 第一部分　妇科

扫码学习

# 第一部分

# 妇 科

# 第一章

# 子 宫

## 第一节　子宫黏膜下腺肌瘤

### 疾病概述

　　子宫黏膜下腺肌瘤实际上也是子宫腺肌症的一种。子宫腺肌症是一种较为常见的妇科疾病，发病率平均20%～30%。异位的子宫内膜在子宫肌层中如呈局限性生长，则形成结节或团块，类似肌壁间肌瘤，称为子宫腺肌瘤。贴近宫腔的腺肌瘤，向宫腔方向生长，突出宫腔，即成为黏膜下腺肌瘤。子宫腺肌瘤是一种良性病变，在临床较罕见，属于一种与雌激素异常分泌相关的疾病，多发于中年经产妇，患者多有流产或多产史，典型临床表现为进行性加重的痛经及月经异常。

### 超声特征

　　子宫黏膜下腺肌瘤的超声表现：①子宫多数呈球形增大，宫腔分离，内可见类圆或椭圆肿块，呈"靶环征"或"裂隙征"；②宫腔内团块边界欠光整清晰，无包膜回声，内呈不均匀的"蜂窝状"或"筛网状"回声，后方回声略增强；③肿块以较窄的基底部或蒂与子宫后壁或宫底部相连，且与肌壁无明显分界，融为一体；④彩色多普勒血流成像（CDFI）检测部分肿块内可见少量点、条状血流信号。

### 鉴别诊断

　　1.黏膜下肌瘤：两者的鉴别点如下。①黏膜下腺肌瘤患者更容易出现进行性痛经，而黏膜下肌瘤患者临床表现以月经量异常增多为特征，伴随痛经症状者相对少见；②黏膜下腺肌瘤内形成液性暗区是异位内膜周期性出血集聚，形成的陈旧性积血，因此，暗区内可见细密点状的稍高回声，而黏膜下肌瘤囊性变是由于瘤体局部缺血坏死液化形成，液性暗区的透声性较好，多为较均匀一致的无回声；③CDFI黏膜下腺肌瘤的血流为瘤体内散在分布的点状、条状血流信号，而黏膜下肌瘤可在蒂部探及条状血流信号。

　　2.内膜息肉：内膜息肉可引起生育期妇女月经间期出血，经量过多或不孕。绝经期患者最常见的症状是不规则阴道流血。病灶与内膜腔的相对关系是内膜息肉与黏膜下肌瘤/腺肌瘤的鉴别点。内膜息肉病灶常位于内膜层内,内膜基底层完整,内膜腔形态正常;黏膜下肌瘤/腺肌瘤病灶起源于子宫肌壁,常导致内膜基底层中断,内膜腔扭曲。另外CDFI检测病灶的血流特征也有助于鉴别。文献报道,典型子宫内膜息肉CDFI检测多表现为单支滋养血管,而黏膜下腺肌瘤表现为瘤体内散在分布的点条状血流信号。

## 病例 1

### 临床病史

患者女,40岁1个月,主诉"月经量增多,经期延长3⁺月"。1年前于外院行"卵巢囊肿剥除术"(左右侧及病理性质不详)。专科查体:宫体后位,不均匀增大如3⁺月孕大,质韧,表面光滑,轻压痛。

### 实验室检查

血常规:红细胞计数(RBC)$4.12 \times 10^{12}$/L,血红蛋白(HGB)85g/L。

### 超声表现

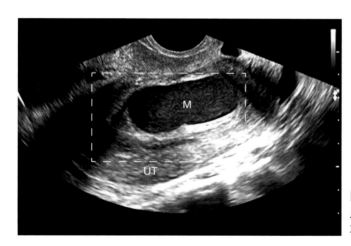

M:团块;UT:子宫

图1-1-1-1　经阴道超声子宫矢状切面,显示宫腔内查见7.4cm×3.4cm×3.8cm不均质回声团

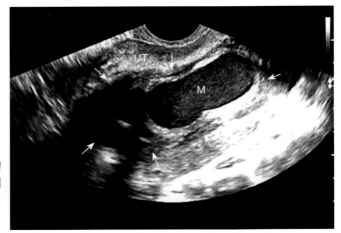

M：团块；UT：子宫

图 1-1-1-2　经阴道超声子宫矢状切面，显示宫腔内团块内见多个不规则液性暗区，最大约 4.7cm×2.2cm×2.9cm，内见较多细密点状回声

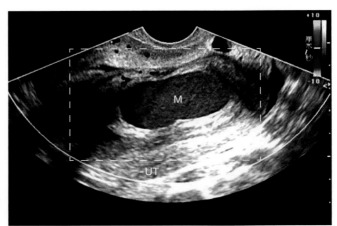

M：团块；UT：子宫

图 1-1-1-3　经阴道超声子宫矢状切面，CDFI 显示团块内探及血流信号

## 超声提示

宫腔内占位（黏膜下肌瘤液化？）。

## 手术所见

宫体前位，宫腔深 10cm，内有一个 7cm×4cm×5cm 黏膜下肌瘤，蒂宽 5cm，位于后壁，术后剖视瘤体内见陈旧暗褐色积血 5mL。

## 病理诊断

子宫肌瘤（黏膜下腺肌瘤）。

## 最终诊断

子宫黏膜下腺肌瘤。

## 分析讨论

本例患者为中年经产妇，有月经量增多病史，但缺乏典型痛经病史。超声表现为宫腔内团块，团块内可见广泛的液性暗区，CDFI显示团块内点线状血流信号。该患者的临床表现和超声特征，与子宫黏膜下肌瘤囊性变极为相似，由于子宫黏膜下腺肌瘤较罕见，且发病年龄及临床表现，与子宫黏膜下肌瘤相似，因此，在术前极易被误诊为黏膜下肌瘤。

### 病例 2

## 临床病史

患者女，32岁8个月，主诉"经量增多、经期延长1个月"。1个月前无明显诱因出现经量增多、经期延长，经量约为平时月经量的2倍，经期由平时的3天延长至7天。门诊行诊刮术，病检提示子宫内膜息肉。专科查体：（－）。

## 超声表现

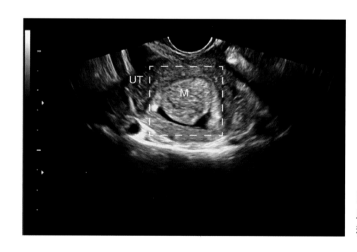

M：团块；UT：子宫

图 1-1-1-4　经阴道超声子宫横切面，显示宫腔内见 2.5cm×4.2cm×2.6cm 稍强回声，形态规则，边界清楚

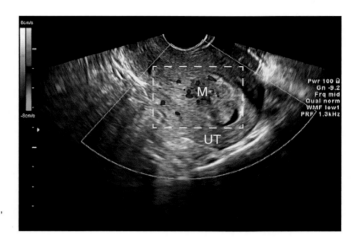

M：团块；UT：子宫

**图 1-1-1-5 经阴道超声子宫矢状面，CDFI 显示团块内血流信号较丰富**

### 超声提示

宫腔内占位（内膜息肉？）。

### 手术所见

宫腔镜下见宫腔深 12cm，左、右侧输卵管开口可见，子宫右侧壁见直径约 1cm 大小肌瘤样占位，子宫后壁见约 4cm×4cm 大小的肌瘤样占位。

### 病理诊断

宫内：黏膜下子宫腺肌瘤，上附子宫内膜呈分泌期组织像。

### 最终诊断

子宫黏膜下腺肌瘤。

### 分析讨论

本病例以"经量增多、经期延长"为临床特征，无明显痛经症状，超声表现为宫腔内较均质稍强回声，且团块与子宫肌壁分界较清楚。超声表现与内膜息肉极为相似，加之门诊诊刮术后的病理检查结果提示"内膜息肉"，因此该病例被误诊为"子宫内膜息肉"。该病例与内膜息肉的鉴别要点在于团块的血流表现。本病例的团块行 CDFI 检测探及较丰富的点线状血流信号，有别于子宫内膜息肉的血流特征。

## 病例 3

### 临床病史

患者女，47 岁 6 个月，主诉"阴道不规则流血 3 年，加重 4 个月"。13 年前曾在外院行"宫腔镜下子宫黏膜下肌瘤切除术"。专科查体：宫颈管口可见大小约 4cm×3cm 肌瘤样结节突向阴道。

### 实验室检查

血常规：HGB 92g/L。

### 超声表现

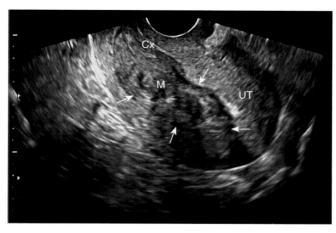

Cx：宫颈；UtC：宫腔；UT：子宫；M：团块

**图 1-1-1-6　经阴道超声子宫矢状切面，显示宫腔至宫颈管内大小 5.6cm×2.2cm×3.5cm 不均质弱回声团，边界尚清**

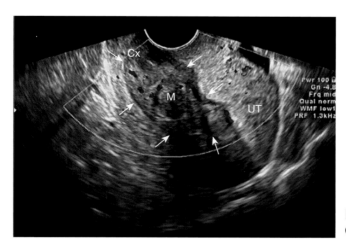

Cx：宫颈；UT：子宫；M：团块

**图 1-1-1-7　经阴道超声子宫矢状面，CDFI 显示团块内探及点线状血流信号**

### 超声提示

宫腔内占位（黏膜下肌瘤？）。

### 手术所见

宫颈管口可见大小约4cm×3cm肌瘤样结节突向阴道，根蒂深，宫体前位，宫腔深8cm，宫底可见面积大小约3cm×2cm肌瘤根蒂样组织突向宫腔。

### 病理诊断

宫腔：黏膜下腺肌瘤，表面被覆子宫内膜呈灶性、单纯性增生。

### 最终诊断

子宫黏膜下腺肌瘤。

### 分析讨论

本病例子宫黏膜下腺肌瘤整个瘤体内，出现广泛的液性暗区时，需与宫腔积血鉴别。宫腔积血暗区直接与子宫肌壁相接，黏膜下腺肌瘤内的液性暗区与子宫肌壁间还可见实性组织包绕；CDFI检测，宫腔积血无血流信号，黏膜下腺肌瘤周边包绕的实性组织内可探及点线状血流信号。

# 第二节　子宫内膜间质肉瘤

### 疾病概述

子宫内膜间质肉瘤（endometrial stromal sarcoma，ESS）可来源于原位子宫内膜及其邻近的腺肌瘤或肌瘤，也可由分布于子宫以外的异位子宫内膜间质发生恶变而来。世界卫生组织（World Health Organization，WHO）和国际妇科病理学医师协会根据ESS临床和病理特征，将其分为：①低度恶性子宫内膜间质肉瘤（low grade endometrial stromal sarcoma，LGESS），又名淋巴管内间质异位或子宫内膜间质异位症；②高度恶性子宫内膜间质肉瘤（high grade endometrial stromal sarcoma，HGESS），组织学上可以不像子宫内膜间质，故现称为未分化子宫内膜肉瘤或子宫肉瘤。近年来有学者提出，在原有的分类基础上再增加一类，即子宫外内膜间质肉瘤。

ESS具有局部浸润、脉管内瘤栓和容易复发的特点，临床罕见，多发生于40～50岁围绝经期妇女。该病临床可出现不规则阴道流血、月经量增多、脓性分泌物、下腹肿块迅速长大等症状，晚期还可出现肿块压迫症状。

## 超声特征

国外学者 Kim 等总结了 ESS 的四种超声表现形式：①息肉样包块结节状向肌层延伸；②肌壁间质地不均的实性异质低回声；③宫腔内边界不清的中央型大包块；④弥漫性子宫肌层增厚及分隔的囊性异质回声。

国内学者也对 ESS 的超声表现进行了较多研究，并总结其超声声像图特征：①子宫明显增大，形态不规则；②病灶位置各异，可位于子宫肌层、宫腔或宫颈管内，病灶较大时子宫肌壁及宫腔均可受累，随病情进展，病灶位置可发生改变；③病灶回声各异，肿瘤多数可表现为低回声团块（比肌瘤更低），少数呈稍增强回声，多数肿瘤与肌层分界不清，内部回声均匀，或因出血、坏死或囊性变而表现为内部混杂回声；④宫腔内占位性病变相对较小，宫腔内出现稍低回声结构，与肌层分界不清；⑤ CDFI 表现为肿块内点线状或较丰富条状、树枝状血流，血流阻力指数（RI）< 0.42。

尽管如此，绝大多数文献也指出 ESS 超声声像图表现多样，不具特征性，给超声诊断和鉴别诊断带来极大困难。超声的价值在于提高警惕，对宫体内外与子宫肌层分界不清、不规则、不均质、回声较紊乱的实性肿块，应考虑恶性肿瘤和肉瘤的可能。

子宫外子宫内膜间质肉瘤的声像图无特异性，通常表现多为杂乱的斑片状实性回声或囊实混合性占位，常合并内膜异位囊肿。该病需与子宫内膜异位症相关卵巢癌相鉴别。子宫内膜异位症相关卵巢癌强调是在同一卵巢中，内异症和癌并存；内异症和癌的组织学关系类似；除外转移性恶性肿瘤。子宫外子宫内膜间质肉瘤未强调同一卵巢受累。

## 鉴别诊断

1. 子宫肌瘤变性：子宫肌瘤多发于育龄期妇女，典型超声表现为边界清楚的低回声团块，周边可见假包膜的低回声晕，内部可出现旋涡状回声，CDFI 检测为典型的环状或半环状血流。当肌瘤发生囊性变时，团块内出现不均质低回声或不规则无回声区。子宫肉瘤好发于绝经期或绝经后妇女，临床可出现不规则阴道流血、腹痛等，团块在绝经后可长大。超声检查肉瘤团块周边无假包膜，与周围正常肌壁分界欠清楚，内部回声不均匀，可探及较丰富低阻动脉血流频谱。

2. 子宫内膜癌：子宫内膜癌患者一般出现症状较早，表现为内膜增厚或宫腔内肿块，肿块常较小，内呈不均匀低回声，当病灶侵及肌层时，内膜与肌层分界不清晰，CDFI 可显示丰富血流信号，RI < 0.4。而 ESS 瘤体多较大，表现为迅速增大的瘤体，恶性程度高，诊断性刮宫或活检可以鉴别诊断，因此绝经后女性，宫腔病灶与宫壁分界不清，内膜诊刮排除内膜癌时，应考虑到 ESS 的可能。

3. 子宫黏膜下肌瘤：ESS 瘤体突向宫腔内，肿块增长迅速，纵切面与肌壁分界清晰，但横切面与肌壁分界不清晰，浸润浅肌层时与内膜分界模糊；而黏膜下肌瘤球体感明显，与肌壁分界清晰，与内膜有清晰的边界，肿块增大缓慢，肿块内部回声较均匀，不易出现出血、坏死。

4. 子宫腺肌症：患者有较明显的痛经病史。典型的超声表现为病灶区域不均匀的肌层回声增强或减低，低回声条纹呈放射状贯穿整个肌层，而没有清晰的边缘，其内可见无回声囊状结构，病灶处肌层内见星点状、条状散在分布的彩色血流或呈放射状排列。而 ESS 病变区表现为子宫增大，边界不清晰，内部呈不均质低回声，与子宫腺肌症的内部回声明显不同，ESS 瘤体内血流信号较丰富，两者可鉴别。

5. 子宫肌壁内膜异位病灶：多见于育龄期妇女，有进行性加重的痛经史。超声表现为子宫肌壁间多房囊肿，且囊腔较大，内透声差。

## 病例 1

### 临床病史

患者女，46 岁，主诉"发现子宫肌瘤 5⁺ 年"。5⁺ 年前发现子宫肌瘤 2⁺cm。肌瘤进行性长大，1⁺ 月前超声提示肌瘤长大至 5⁺cm，且出现囊性变。查体：宫体前位，增大如 3⁺ 月孕大小，质地中等，表面光滑，无压痛。双附件区（－）。

### 超声表现

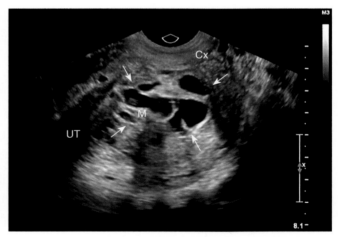

UT：子宫；Cx：宫颈；M：团块

图 1-1-2-1　经阴道超声子宫矢状面，显示子宫前壁肌壁间查见大小 5.3cm×4.5cm×5.6cm 稍强回声团块，内部回声不均匀，呈分隔状囊性改变

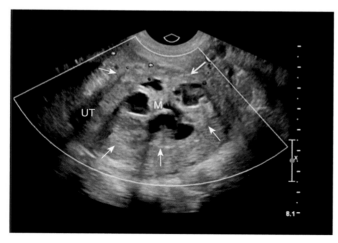

UT：子宫；M：团块

**图 1-1-2-2　经阴道超声子宫矢状面，CDFI 显示团块周边可见血流信号**

## 超声提示

子宫前壁肌壁间占位（疑子宫肌瘤囊性变）。

## 手术所见

子宫前位，如孕 3$^+$ 月大小，左前壁可见一个大小约 5.0cm×4.5cm×6.0cm 肌壁间肌瘤样凸起，其内有淡黄色液体。双卵巢、双侧输卵管未见异常。

## 病理诊断

子宫：低级别子宫内膜间质肉瘤，侵及肌壁＞1/2 全层；肿瘤未累及颈体交界及左、右附件；肿瘤未转移至盆腔淋巴结，呈反应性增生。

## 最终诊断

子宫内膜间质肉瘤。

## 分析讨论

该病例为较为典型的子宫肌瘤恶性变进而形成子宫内膜间质肉瘤，病灶位于子宫肌层内，表现为肌层内不均质回声团块，团块内呈分隔状囊性改变，CDFI 检测仅在团块周边探及少许点状血流信号。由于患者既往有子宫肌瘤病史，血流特征缺乏恶性病变通常具有的丰富血流，因此被误诊为"子宫肌瘤囊性变"。

该病例与子宫肌瘤囊性变的鉴别需要注意团块与周围肌层的关系：子宫肌瘤通常边界较清楚，与周围正常肌壁间可见到假包膜形成的弱回声分界，而该病例团块与周围肌壁分界不清。

## 病例 2

### 临床病史

患者女，54 岁，主诉"绝经后阴道流血 1 个月"。专科查体：子宫约孕 8 周大小，质硬不活动。阴道前壁轻度膨出，后穹窿消失，子宫及盆腔被一巨大肿物充满。

### 实验室检查

血常规：RBC $4.33 \times 10^{12}$/L，HGB 78g/L；肿瘤标记物：（－）。

### 超声表现

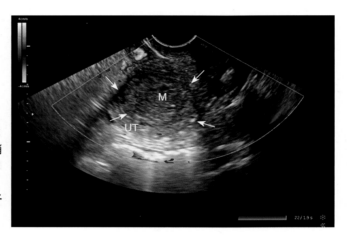

UT：子宫；M：团块

图 1-1-2-3　经阴道超声子宫矢状面，显示子宫前位，宫体大小 4.1cm×5.1cm×4.3cm，宫腔内查见不均质稍强回声团，大小约 2.9cm×3.4cm×3.0cm，内见多个小片状无回声区，其内探及较丰富血流信号，团块与子宫前壁肌壁分界不清

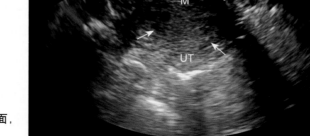

UT：子宫；M：团块

图 1-1-2-4　经阴道超声子宫横切面，显示宫腔内实性占位

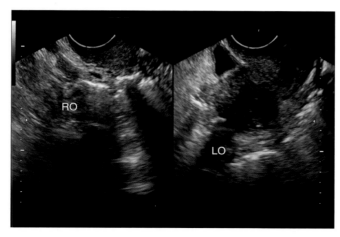

RO：右侧卵巢；LO：左侧卵巢

**图 1-1-2-5　经阴道超声，显示双附件区未见确切占位**

### 超声提示

宫腔内占位（内膜癌不能完全排除，建议进一步检查）。

### 手术所见

子宫如孕 8 周大小，形态欠规则，质地稍软，宫底及右前壁浆膜面呈黄色，可见数个白色斑片样渗出，切开宫底内膜见病变约 5cm×6cm，右前壁全肌层可见黄白色病变。

### 病理诊断

高度恶性子宫内膜间质肉瘤（HGESS）伴广泛坏死，病变侵及深肌层，转移淋巴结（+）。

### 最终诊断

子宫内膜间质肉瘤。

### 分析讨论

该病例病灶位于宫腔内，临床表现为"绝经后阴道出血"，超声表现为宫腔内不均质回声团块，其内探及较丰富血流信号。由于同属于内膜腔内的恶性病变，该病例从临床表现到超声表现，都很难与子宫内膜癌鉴别。鉴别的金标准是手术病理结果。

## 病例 3

### 临床病史

患者女，38 岁，主诉"体检发现左附件区占位 1⁺月"。5 年前曾行子宫肌瘤挖除术。

## 实验室检查

肿瘤标记物：CA125 40.3U/mL。

## 超声表现

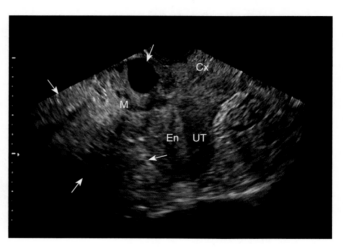

En：内膜；UT：子宫；Cx：宫颈；M：团块

**图 1-1-2-6** 经阴道超声子宫矢状面，显示子宫形态大小正常，内膜回声均匀。团块自宫颈向子宫膀胱间隙突出，与宫颈分界不清

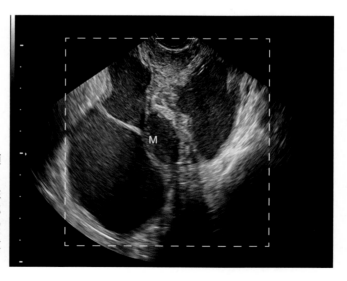

M：团块

**图 1-1-2-7** 经阴道超声，显示宫颈前壁及左侧壁查见大小约 12.0cm×8.0cm×11.1cm 囊实性占位，以囊性为主，囊性部分囊液不清亮，实性部分形态不规则，团块自宫颈突向子宫膀胱间隙，其与宫颈分界不清，向盆腔左侧延伸

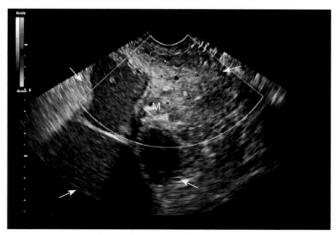

M：团块

**图 1-1-2-8** 经阴道超声，CDFI 显示团块内实性部分探及少许血流信号

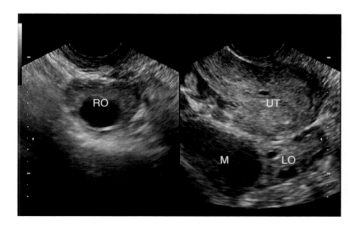

UT：子宫；M：团块；RO：右侧卵巢；LO：左侧卵巢

**图 1-1-2-9** 经阴道超声，显示双卵巢正常

## 超声提示

宫颈前壁及左侧壁占位（来源？性质？）。

## 其他影像学检查

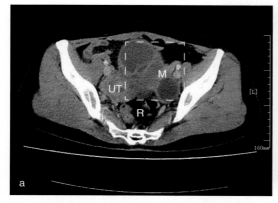

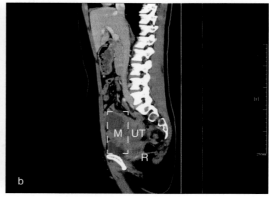

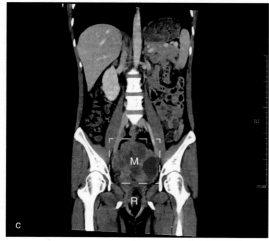

UT：子宫；M：团块；R：直肠

图 1-1-2-10 盆腔 CT 显示左侧附件区见一大小约 10.0cm×5.6cm×8.9cm 囊实性占位，形态不规则，增强后实性部分强化明显，囊壁较厚，肿块与子宫左侧壁、周围肠管、膀胱后壁分界不清，子宫推向右侧。考虑左附件来源可能性大，感染待排

## 手术所见

盆腔包块实为左侧盆侧壁、左侧阔韧带、大网膜及宫颈旁多个包块融合，各包块间有包膜分隔。宫颈旁有一约 8⁺cm 囊性包块，囊壁厚，其内为巧克力样液体，上界清楚，下界似与宫颈相连，切除此包块后见一大小约 4⁺cm 囊性包块，与膀胱致密粘连，分离粘连后切除包块，其内囊实性成分，囊性成分为白色黏液样物，实性成分为边界不清肌性成分，与宫颈分界不清。

## 病理诊断

子宫内膜间质肉瘤（低级别）伴平滑肌分化。

## 最终诊断

子宫内膜间质肉瘤。

## 分析讨论

该病例病灶主要位于子宫外，超声表现为盆腔内囊实混合性占位，CDFI 显示团块内散在点状血流信号。病灶与宫颈关系密切，部分切面显示病灶与宫颈肌壁的回声相延续，超声诊断考虑病变可能来源于宫颈，但与宫颈常见的肌瘤或宫颈癌等病变的超声表现明显不同。由于子宫外子宫内膜间质肉瘤实属罕见，该病例术前诊断极其困难。超声检查的意义在于加强对此疾病的认识，在超声检查过程中考虑到此疾病的可能，为临床进行充分的术前评估和准备提供依据。

# 第三节　子宫脂肪平滑肌瘤

## 疾病概述

子宫脂肪平滑肌瘤是一种良性子宫肿瘤，属子宫平滑肌瘤的特殊亚型，瘤体由成熟的脂肪细胞及平滑肌细胞混杂构成。子宫脂肪平滑肌瘤较为罕见，发病率为 0.03% ～ 0.2%，好发于绝经后老年妇女，年龄范围为 41 ～ 74 岁（中位年龄 56.6 岁）。临床表现与子宫平滑肌瘤相似，早期无明显症状，肿瘤体积较大时表现为腹部包块，最常见的伴随病变是子宫平滑肌瘤和子宫内膜异位症。

子宫脂肪平滑肌瘤的发病机制仍未明确。女性绝经前 3 ～ 4 年由于体力劳动减少、膳食模式改变及生殖衰老过程中血清雌激素水平逐步降低，导致躯干中心区域脂肪含量增多可能是发病的促发因素。此外，部分代谢性疾病，如高脂血症、甲状腺功能减退症、糖尿病及其并发症也与子宫脂肪平滑肌瘤发病有关。子宫脂肪平滑肌瘤恶变极少见。由于肿瘤主要由脂肪细胞和平滑肌细胞构成，出现恶变时通常发展为脂肪肉瘤或平滑肌肉瘤。

## 超声特征

子宫脂肪平滑肌瘤的超声特征：①肿瘤位于宫体区、宫颈或宫旁，形态较规整，边界清楚，中等大小；②依据瘤体内脂肪含量不同，可出现从致密高回声，后方伴声影及高低混合回声到低回声等多种表现；③ CDFI 部分可检出血流信号；④常可同时合并子宫其他部位肌瘤。超声较难将其与子宫平滑肌瘤脂肪变性、子宫脂肪瘤、子宫脂肪肉瘤等鉴别，超声诊断只具有提示作用，确诊有赖于病理检查。

有学者认为，CT 或磁共振成像（MRI）检查有助于子宫脂肪平滑肌瘤的诊断。其 CT 表现为：①测到肿瘤内负性 CT 值的脂肪密度是其特征性的表现，从局灶性到弥漫性；②可在软组织密度灶中见到局限性脂肪密度灶，也可为软组织密度灶中混杂弥漫性脂肪密度灶，肿瘤内部无钙化及脂液平，一般无液化及囊性变；③增强后软组织成分轻到中度强化。MRI：脂肪组织在 MRI 具有特殊的信号特点，在 T1WI 序列呈高信号，在

T2WI 序列呈中等偏高信号，脂肪抑制序列其相应的高信号区明显减低，具有较高的敏感性和特异性。根据 MRI 表现，如能在典型的子宫肌瘤中见到明确的脂肪成分，首先考虑子宫脂肪平滑肌瘤的可能。

## 鉴别诊断

阔韧带或浆膜下的子宫脂肪平滑肌瘤极易与卵巢畸胎瘤混淆，需注意鉴别。畸胎瘤内部成分复杂，除脂肪成分外，还可能含毛发或骨骼成分，因此团块内可出现短线状或条状强回声，还可见脂液分层等征象，CDFI 检测团块内一般无血流显示；脂肪平滑肌瘤的高回声区回声相对均匀，团块内无脂液分层，CDFI 部分可能显示血流信号。另外，注意观察团块与子宫及卵巢的相对关系有助于两者的鉴别。

## 病例 1

### 临床病史

患者女，61 岁 3 个月，主诉"腹胀 2$^+$月，发现盆腔包块 16 天"。外院行全腹 CT 提示"宫体后壁巨大占位"。专科查体：宫体萎缩，质中，无压痛。子宫左后方扪及直径约 8cm 的实性包块，边界清楚，质硬。双附件（-）。

### 实验室检查

肿瘤标记物：CA15-3 38.59U/mL。

### 超声表现

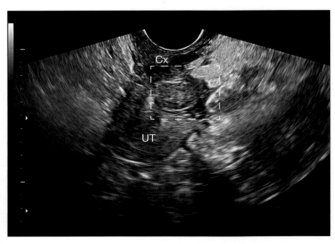

UT：子宫；Cx：宫颈

图 1-1-3-1　经阴道超声子宫矢状切面，显示子宫后壁下段至宫颈后唇查见大小 2.6cm×1.8cm×2.4cm 弱回声

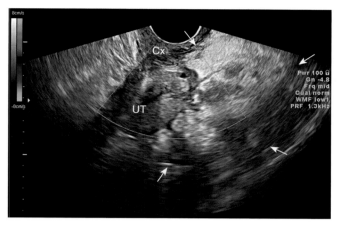

UT：子宫；Cx：宫颈

图 1-1-3-2　经阴道超声子宫矢状切面，显示团块内弱回声形态不规则，边界较清，CDFI 显示其内探及血流信号

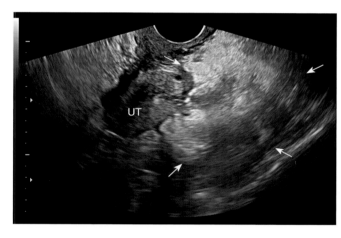

UT：子宫

图 1-1-3-3　经阴道超声子宫矢状切面，显示子宫后方查见大小 9.6cm×6.3cm×7.3cm 不均质回声团，与子宫后壁下段弱回声紧密相连

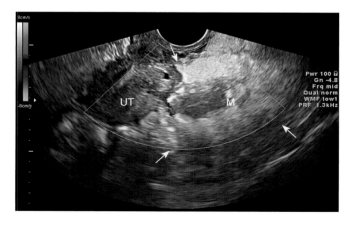

UT：子宫；M：团块

图 1-1-3-4　经阴道超声子宫矢状切面，CDFI 显示宫体与团块之间有血流交通

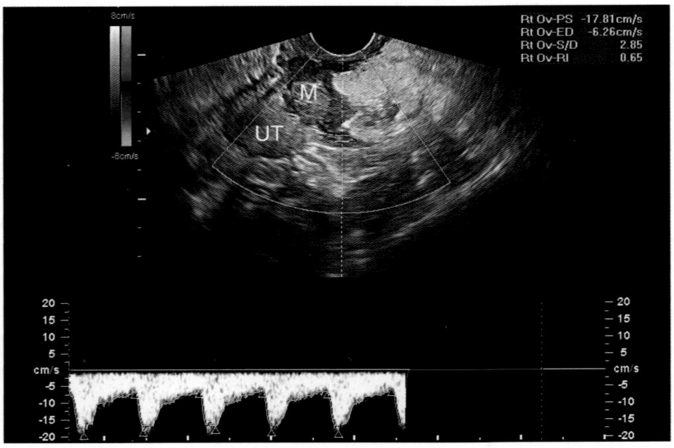

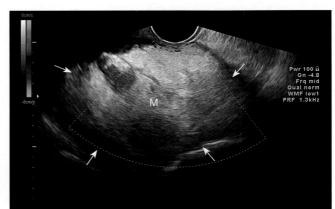

UT：子宫；M：团块

图 1-1-3-5　经阴道超声子宫矢状切
面，频谱多普勒显示宫体进入团块内
的血流 RI=0.65

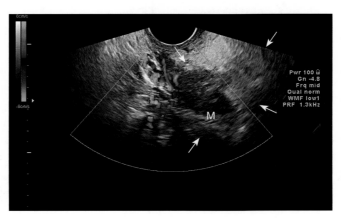

M：团块

图 1-1-3-6　经阴道超声，显示团块内
稍强回声部分回声细密均匀，CDFI 显
示内未探及明显血流信号

M：团块

图 1-1-3-7　经阴道超声，CDFI 显示
团块内弱回声部分探及血流信号

### 超声提示

子宫后壁弱回声（子宫肌瘤？）。

子宫后方占位（子宫来源？子宫肌瘤变性？其他）。

### 手术所见

子宫前位，见宫颈左侧一个肌瘤样结节，直径约9cm，内见烂肉样组织，宫颈后方扪及一个肌瘤样结节，直径约3cm。

### 病理诊断

子宫：脂肪平滑肌瘤。

### 最终诊断

宫颈脂肪平滑肌瘤。

### 分析讨论

该病例为老年女性，患者无明显主观症状，临床主要表现为盆腔巨大肿块。超声图像特征为宫体后方巨大的稍强回声团块，边界较为清楚，强回声区域回声较为致密均匀，其内未见脂液分层现象，符合脂肪平滑肌瘤的超声特征。另外，团块内除稍强回声外，仍有部分弱回声区域，且弱回声区域内可探及血流信号，以此可与卵巢畸胎瘤鉴别。但超声较难将其与子宫平滑肌瘤脂肪变性等鉴别，确诊需病理检查。

## 病例 2

### 临床病史

患者女，79岁3个月，主诉"发现盆腔包块20$^+$天"。专科查体：宫体前位，萎缩，右前上方扪及一直径6～7cm包块，质中，与子宫分界不清，无压痛。双附件（－）。

### 实验室检查

肿瘤标记物：（－）。

## 超声表现

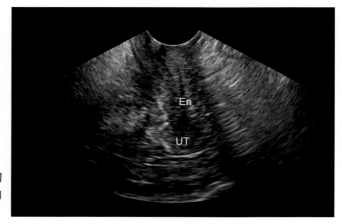

UT：子宫；En：内膜

**图 1-1-3-8** 经阴道超声子宫矢状切面，显示子宫水平位，大小正常，内膜回声呈线状

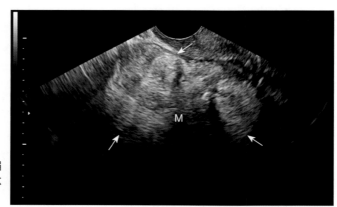

M：团块

**图 1-1-3-9** 经阴道超声，显示盆腔偏右查见 7.5cm×6.0cm×7.3cm 的不均质稍强回声，边界欠清楚

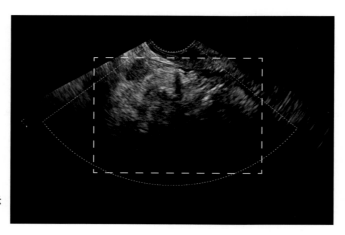

**图 1-1-3-10** 经阴道超声，CDFI 显示团块周边少许血流信号

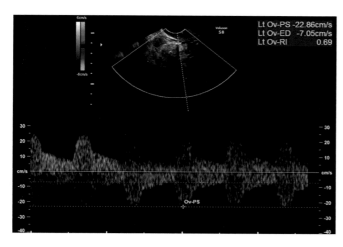

图 1-1-3-11 经阴道超声，频谱多普勒显示团块内血流 RI=0.69

## 超声提示

盆腔内占位。

## 其他影像学检查

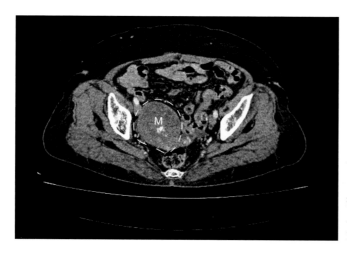

M：团块

图 1-1-3-12 盆腔 CT 显示盆腔偏右 7.5cm×6.0cm×7.1cm 混杂密度占位，内可见脂肪密度影及钙化灶，向后推挤子宫，与子宫前份分界欠清，增强后不均匀强度强化，多系右侧附件来源，畸胎瘤？其他？

## 手术所见

　　子宫大小、形态无明显异常。右侧阔韧带处可见一直径约 7.0cm 肌瘤样包块，边界清楚，包膜完整，完整剥除送检。左、右卵巢：萎缩，外观未见明显异常。左、右输卵管峡部可见一凹陷，余外观未见明显异常。术毕剖视包块见：肌瘤质中，呈漩涡状结构。

### 病理诊断

右阔韧带：脂肪平滑肌瘤。

免疫组化（IHC）：caldesmon（＋）、CD10（－），Ki67 阳性率＜5%。免疫组化（IHC）：caldesmon（＋）、CD10（－）。

### 最终诊断

右侧阔韧带脂肪平滑肌瘤。

### 分析讨论

该病例为老年女性，无明显主观症状，临床表现为发现盆腔包块，超声特征为盆腔偏右侧不均质稍强回声团块，边界欠清楚。由于病灶位于一侧阔韧带内，与子宫无明显关系，同时患者年龄较大，卵巢已明显萎缩，难以根据病灶与卵巢的相对位置关系来判断病灶来源，极易诊断为附件来源的肿瘤。CT 在术前也将其误诊为附件来源的畸胎瘤可能。比较此团块与畸胎瘤的超声特征，病灶虽为边界不清的稍强回声团块，但内部没有脂液分层现象，且在团块周边探及血流信号，有助于与卵巢畸胎瘤鉴别。

# 第四节　子宫血管平滑肌瘤

### 疾病概述

血管平滑肌瘤（angioleiomyoma）是一种血管环绕平滑肌束形成罕见的易复发的良性肿瘤，由 Hirschfeld 于 1986 年首次报道，目前全世界范围内仅见个案报道数十例，是一种特殊类型的子宫平滑肌瘤。血管平滑肌瘤来源于小静脉和动脉壁的中层，多见于下肢皮下组织，也可见于身体的任何部位，女性生殖道是其罕见的发生部位。

子宫血管平滑肌瘤多起源于子宫肌壁间血管壁本身或子宫肌瘤内的血管，大部分学者将其归为子宫平滑肌瘤的一种特殊类型。目前其发病原因仍未完全明确，多数学者认为激素水平、局部小的损伤和静脉血液瘀滞可能是其发病的重要原因，并认为它可能为雌激素依赖性肿瘤。还有研究发现子宫血管平滑肌瘤存在易位，倒位等染色体异常。

子宫血管平滑肌瘤的发病年龄为 18～55 岁，以 40 岁左右居多，约 90% 为已育女性，64% 的患者曾行过子宫切除术。临床上绝大部分病例表现为无痛的巨大盆腹腔包块，少部分表现为盆腔包块伴不规则阴道流血或月经过多，极少数以急腹症为主要表现。总结文献对子宫血管平滑肌瘤的报道，其特点包括：①好发于 40 岁左右的多孕多产妇；②超声表现为盆腹腔巨大囊实性肿块，极少数肿瘤直径小于 5cm，多数肿瘤直径在 15cm 左右，最大者直径可达 32cm。包块形态规则，边界清晰，呈均匀低回声，有时回声也可不均匀增强；③病情进展迅速，多数病例发现肿块在 1 年内迅速增大，但无明显体重改变等恶病质体征。查体肿块边界清楚，直肠子宫陷凹常光滑无结节。但由于子宫血管平滑肌瘤临床表现多样，即使不包含上述特征也不能排除该病。

## 超声特征

子宫血管平滑肌瘤术前诊断困难。超声对子宫血管平滑肌瘤的诊断无特异性，有学者报道肿块内可见丰富血流，也有学者认为由于瘤体内血流缓慢，血流信号较稀疏。CT诊断也无特异性，除国内学者吴光耀等报道 3 例术前 CT 提示子宫血管平滑肌瘤外，绝大多数在术前诊断为子宫肌瘤、卵巢肿瘤等。所有病例均需经术中或术后病理确诊，病理组织学检查是其诊断的金标准。

## 鉴别诊断

1. 子宫平滑肌肉瘤：形态欠规则，内部回声不均匀。CDFI 显示病灶内部血流丰富，晚期病变可发生宫内及宫外侵袭并发生血管内瘤栓，主要发生远处转移（如肝肺转移等）。

2. 低度恶性的子宫内膜间质肉瘤：部分组织学来源于子宫肌层的内膜异位灶。子宫呈球形增大，类似于子宫肌腺症，肌层无明显出血病灶，为多发性颗粒小团突起。CDFI：病灶血流呈典型的树枝状分布，血流信号丰富。

3. 子宫肉瘤：子宫不规则增大，肿瘤呈回声紊乱区，与肌层的分界不清，表面及内部彩色血流较多，血管分布紊乱而丰富，局部血管扩张，血流阻力较低。

## 病例 1

### 临床病史

患者女，35 岁 5 个月，主诉"发现子宫肌瘤 2 个月"，无明显症状。专科查体：宫体前位，约 3 个月孕大小，质中，表面光滑。末次月经 10 天前。

### 超声表现

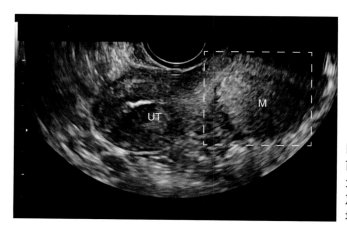

UT：子宫；M：团块

图 1-1-4-1　经阴道超声子宫矢状切面，显示子宫右侧壁下段浆膜下查见大小约 7.8cm×5.3cm×7.7cm 弱回声团块，似见包膜回声，内部回声欠均匀，形态尚规则

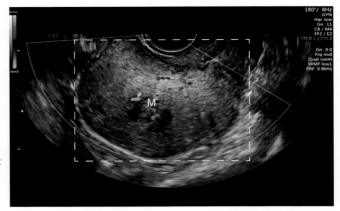

M：团块

图 1-1-4-2 经阴道超声，CDFI 显示团块内部及周边探及较丰富血流信号

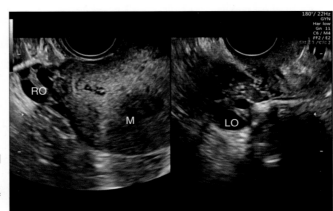

M：团块；RO：右侧卵巢；LO：左侧卵巢

图 1-1-4-3 经阴道超声，显示双卵巢可见，未见明显异常

## 超声提示

子宫右侧壁浆膜下占位（疑浆膜下肌瘤或阔韧带肌瘤，伴部分变性）。

## 手术所见

子宫前位，约 2 个月孕大小，子宫后壁见一个大小约 7cm×6cm×5cm 肌瘤样突起，突向右侧阔韧带。左、右卵巢（－）；左、右输卵管（－）。剖视标本见：包块具假包膜，内呈漩涡状改变。

## 病理诊断

子宫：血管平滑肌瘤。

## 最终诊断

子宫血管平滑肌瘤。

## 分析讨论

本病例为生育期女性，无明显主观症状，主诉为"发现子宫肌瘤"，超声特征为子宫浆膜下不均质弱回声团块，边界清楚，形态规则，周边似可见包膜回声。虽然 CDFI 检测在瘤体内探及较丰富血流信号，但部分富血供的子宫肌瘤也可在瘤体内探及较丰富血流。因此依据临床表现及超声特征，该病例无法在术前与子宫平滑肌瘤进行鉴别。手术病理诊断是唯一的确诊手段。

## 病例 2

### 临床病史

患者女，38 岁，主诉"体检发现左附件区包块 10 天"。专科查体：子宫（－）。左附件区扪及 6cm×6cm 大小包块，边界不清，质软，无明显压痛。右附件，盆腔及宫旁：未扪及异常。

### 实验室检查

肿瘤标记物：CA125 201U/ mL （＜ 35U/ mL），CA199 33U/ mL （＜ 37U/ mL）。

### 超声表现

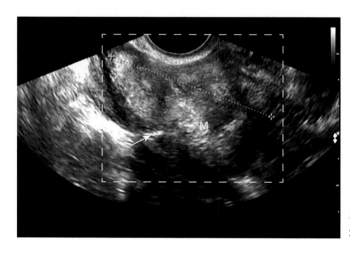

M：团块

图 1-1-4-4　经阴道超声，显示左附件区可见大小 6.1cm×3.9cm×6.1cm 实性不均质稍强回声团，形态不规则，团块与子宫左侧壁紧贴

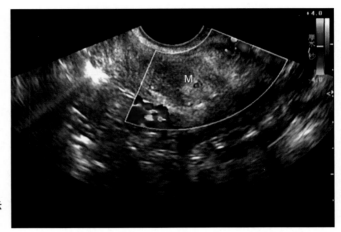

M：团块

**图 1-1-4-5　经阴道超声，CDFI 显示团块内点线状血流信号**

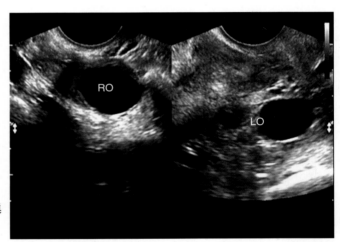

RO：右侧卵巢；LO：左侧卵巢

**图 1-1-4-6　经阴道超声，显示双卵巢可见**

### 超声提示

左附件区占位。

### 手术所见

腹腔镜下见：子宫形态大小无明显异常。左侧宫颈峡部突向左侧阔韧带约 10cm×8cm 大小肌瘤样结节。

### 病理诊断

左侧阔韧带：血管平滑肌瘤。

### 最终诊断

左侧阔韧带血管平滑肌瘤。

## 分析讨论

该病例为生育期女性，无明显主观症状，以发现附件包块为主诉。超声特征为左附件区不均质稍强回声团块，团块与子宫左侧壁紧贴，团块内探及点线状血流信号。可显示双侧正常的卵巢。根据病灶与双卵巢的关系，应该考虑到团块不应该为卵巢来源，有可能来源于阔韧带。但该患者肿瘤标记物检测提示 CA125 升高，对超声判断病变的良恶性质可能起到一定的干扰。

# 第五节　阔韧带肌瘤

## 疾病概述

子宫平滑肌瘤生长在子宫旁两侧阔韧带内称为阔韧带肌瘤，发病率占子宫肌瘤的 0.3% ～ 0.8%，育龄期妇女多见，以中年妇女为主。临床症状包括腹胀、尿频、尿急、大便不畅、月经量增多及压迫症状等。阔韧带肌瘤包括两种类型：子宫两侧的浆膜下肌瘤如果向阔韧带内生长，称为假性阔韧带肌瘤，体积一般较大，多有临床症状；真性阔韧带肌瘤组织来源于子宫或卵巢血管周围组织的肌纤维，与子宫不相连，体积较小，临床症状不典型。

## 超声特征

阔韧带肌瘤超声特点：①多为单发，肿块常位于子宫一侧，体积一般较大；②外形呈类球体或不规则形；③边界一般较为清晰，有假包膜，也可与周围组织粘连而使边界模糊不清；④以实性低回声或中低回声为主，呈漩涡状或编织状结构，并可见"栅栏征"，如发生变性则瘤体内部可表现为混合回声；⑤团块后方可出现不同程度声衰减；⑥双卵巢常可显示；⑦ CDFI 在团块周边和内部可检出血流信号，瘤体内的血流与子宫血流不相通者为真性阔韧带肌瘤，相通则为假性阔韧带肌瘤。

## 鉴别诊断

阔韧带肌瘤应注意与如下疾病鉴别：卵巢肿瘤、浆膜下肌瘤、腹膜后肿瘤和肠道肿瘤等。鉴别要点：①瘤体本身的回声特点；②对卵巢的观察，如可显示双侧正常卵巢，则肿瘤来源于的卵巢可能性较小，反之，则可能来源于卵巢；③瘤体和子宫的关系，如瘤体与宫体相连则子宫来源肿物可能性大；④是否推挤子宫，卵巢肿瘤较少见推挤子宫的情况；⑤瘤体的活动度，腹膜后肿瘤的活动度常较差，不易被推动；⑥瘤体的血流与子宫是否相通；⑦肿瘤标记物是否升高；等等。

## 病例

患者女，64岁，主诉"超声发现盆腔包块1⁺月"。13年前曾因"子宫肌瘤"行"腹腔镜子宫次全切除术"，11年前因"子宫肌瘤复发"行"开腹包块切除术"，6年前因"肝脏包块"行"开腹包块切除术"（具体术式及包块性质不详）。专科查体：宫颈缺如，宫体缺如。盆腔内扪及一实性包块约8cm，界限不清，活动差，无压痛。

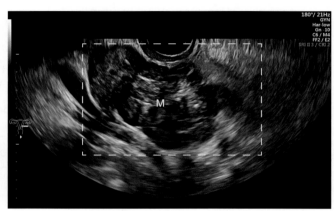

M：团块

图 1-1-5-1 经阴道超声，显示左附件区查见大小 9.5cm×6.2cm×7.8cm 实性弱回声团，内可见点状及条索状强回声

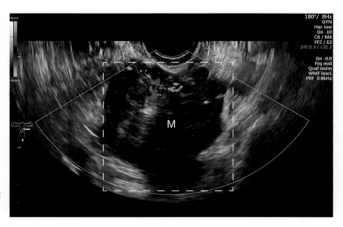

M：团块

图 1-1-5-2 经阴道超声，CDFI 显示团块内中量血流信号

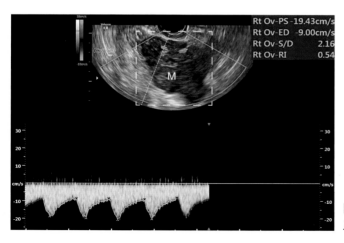

M：团块

图 1-1-5-3　经阴道超声，频谱多普勒显示团块内血流 RI=0.54

## 超声提示

左附件区占位（疑附件肿瘤，性质？阔韧带肌瘤不能完全排除）。

## 其他影像学检查

腹部增强 CT：左附件区见一实性占位，形态不规则，大小 10.2cm×7.9cm×6.8cm，密度不均，边缘见多个条状金属影，增强扫描呈不均匀强化，与周围小肠、乙状结肠分界欠清楚。团块压迫膀胱左上壁，与左侧盆壁间隙变窄。考虑左附件来源肿块可能。

## 手术所见

大网膜与前腹壁粘连，左盆壁阔韧带内见一 10cm×9cm×9cm 大小白色实性包块，有假包膜，质脆，包块与肠管、左盆侧壁、左侧输尿管、左侧输卵管及卵巢粘连，左卵巢实性增大约 4cm；右侧输卵管卵巢萎缩。

## 病理诊断

盆腔包块：平滑肌瘤伴变性、出血、坏死。

## 最终诊断

左侧阔韧带肌瘤。

## 分析讨论

本病例为老年女性，无明显主观症状，以发现盆腔包块为主诉，既往有多次子宫肌瘤手术史，并已行子宫切除术。超声表现为左附件区实性弱回声团块，形态欠规则，边界清楚，周边可见包膜样回声，符合阔韧带肌瘤的超声特征。但超声在对此病例进行诊断时受到三个因素的影响：①患者为老年女性，1⁺月前突然发现盆腔较大的肿块，在对肿瘤性质的判断上，更容易倾向于恶性病变；② CDFI 显示团块中量血流信号，且为较低阻的血流，RI=0.54，更支持恶性病变的诊断；③患者已行子宫次全切除术，无法判断包块与子宫的关系；虽术中发现左卵巢长大，但由于包块体积较大，影响了术前影像对左卵巢的显示，因此不能通过病灶与卵巢的相对位置关系判断肿块的来源。上述原因导致超声误诊为"附件肿瘤"。

# 第六节 子宫内翻

## 疾病概述

子宫内翻是指子宫底部向宫腔内凹陷达到或超过宫颈内口水平。根据内翻的程度可分为 3 级。①不完全内翻：宫底接近或达到宫颈内口；②完全内翻：宫底超越宫颈外口，但位于阴道内；③内翻脱垂：宫底突出于阴道口。子宫内翻是一类较少见的妇产科急症，文献报道产褥期子宫内翻发生率 1/20000 ～ 1/2000。该病最常见于阴道分娩后，常由于第三产程过度压迫子宫或不正确牵拉脐带所致，病死率 15% ～ 43%。若未及时抢救，患者往往在子宫内翻发生后 3 ～ 4 小时死亡，死因常是出血性或感染性休克。

子宫内翻按内翻程度分为完全性和不完全性两类。产褥期子宫内翻按起病急缓分为 3 类。①急性：分娩后立即发生，宫颈未缩紧。几乎所有子宫内翻均为急性；②亚急性：宫颈已缩紧；③慢性：宫颈回缩时间大于 4 周。其各自临床表现如下。①急性：产后 24 小时内，多在第 3 产程早期。表现为突发下腹剧痛，阴道流血，严重休克；②慢性：表现为阴道不规则流血伴浆液或黏液样阴道流液，并觉阴道有物体脱出，腹部下坠感。当分娩第 3 产程牵拉脐带或推压宫底、用腹压不当史者，产后突然发生不明原因的休克、大出血，且伴有下腹剧痛，应考虑本病。

非产褥期子宫内翻的发病更为罕见，目前文献仅见个案报道，确切发病率难以统计。非产褥期子宫内翻更多见于较年长女性，多由子宫良性病变所致，最常见的病因如黏膜下肌瘤。年龄小于 45 岁的年轻患者发病原因则常与恶性病变相关，如子宫肉瘤、内膜癌、胚胎性横纹肌肉瘤、恶性苗勒管混合瘤等。

## 超声特征

①阴道内可见一个中等回声团，边界尚清晰，边缘尚光滑，内部回声欠均匀，此回声团的上部分中央可见两条略平行的细光带伸向盆腔内，使此团块上缘呈唇样；②盆腔内未见宫体回声，可见两个略呈分叶状中等回声团。

## 鉴别诊断

1. 子宫黏膜下肌瘤：探针可探入子宫腔，宫腔镜检查时沿肿物四周均可进入宫腔。而子宫内翻时，两种情况探针均无法探入宫腔。

2.子宫脱垂：子宫从正常位置经宫颈外口沿阴道下降达坐骨棘水平以下，甚至全部脱出阴道口以外，常合并阴道前后壁膨出。好发于老年性经产妇。临床表现为下腹部、阴道、会阴部有下坠感，另有块状物自阴道掉出感，腰背酸痛，劳动后加重，无明显腹痛及阴道流血。超声检查盆腔内可见正常子宫回声。

## 病例 1

### 临床病史

患者女，30岁，主诉"顺产后阴道流血3小时"。产后出血约2000mL，血压不能测出。专科查体：宫颈见一直径6cm赘生物，疑"宫颈肌瘤"。

### 实验室检查

血常规：白细胞计数（WBC）21.5×10⁹/L（↑），中性粒细胞计数（N）92.0%（↑），HGB 69g/L（↓），血小板计数（PLT）288×10⁹/L。

入院当日行急诊超声检查。

### 超声表现

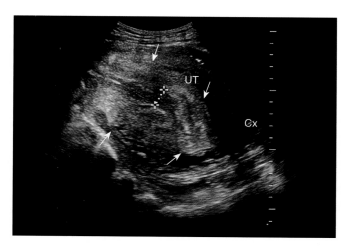

UT：子宫；Cx：宫颈

图 1-1-6-1　经腹超声子宫矢状切面，显示产后子宫前位，宫体前后径 10.5cm，宫腔轮廓欠清。宫体内查见宽约 1.5cm 弱回声带自宫底处向下延伸，其边界欠清。宫内另可见多处片状稍强回声团，边界欠清，内未探及明显血流信号。宫底浆膜层显示欠满意

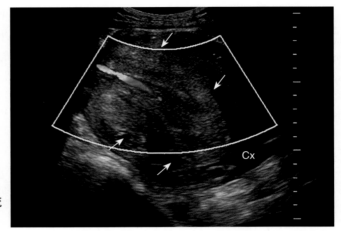

Cx：宫颈

图 1-1-6-2　经腹超声子宫矢状切面，CDFI 显示弱回声带内可探及线状血流信号自宫底处向下走行

## 超声提示

宫内带状弱回声（肌瘤蒂部？）。

宫内稍强回声团（残留组织伴血凝块？）。

**入院后再次行超声检查。**

## 超声表现

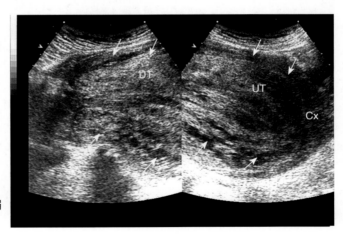

UT：子宫；Cx：宫颈

图 1-1-6-3　经腹超声子宫矢状切面，显示未见正常宫腔线，宫腔内查见弱回声团块

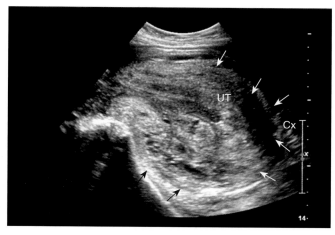

UT：子宫；Cx：宫颈

图 1-1-6-4　经腹超声子宫矢状切面，
显示宫腔内团块与子宫肌壁有部分界限

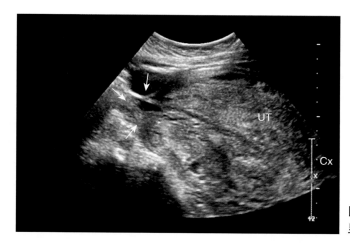

UT：子宫；Cx：宫颈

图 1-1-6-5　经腹超声子宫矢状切面，
显示宫底部浆膜层回声不连续

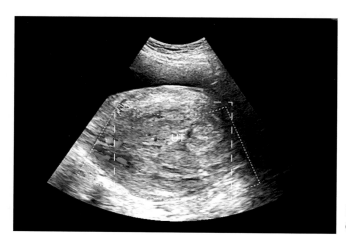

UT：子宫

图 1-1-6-6　经腹超声子宫矢状切面，
CDFI 显示团块内探及血流信号

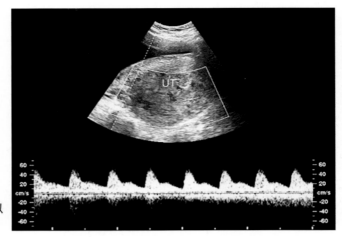

UT：子宫

图 1-1-6-7　经腹超声子宫矢状切面，
频谱多普勒显示团块内血流频谱类似
子宫动脉血流频谱

### 超声提示

产后子宫腔内占位：疑子宫内翻，黏膜下肌瘤待排。

### 手术所见

腹腔镜检查术中见子宫如孕 5⁺ 月大小，色泽未见明显异常，宫体陷入子宫下段之中，双侧附件圆韧带从凹陷处露出。

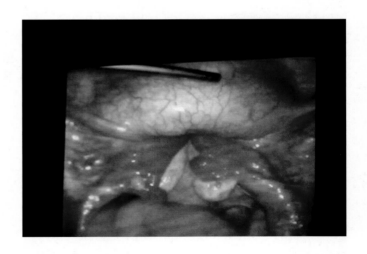

图 1-1-6-8　腹腔镜术中所见

### 最终诊断

产后子宫内翻。

### 分析讨论

本病例为一例典型的产褥期急性子宫内翻，发生于顺产后3小时，临床表现为产后阴道大出血，查体宫颈可见赘生物，临床考虑"宫颈肌瘤"。超声特征表现为宫腔内占位，宫底部浆膜层回声不连续，CDFI检测团块内血流为子宫动脉频谱。结合病史及超声表现，该病例应考虑为产褥期急性子宫内翻。主要的鉴别诊断为黏膜下肌瘤脱垂或宫颈肌瘤脱垂。黏膜下肌瘤脱垂患者多数在妊娠前即有黏膜下肌瘤病史，超声显示团块有蒂与子宫肌壁相连，蒂部探及血流信号。但黏膜下肌瘤除非导致继发性子宫内翻，一般宫底部形态正常，浆膜层回声连续，肌瘤蒂部血流应来源于蒂部附着的肌壁，而非来自宫底部浆膜层回声不连续处。宫颈肌瘤脱垂患者子宫底部形态正常，浆膜层回声连续，宫腔内无异常占位。

## 病例 2

### 临床病史

患者女，43岁10个月，主诉"切口妊娠介入治疗后3$^+$月，发现阴道组织物脱出5天"。3$^+$月前患者在当地医院检查诊断为切口妊娠。行介入治疗及清宫。术后患者出现持续阴道分泌物增多，颜色黄白色，自觉有异味。5天前自觉阴道有组织物脱出，大小约3cm，当地医院检查，检查过程中自宫腔内挤压出大量黄色浑浊液体，随后腹痛明显缓解。专科查体：阴道内见大小10cm组织物脱出，表面呈黄白色，质地软，无触痛及触血。未暴露宫颈。宫体前位，约4$^+$月孕大小，质地硬。

### 实验室检查

血人绒毛膜促性腺激素（HCG）< 2.0 mIU/mL。

### 超声表现

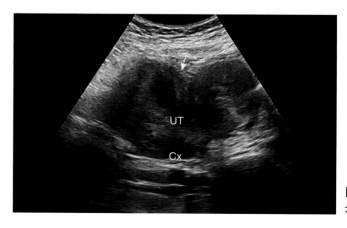

UT：子宫；Cx：宫颈

**图 1-1-6-9　经腹超声子宫横切面，显示子宫宫底部可见不规则内陷**

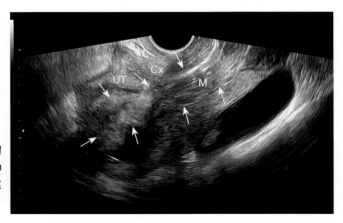

UT：子宫；Cx：宫颈；M：团块

图 1-1-6-10　经阴道超声子宫矢状切面，显示大小约 11.8cm×7.3cm×7.8cm 的不均质弱回声自宫腔内经宫颈管达阴道，团块似与宫底部肌层连续

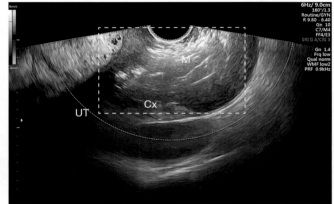

UT：子宫；Cx：宫颈；M：团块

图 1-1-6-11　经阴道超声，显示团块内见条索状强回声，CDFI 显示其内未探及明显血流信号

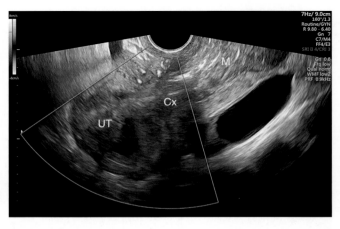

UT：子宫；Cx：宫颈；M：团块

图 1-1-6-12　经阴道超声子宫矢状切面，CDFI 显示团块与子宫连接处未探及血流信号

## 超声提示

宫腔至阴道占位（介入治疗术后，疑坏死组织伴宫底不全内翻）。

## 其他影像学检查

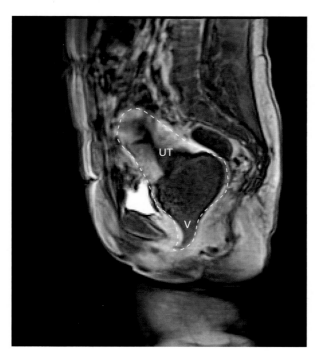

UT：子宫；V：阴道

图 1-1-6-13 盆腔 MRI 显示宫腔、宫颈管及阴道上段明显扩张，其内可见团块影，未见强化，团块似与宫底肌层连续，并牵拉宫底；子宫局部肌层及内膜信号异常，未见强化，考虑子宫局部肌层及内膜坏死，坏死物脱出，并致子宫不全内翻

## 手术所见

子宫：前位，增大如 $2^+$ 月孕大小，形态不规则，子宫左前壁浆膜面可见大小 2cm 内陷，后壁稍突起，子宫表面大部分浆膜面呈黄色、灰白色改变，组织腐朽，子宫肌层黄白色脓性病灶穿透肌层，贯穿子宫前壁、后壁，宫腔内大量脓性分泌物。阴道内脱出组织物大小约 16cm，表面呈灰白色，覆盖大量脓性分泌物，脱出物根部附着于宫腔左前壁。

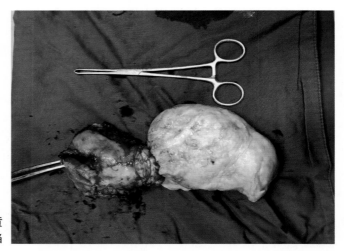

图 1-1-6-14　术后大体标本，可见黄
白色组织块突出于宫颈口，宫底部凹陷

## 病理诊断

子宫：子宫肌壁广泛变性、出血及坏死，伴大量炎细胞浸润，肌壁血管内可见填塞明胶，伴灶性异物肉芽肿性炎；坏死灶贯穿肌壁全层达浆膜层。

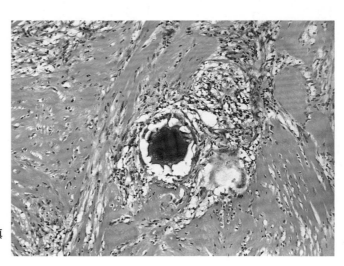

图 1-1-6-15　镜下可见肌壁血管内填
塞明胶（HE 染色，×40）

## 最终诊断

子宫肌壁坏死伴感染；子宫不全内翻。

## 分析讨论

本病例为生育期女性，此前无子宫肌瘤病史，3<sup>+</sup>月前曾因子宫瘢痕妊娠接受子宫动

脉栓塞联合清宫术治疗，临床发现阴道组织物脱出 5 天，查体见阴道内大小约 10cm 组织物脱出，超声显示不均质弱回声自宫腔内经宫颈管达阴道，团块似与宫底部肌层连续，宫底部肌壁凹陷，团块内为探及明显血流信号。结合病史及超声特征，此病例应考虑"非产褥期子宫不全内翻"。分析该例患者出现子宫内翻的原因：①子宫动脉栓塞导致子宫浅肌层发生坏死，由于坏死程度不一，部分坏死程度较轻的区域尚未从子宫肌壁脱落从而形成坏死脱落团块的蒂部，由于团块重力对子宫底部造成牵拉；②继发感染使残留的子宫肌壁水肿充血，张力下降，受牵拉后更容易发生凹陷；③患者之前进行过清宫术，使得宫颈内口扩张，团块易于从宫颈内口脱出。

对本例患者的诊断需要与子宫黏膜下肌瘤鉴别。鉴别点包括以下两点。①病史：此例患者既往检查未提示黏膜下肌瘤病史，而近期有子宫动脉栓塞联合清宫术史；②超声检查：黏膜下的 CDFI 特征性表现是肌瘤蒂部可探及源自子宫肌壁的供血血管，团块内也可见血流信号，而该例患者 CFDI 显示团块蒂部及团块内均无明显血流信号。

# 第七节　子宫癌肉瘤

## 疾病概述

子宫癌肉瘤，又称子宫恶性苗勒管混合瘤（malignant mullerian mixed tumor，MMMT）、子宫恶性中胚叶混合瘤或多形性癌，由癌和肉瘤混合的组织成分构成。子宫癌肉瘤来源于胚胎发育时残留的中胚叶幼稚细胞或子宫内膜的间质细胞化生。

子宫 MMMT 多发于年龄较大的绝经后妇女，平均年龄 65 岁，发病年龄小于 50 岁的患者比例＜5%，其发病与盆腔放射治疗及三苯亚胺治疗史关系密切。常见的临床症状为绝经后阴道出血，本例患者症状与之相符。另外，随病灶生长可发生阴道内脱出物。本病恶性程度高，预后差，文献报道 5 年生存率为 18%～39%。

## 超声特征

子宫 MMMT 的超声表现与其组织病理学特点密切相关。由于组织学来源与子宫内膜癌具有同源性，且病灶周边的上皮成分是其生物学行为的主导因素，因此其声像图表现与子宫内膜癌相似：病变位置多为黏膜下、宫腔内，体积多较大且具有与内膜癌相似的生长方式，易发生肌层浸润，声像图显示其边界模糊。MMMT 病灶回声主要为两类：①均匀低回声：质地软，无平滑肌瘤样的漩涡状回声。此种表现主要见于分期较早的 MMMT。②混合 / 蜂窝状回声：是 MMMT 最常见并较为特征性的声像图表现。本例病变即表现为此种类型。具体表现为低回声内散在分布不规则的无回声、强回声区或强回声与无回声相间分布呈蜂窝样。恶性肿瘤生长速度快，当滋养血管的血液供应无法适应生长速度或出现局部供血障碍时，病灶内部相应区域可发生液化坏死，声像图显示为数目不等、形态各异的无回声区。MMMT 生长速度快，病灶多体积较大且恶性程度高，故病灶内液化的发生率高。综上所述，单发体积大、形态不规则、蜂窝样回声、囊性变及丰富的不规则血流是 MMMT 较典型的超声征象。

## 鉴别诊断

1. 子宫平滑肌瘤：多发于育龄女性，无特异性症状体征，病灶多呈圆或椭圆形态，体积缓慢增长，多有清晰的包膜回声，且囊性变少见；而 MMMT 多发于绝经后女性，伴有阴道出血，黏膜下多发，形态不规则，就诊时病灶平均直径一般 > 7cm，边界模糊，液化及囊性变多见，声像图呈特征性的蜂窝样回声。

2. 子宫内膜癌：高分化内膜癌声像图显示为宫腔内较均匀的中强回声，无显著囊性变；而 MMMT 可表现为黏膜下体积较小的息肉状病灶，或者形态不规则而体积较大的蜂窝样回声。经阴道超声有助于 MMMT 与早期内膜癌的鉴别诊断。临床分期晚，肌层浸润范围大的内膜癌与 MMMT 声像图相似，不易鉴别诊断，但二者的临床治疗方法和手术方式相似。

## 病例 1

### 临床病史

患者女，49 岁 10 个月，主诉"绝经后阴道流血 8[+] 月"。2[+] 月前自觉下腹部扪及包块（大小不清），伴腹胀，外院行超声检查提示子宫内占位。专科查体：宫颈管口可见 0.5cm 赘生物脱出，有出血，宫体前位，增大如孕 3[+] 月，质中，活动欠佳，无压痛。双附件（－）。

### 实验室检查

肿瘤标记物：CA199 2291.7U/L，HCG < 2mIU/mL，CA125 543.9U/mL。

### 超声表现

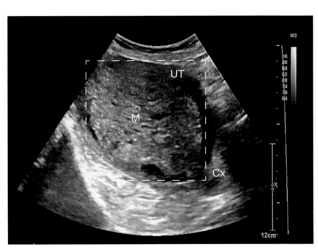

UT：子宫；Cx：宫颈；M：团块

图 1-1-7-1　经腹超声子宫矢状切面，显示子宫内 7.4cm×9.6cm×9.2cm 不均质稍强回声，团块内可见散在泡状暗区，团块与宫腔及子宫肌壁均分界不清

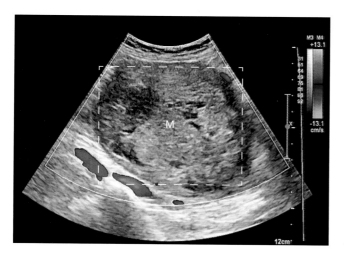

M：团块

图 1-1-7-2　经腹超声子宫矢状切面，
CDFI 显示团块周边及其内探及点线状
血流信号

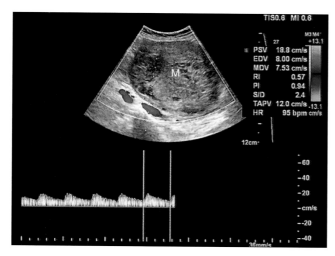

M：团块

图 1-1-7-3　经腹超声子宫矢状切面，
频谱多普勒显示团块内血流为低阻血
流，RI=0.57

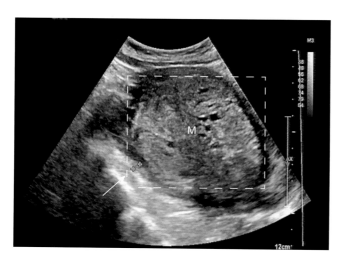

M：团块

图 1-1-7-4　经腹超声子宫矢状切面，
显示子宫肌层菲薄，厚约 0.5cm

## 超声提示

子宫占位：内膜病变？子宫肉瘤？

## 其他影像学检查

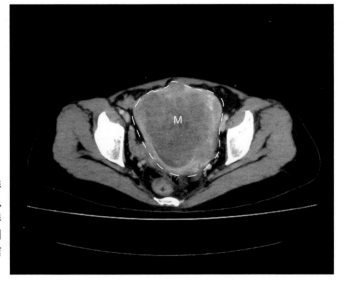

M：团块

图 1-1-7-5　盆腔 CT 显示子宫增大，宫腔扩张，宫腔内软组织肿块影，伴肌层受累，请结合临床及 MRI 了解肌壁受侵具体情况；多发子宫肌瘤，伴钙化；左侧闭孔区淋巴结增大，左侧髂总血管周围及腹主动脉周围淋巴结增多显示

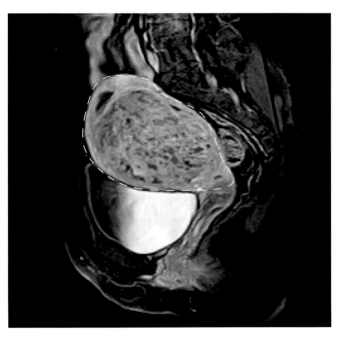

图 1-1-7-6　盆腔 MRI 显示子宫增大，宫腔、宫颈管扩张，内见不规则肿块影填充，大小约 12.7cm×7.1cm，信号混杂，在 T2WI 上以高、稍高信号为主，T1WI 上呈等、稍低信号为主，内见坏死、出血及囊变，增强后呈明显不均匀强化，累及肌层 >1/2，肿块在宫底及前壁突向浆膜下，局部仅见浆膜层、浆膜信号模糊；子宫前壁肌壁间及黏膜下 T2WI 低信号结节影，较大者直径约 1.3cm；在 T2WI 上宫颈间质环完整

## 手术所见

子宫后位，增大如孕 $4^+$ 月，质硬，凹凸不平，术毕剖视子宫见病灶填满整个宫腔，结节状，质脆，呈鱼肉样；向下达颈体交界处，突出宫颈外口，肌层浸润近浆膜层、右侧宫底部穿透浆膜层。左、右卵巢：大小正常，外观未见异常。左、右输卵管：外观未见异常。

## 病理诊断

子宫癌肉瘤（癌成分为高分化宫内膜样腺癌，肉瘤成分为高级别子宫内膜间质肉瘤及部分上皮样平滑肌肉瘤），肿瘤侵及子宫肌壁全层并突破浆膜，于浆膜面形成多个瘤结节，脉管内查见瘤栓，肿瘤累及颈体交界及宫颈间质。

IHC：癌/肉瘤，P53（－/部分+）、ER（+/－）、PR（+/－）、WT-1（－/－）、P16（斑片状++/+++）、CK-P（++/灶+）、Vim（+++/+++）、CD10（－/++）、CD99（－/－）、caldesmon（－/部分区+++）、SMA（－/－）、Des（－/－）、CyclinD1（－/灶+）、S-100（－/－）、Myogenin（－/－），Ki67 阳性率 40%～80%。

## 最终诊断

子宫癌肉瘤。

## 分析讨论

该病例为绝经后妇女，临床表现为绝经后阴道流血、自觉腹部扪及包块。绝经后妇女发生不规则阴道流血应高度警惕生殖系统恶性病变，尤其是内膜的病变。该患者超声表现为子宫内不均质稍强回声团块，未显示清晰的宫腔线，正常肌壁因团块侵蚀而非常菲薄，CDFI 在团块内探及较低阻的血流信号。临床病史及超声表现均符合子宫恶性肿瘤的特征。根据该病例的临床特征，需要注意与子宫内膜癌鉴别。在病变早期，子宫内膜癌的超声特征表现为绝经后宫内膜增厚或宫腔内稍强回声，病灶主要位于宫腔内。由于该病例病灶范围较大，难以显示病灶与宫腔及肌壁的关系，术前超声很难准确判断其来源和病理性质，最终诊断依赖于手术病理检查。超声检查的价值在于提示病变的良恶性质，为临床术前决策提供依据。

## 病例 2

### 临床病史

患者女，17 岁，主诉"子宫肌瘤剥除术后 1 年，肌瘤复发"。

### 实验室检查

血常规：RBC $4.12×10^{12}$/L，HGB 85g/L；
肿瘤标记物：（－）。

### 超声表现

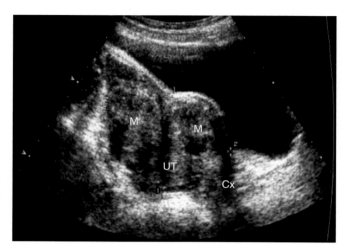

UT：子宫；Cx：宫颈；M：团块

图 1-1-7-7　经腹超声子宫矢状切面，显示子宫右侧壁下段肌壁间及浆膜下查见多个弱回声融合成团，大小约 5.7cm×8.1cm×7.8cm，形态不规则，团块与宫腔分界不清

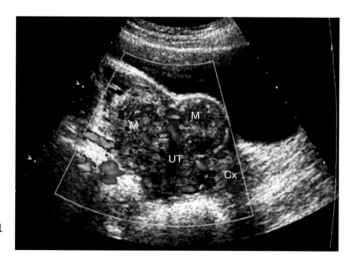

UT：子宫；Cx：宫颈；M：团块

图 1-1-7-8　经腹超声子宫矢状切面，CDFI 显示团块内及周边探及丰富血流信号

### 超声提示

子宫占位：考虑子宫肌瘤，其他待排。

### 手术所见

子宫表面见不均匀分布的蚕豆样瘤结节，可见肿瘤组织穿出，宫腔内及宫颈管内亦充填糟脆的组织。

### 病理诊断

子宫癌肉瘤。

## 最终诊断

子宫癌肉瘤。

## 分析讨论

本病例为青年女性，1 年前曾有子宫肌瘤剥除病史，余无特殊主观症状，超声表现为肌壁间多发弱回声团块，相互融合，部分团块与宫腔分界不清，CDFI 提示团块内及周边探及较丰富血流信号。由于该例患者较年轻，且在 1 年前有子宫肌瘤剥除病史，超声检查时首要考虑的还是良性疾病的可能性大。虽然 CDFI 提示团块内及周边探及丰富血流信号，但这并非恶性病变的特异性表现，某些富血供的平滑肌瘤也可探及较更丰富血流。因此该例患者在术前很难明确定性诊断。对提示病变为恶性可能有帮助的征象一是观察病变的边界与回声，平滑肌瘤内部回声可呈栅栏状或编织状，与周围正常子宫肌壁间有较清楚的弱回声分界，而肉瘤一般内部回声呈不均匀的弱回声，可能出现液性暗区，与周围子宫肌壁分界不清楚；二是结合并病史，平滑肌瘤作为一种良性病变一般生长较为缓慢。该患者 1 年前曾有肌瘤剥除史，术后仅 1 年子宫再次出现较大的占位病灶，且血供较为丰富，需要考虑带恶性病变的可能。

# 第八节　巨大宫颈肌瘤

## 疾病概述

子宫颈平滑肌瘤简称宫颈肌瘤，是宫颈良性肿瘤中较常见的一种，来自于宫颈间质肌组织或血管平滑肌组织。目前子宫颈平滑肌瘤的病因尚不确定，研究结果提示为激素依赖性肿瘤，大多发生于生育年龄的妇女。宫颈肌瘤与子宫肌瘤同源，占子宫肌瘤的 4% ～ 8%，平均 5%。

按肿瘤的组织来源，宫颈肌瘤可分为原发性和继发性，其中原发性宫颈肌瘤来源于宫颈间质内平滑肌组织或血管平滑肌组织。由于宫颈间质内平滑肌组织含量少，故原发性宫颈肌瘤较继发性宫颈肌瘤发生率低。巨大宫颈肌瘤可生长于宫颈的前壁、后壁及侧壁，其生长部位以后壁最常见。

## 超声特征

宫颈肌瘤的超声表现主要取决于肌瘤的位置及有无继发改变，声像图表现包括：圆形或椭圆形回声，与正常宫颈组织有较清晰的边界。当肌瘤直径超过 4cm 时，由于供血障碍、营养缺乏，可发生各种继发性、退行性变，常见的有水肿、玻璃样变、囊性变，而红色变性及肉瘤样变性较为少见。主要表现为边界模糊或边界清晰不规则的圆形无回声区或低回声区，并可见强回声光团或弧形光带伴声影。

### 鉴别诊断

1. 宫颈癌：是女性生殖系统最常见的恶性病变之一。发病多在 35～55 岁，临床主要表现为接触性阴道出血、不规则阴道出血。声像图表现多呈低回声，内部结构杂乱，形态不规则，轮廓不清楚，CDFI 可在病灶内探及丰富低阻血流信号。宫颈刮片可找到癌细胞。

2. 卵巢肿瘤：卵巢实性团块多数边界清楚，与宫颈无任何连接点，而与卵巢关系密切，患侧不显示正常卵巢声像。宫颈肌瘤团块与宫颈关系密切，两者之间无明显分界，同时病灶与正常卵巢相距较远。

3. 宫颈妊娠：宫颈膨大与宫体相连呈沙漏状，宫颈内为变性的胎囊，仔细区分不难诊断。但当胚胎死亡后则结构紊乱，表现以实性为主的回声包块。病史、临床表现及血HCG 测定有助于鉴别。

## 病例

### 临床病史

患者女，41 岁 5 个月，主诉"发现盆腔占位 6 天"。专科查体：宫体前位，增大，子宫后方可扪及约 10cm 包块，无压痛。左、右附件（－）。

### 超声表现

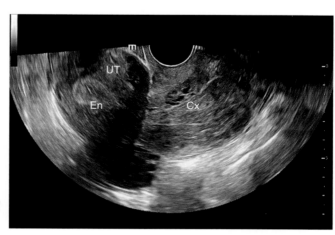

En：内膜；UT：子宫；Cx：宫颈

图 1-1-8-1　经阴道超声子宫矢状切面，显示宫颈明显长大，回声不均质

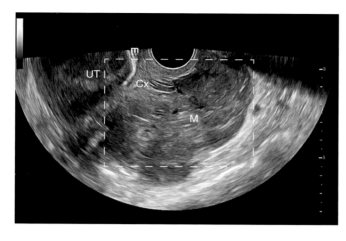

UT：子宫；Cx：宫颈；M：团块

图 1-1-8-2　经阴道超声宫颈矢状切面，显示宫颈后唇及宫颈左侧查见大小约 9.4cm×5.3cm×8.6cm 的弱回声，呈融合状，向左附件区延伸，形态不规则

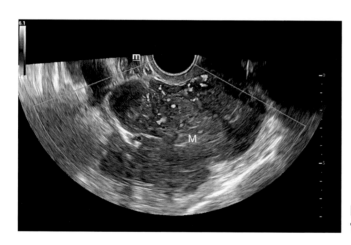

M：团块

图 1-1-8-3　经阴道超声，CDFI 显示宫颈弱回声团块内血流信号丰富

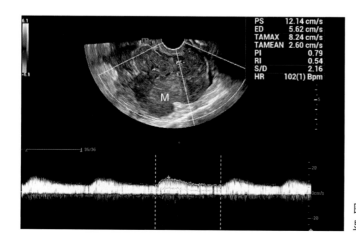

M：团块

图 1-1-8-4　经阴道超声，频谱多普勒显示团块内血流 RI=0.54

## 超声提示

宫颈后唇及宫颈左侧弱回声（宫颈癌？）。

## 其他影像学检查

UT：子宫；M：团块

图 1-1-8-5　盆腔 CT 显示子宫直肠陷凹及宫颈区见一巨大实性肿块，形态不规则，呈结节状融合成大块影，边界欠清，大小约 8.4cm×8.6cm，增强后不均匀强化，肿块与子宫颈分界不清，将子宫体向右前方推移，并与左侧附件、直肠前壁、膀胱后壁分界欠清

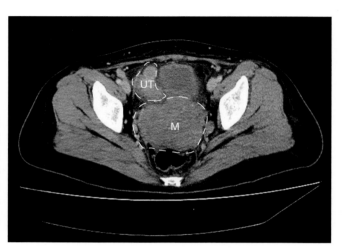

## 手术所见

大网膜与腹壁粘连，子宫：前位、增大约 3+ 月孕大小，表面凹凸不平，宫颈后唇及子宫左侧壁可见大小约 10cm 突起，内为多个分叶质软包块，包块大小 0.5 ～ 5cm，与周围组织分界不清。左盆壁外侧、膀胱及左输尿管后可见多个串珠样肌瘤样组织，色白，质脆，可见旋涡状结构，周围静脉丛丰富，极易出血。术后剖视子宫示宫颈增粗、增大，与宫体比例 1 : 1，子宫前壁浆膜下及肌壁间查见多个肌瘤样组织，内膜光滑。

## 病理诊断

宫颈包块、盆腔包块：平滑肌瘤。

IHC：caldesmon（＋）、CD10（－），Ki67 阳性率＜ 1%。

## 最终诊断

宫颈平滑肌瘤。

## 分析讨论

该病例术前超声误诊为宫颈癌可能。分析原因：①该病灶体积较大，由于发生继发性、退行性变，病灶内部回声不均匀；由于病灶呈"分叶状"，故形态不规则，边界也不清楚。②该病灶内可探及较丰富血流信号。③忽略了患者的临床表现，该患者无阴道流血及接

触性出血史。

巨大宫颈肌瘤超声诊断有困难，总结几点经验和体会：①首先应确定子宫体位置，标志是宫腔内膜线，之后才能分析包块与子宫体的关系。同样找到宫颈黏膜线，确定宫颈的位置。②注意扫查包块与宫颈的连接点，特别是侧壁或带蒂宫颈肌瘤向子宫两侧生长，瘤体较大时易误诊为卵巢实性占位。宫颈肌瘤与宫颈之间有不可分割的关系，而卵巢包块与宫颈之间一般有分界。③巨大宫颈肌瘤发生囊性变，若同时又向附件区生长时还应与卵巢囊肿鉴别。肌瘤囊性变时内透声差，囊壁不光滑，无囊肿的后方回声增强。

# 第九节　息肉样子宫内膜异位症

## 疾病概述

子宫内膜组织存在于子宫腔以外的任何部位,被称作子宫内膜异位症（endometriosis，EMS），是最常见的妇科良性病变之一。EMS 具有以下几种表现形式：①经典型EMS：病变可表现为腹膜和盆腔器官表面暗红色、黑色或蓝色小囊肿或结节，偶尔病灶可呈白色并伴有粘连；②子宫内膜囊肿：最常见于卵巢，病变可部分或完全替换正常的卵巢组织；③肿块形成型 EMS：较少见，异位子宫内膜组织及间质明显增生并形成大小不一的肿块，累及周围组织；④息肉样子宫内膜异位症（polypoid endometriosis，PES）：异位子宫内膜组织形成单发或多发的息肉样病变，可与其他类型子宫内膜异位症并存，是子宫内膜异位症的一种罕见亚型。目前尚不清楚上述类型是同一种病变的不同变异形式还是其不同发展阶段。

PES 最早由 Mostoufizadeh 和 Scully 于 1980 年正式命名。目前对 PES 的报道较少。PES 好发于绝经后妇女，60% 的病例出现在 50 岁以后，10% ～ 30% 的病例均服用过外源性雌激素、GnRH 或 Tamoxifen 类药物，可能与外源性激素撤退后刺激异位子宫内膜过度生长有关。PES 在临床、术中或病理检查时表现为单发或多发性息肉样肿块，大小不一，实性或蜂窝状，较大肿块可以伴囊性结构，或出血坏死，呈褐色、棕色、灰白色或粉色、红色，突向受累器官浆膜面、肠管或膀胱的黏膜面或位于卵巢子宫内膜囊肿内，极易被误诊为恶性肿瘤。病变可广泛累及盆腹腔脏器，常见部位包括：结肠、卵巢、子宫浆膜面、阴道黏膜、子宫颈、输尿管、输卵管、大网膜、膀胱、尿道及阴道旁软组织、后腹膜和肾上腺旁软组织，并可引起相应的临床症状。病变镜下与发生于子宫腔的子宫内膜息肉相似。

## 超声特征

盆腔不均质混合回声团，内可见多个无回声区，呈"蜂窝状"，团块边界欠清，形态不规则，内部血流信号不丰富。

### 鉴别诊断

1. 宫腔内病灶需要与葡萄胎、内膜癌等疾病鉴别。血 HCG（－）可以排除葡萄胎；内膜癌好发于绝经后妇女，多有阴道流血症状，病灶内血流信号大多较丰富，伴肌壁浸润者可与肌壁分界不清。

2. 滋养细胞疾病宫旁浸润也可表现为网状无回声，但 CDFI 显示血流信号异常丰富，血 HCG（＋）。

3. 卵巢肿瘤：多房囊性的卵巢肿瘤与 PES 从超声图像上不易鉴别，必要时需结合肿瘤标志物。

## 病例

### 临床病史

患者女，41 岁，主诉"发现子宫内膜异位症 10+ 年，腹痛 1+ 月"。末次月经时间为半年前。既往痛经，月经规律，无阴道流血，外院查尿 HCG（－）。11 年前顺产行左侧会阴切开术，10+ 年前诊断肛门子宫内膜异位症及会阴切口子宫内膜异位症，予口服米非司酮及中药等治疗至今。专科查体：子宫 3+ 月大，质软，表面光滑，无压痛。双附件未扪及异常，阴道左侧壁见 3cm×1cm 黏膜突起，表面光滑，阴道壁左侧中下份至会阴增厚，质硬伴触痛，表面黏膜光滑。

### 实验室检查

肿瘤标记物：CA199 85.3U/mL，CA125 125.5U/mL，余（－）。

### 超声表现

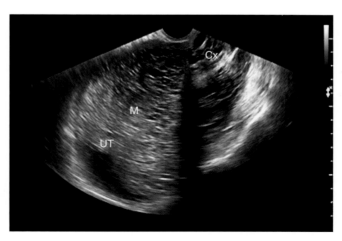

UT：子宫；Cx：宫颈；M：团块

图 1-1-9-1　阴道超声子宫矢状切面，显示子宫增大，大小 7.5cm×10.9cm×11.0cm，宫腔内可见大小 14.0cm×6.0cm×11.4cm 的网状稍强回声

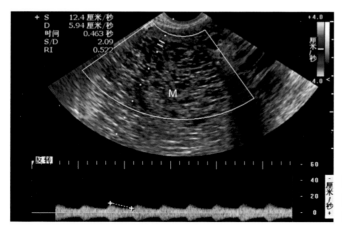

M：团块

图 1-1-9-2 经阴道超声子宫矢状切面，CDFI 显示宫腔团块内可见点状血流信号，RI=0.52

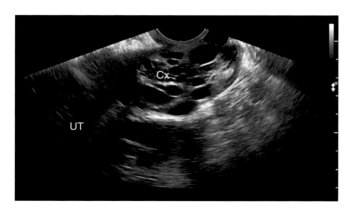

UT：子宫；Cx：宫颈

图 1-1-9-3 经阴道超声宫颈矢状切面，显示宫颈管内可见蜂窝状回声

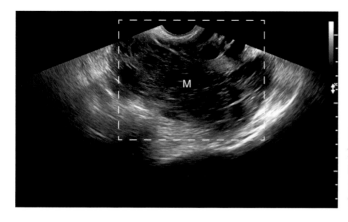

M：团块

图 1-1-9-4 经阴道超声，显示子宫后方可见大小 11.9cm×3.8cm×7.3cm 的不均质弱回声，形态不规则，边界尚清，内见多个液性暗区镶嵌，呈蜂窝状

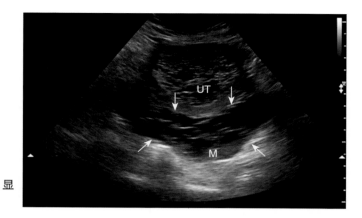

UT：子宫；M：团块

**图 1-1-9-5** 经腹超声子宫横切面，显示子宫与及其后方团块的位置关系

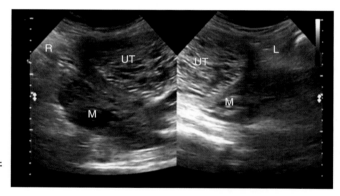

UT：子宫；M：团块；R：右侧；L：左侧

**图 1-1-9-6** 经腹超声，显示双侧附件区未见确切正常卵巢回声

## 超声提示

宫内及宫颈管内占位（内膜病变？建议进一步检查）。

盆腔内占位（卵巢来源？性质？请结合肿瘤标记物检查）。

## 手术所见

子宫前位，3⁺月大，质地极软，表面较多炎性渗出物，子宫右前壁见一 1cm 的囊性占位，内见浅咖啡色液体。子宫体中下份及宫颈左后方与左附件区之间见团块状泡状分隔样质脆组织，大小约 6cm×5cm，组织易出血，与左后壁粘连致密，分界不清；右附件查见相同上述组织，大小 4cm×3cm。双卵巢与双输卵管粘连，分粘后见双卵巢与双输卵管表面较多炎性渗出物。阴道左后壁 3cm×1cm 的黏膜突起，光滑质软，与阴道壁分界清楚。术毕剖视子宫见宫颈剖面较多囊性占位，部分内见巧克力样液体，部分液体清亮，宫腔内充满大量水泡状组织，填满宫腔，附着于大部分宫腔后壁，宫腔右侧肌壁增厚，约 2.5cm，部分肌壁间囊性占位，液体清亮。

### 病理诊断

子宫：内膜单纯性增生合并子宫内膜息肉（子宫内膜息肉伴腺体广泛增生，部分囊性扩张，所附肌壁水肿，结合病史多系米非司酮所致）。

左、右卵巢：息肉样子宫内膜异位症伴腺体囊状扩张。

### 最终诊断

子宫内膜单纯性增生；子宫内膜息肉；双卵巢息肉样子宫内膜异位症。

### 分析讨论

该病例是较为典型的息肉样子宫内膜异位症。患者有常年的子宫内膜异位症病史。超声表现为边界不清，形态不规则的混合回声，内呈"蜂窝状改变"，需要与多房性的卵巢肿瘤、滋养细胞疾病鉴别。此外，本病例宫腔内息肉需要与葡萄胎、内膜癌等疾病鉴别。血 HCG（－）可以排除葡萄胎。内膜癌好发于绝经后女性，多有阴道流血症状，病灶内血流信号大多较丰富，伴肌壁浸润者可与肌壁分界不清。

# 第十节　子宫发育异常

## 一、纵隔子宫

### 疾病概述

传统的胚胎发育理论认为，两侧苗勒管远端于中线部融合，最先融合部位即发育成宫颈。两侧苗勒管上段由融合处向头端逐渐融合直至形成子宫体和子宫底，未融合部分即发育成两侧输卵管。融合而形成的纵隔随后沿同一方向从宫颈水平向头端进行重吸收。最新的双向理论认为中隔吸收从中部开始，向头尾进行，如宫颈峡部以上存在中隔吸收障碍，则形成子宫纵隔。

纵隔子宫是最常见的子宫畸形，约占苗勒管发育畸形所致的子宫、阴道异常的50%。纵隔由宫底到宫颈内口或外口为完全纵隔子宫，纵隔终止于宫颈内口以上水平为不完全纵隔子宫。

纵隔子宫多无明显的临床症状，可导致妇女不孕、习惯性流产、胎位不正、早产等。经阴道实时三维超声能提供诊断所必需的子宫、宫颈冠状切面，可观察从宫颈到宫底部、宫角的内膜形态，准确、全面地显示子宫外形轮廓，是目前诊断子宫畸形及进行精确分型的主要影像学手段。

## 病例 1

### 临床病史

患者女，23 岁 6 个月，主诉"发现纵隔子宫 3 年"。专科查体：阴道前后壁见纵隔断端，子宫及双附件（－）。

### 超声表现

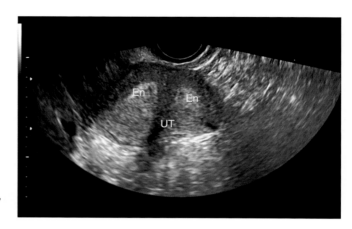

UT：子宫；En：内膜

**图 1-1-10-1** 经阴道超声宫体横切面，显示左右侧内膜呈"八"字形

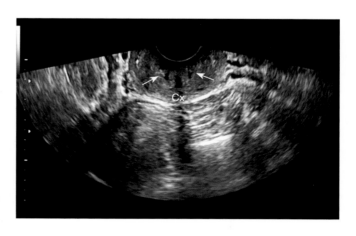

Cx：宫颈

**图 1-1-10-2** 经阴道超声宫颈横切面，显示两个宫颈管

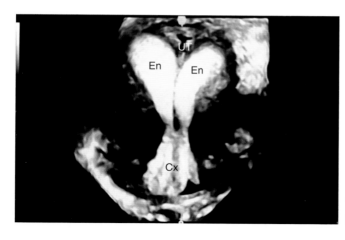

UT：子宫；Cx：宫颈；En：内膜
**图 1-1-10-3　经阴道超声三维成像子宫冠状面，显示宫腔至宫颈管内完全纵隔**

### 超声提示

子宫发育异常（完全纵隔子宫）。

### 手术所见

腹腔镜检查：仅见一个子宫，子宫前位，表面光滑，宫底稍宽，宫底部中央稍凹，双侧卵巢及输卵管形态大小正常，表面光滑，未见异常。宫腔镜检查：宫颈正常，宫颈管未见异常。宫体部位查见子宫前后壁中线处，自宫颈内口上方有一厚约0.3cm，长约3.5cm肌性纵隔从宫底部发出，将宫腔完全分隔成左右两个宫腔，右侧宫腔呈桶状，形态稍小，可见右侧输卵管开口，宫腔深8.5cm，左侧宫腔呈桶状，形态稍小，可见左侧输卵管开口，宫腔深8.5cm。

### 最终诊断

完全纵隔子宫。

### 分析讨论

本例患者以"发现纵隔子宫"为主诉，无特殊临床症状，查体阴道内可见纵隔，二维超声显示宫腔呈"八"字形，符合典型的子宫完全纵隔的超声表现。但二维超声无法显示纵隔与宫腔的立体形态及相互关系，采用经阴道三维超声，显示子宫冠状切面，可以非常直观地观察纵隔的长度、宽度，两侧宫腔的形态，为临床进一步处理提供信息。

### 病例 2

### 临床病史

患者女，22岁8个月，主诉"初潮后月经稀发9年，发现子宫发育异常4$^+$月"。专科查体：（-）。

### 超声表现

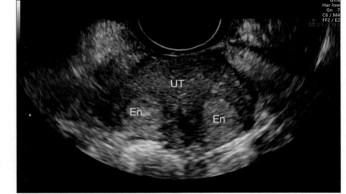

UT：子宫；En：内膜

图 1-1-10-4　经阴道超声宫底横切面，显示左右侧内膜分离

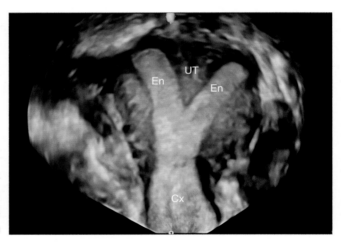

UT：子宫；Cx：宫颈；En：内膜

图 1-1-10-5　经阴道超声三维成像子宫冠状面，显示内膜线自宫腔中份向左右分开，分叉最低点距宫底浆膜层约2.2cm，宫腔底部距分叉处约1.7cm

### 超声提示

子宫发育异常（不全纵隔子宫）。

### 手术所见

宫颈正常，宫颈管未见异常。宫体后位，术前宫腔深7cm，见一纵隔由宫底延伸至子宫下段，长约2cm，基底部较宽，约4cm。将宫腔由正中分为2个宫腔。切除纵隔后宫腔形态基本恢复正常，双侧宫角可见，双侧输卵管开口可见。

子宫发育异常：不全纵隔子宫。

分析讨论

本例患者超声表现符合典型的不全纵隔子宫的超声改变。不全纵隔子宫，宫底横切面显示左右侧内膜分离，经阴道三维超声成像不仅可以直观显示分叉的部位，还能通过测量分叉处与宫底距离从而与弓形子宫相鉴别。

## 二、单角子宫合并残角子宫妊娠

疾病概述

单角子宫合并残角子宫是一种较少见的女性生殖系统发育异常，约占苗勒管畸形的5%。残角子宫一般发育较差，多数无典型临床症状。合并妊娠者，如未及时诊断可引起子宫破裂大出血。

双侧苗勒管发育过程中，若仅一侧发育，另一侧发育受阻，则在发育侧单角子宫旁形成一个无峡部、无宫颈的小子宫，即残角子宫。残角子宫常合并泌尿系统畸形。

根据残角子宫与单角子宫的关系，Buttram 将残角子宫分为 3 种类型：①Ⅰ型残角子宫发育不全，无宫颈，有宫腔，与发育侧单角子宫腔相通；②Ⅱ型残角子宫发育不全，无宫颈有宫腔，与发育侧单角子宫腔不相通，仅有一纤维带相连或其中有极细小管相通；③Ⅲ型残角子宫为始基子宫，无宫腔，宫颈为一实体，占残角子宫的 34%。

残角子宫妊娠是指受精卵着床和发育于残角子宫的一种异位妊娠。残角子宫妊娠一般发生在Ⅰ型和Ⅱ型，其发生率为 1 : 140 000 ～ 1 : 76 000，其中发生在Ⅱ型者占75%。Heinonen 等认为残角子宫妊娠的发生机制可能为受精卵经腹腔外游，通过残角子宫侧的输卵管进入残角子宫腔发育；或精子通过单角子宫的输卵管进入腹腔，与残角子宫侧的卵巢排出的卵子结合成受精卵，通过残角子宫的输卵管进入残角子宫；在Ⅰ型中，受精卵也可进入与单角子宫相通的残角子宫腔，或精子自单角子宫由相通的管腔进入残角子宫的输卵管与残角子宫侧的卵巢排出的卵子结合成受精卵。

超声特征

残角子宫妊娠因病情进展不同，超声表现各异，但有共同的二维声像图特征：盆腔内见两个子宫样回声，与宫颈相通的宫腔内未见孕囊，孕囊位于正常子宫外且靠近腹壁，孕囊所在宫腔与宫颈不相通，破裂未发生时或孕囊未被完全挤出宫腔时孕囊外周有肌层覆盖或部分覆盖，肌层多较薄且厚薄不均匀。有文献提出超声诊断残角子宫妊娠必须具备 3 点：①子宫轮廓呈不对称的双角状；②孕囊周边有正常的肌层结构包绕；③孕囊周围宫腔与正常宫颈管不相通，可通过经阴道超声检查证实。超声对残角子宫妊娠的诊断敏感度随着妊娠进展至 12 周后进一步降低，增大的子宫角会遮盖周围解剖结构，因此超声诊断残角子宫妊娠较困难。三维超声因可以显示子宫冠状切面，从而对宫腔进行全面观察，因而也被用作残角子宫妊娠的诊断及鉴别诊断。残角子宫妊娠三维冠状切面成像示子宫内膜失去"倒三角形"形态，呈"柳叶状"偏向一侧子宫角；对侧子宫旁区显示一包块，包块内可见大小不一的妊娠囊或胚胎结构；妊娠囊周边壁较厚，可见子宫肌层回声，妊娠包块与子宫腔和宫颈管不相通，连于子宫中下段。三维超声因图像直观、清晰，有助于残角子宫妊娠与宫颈妊娠、间质部、双子宫或双角子宫妊娠以及腹腔妊娠等疾病鉴别。

## 鉴别诊断

1. 双子宫或双角子宫妊娠：双子宫妊娠超声显示盆腔见两个完全分开的均与宫颈相通的子宫声像，妊娠多数不受影响，常至足月分娩。双角子宫外形呈蝶形，宫底部明显凹陷，两侧宫腔相通且均与宫颈相连，妊娠多能至晚期甚至足月。

2. 宫角妊娠：孕卵种植于输卵管与子宫交界处的子宫角部的宫腔内，其声像图像表现为横切时子宫呈不对称性增大，一侧宫角膨隆，呈偏心孕囊光环，纵切时孕囊距宫底部很近，与宫腔线相通，周围有均匀一致的低回声肌层围绕，蜕膜化的内膜由孕囊处延伸至整个宫腔，宫腔形态正常。有时在宫角部仅看到张力很低的空孕囊或不均质高回声团块，间以杂乱的液性暗区。多切面扫查包块均来自于子宫，与子宫分界不清。

3. 间质部妊娠：与宫角妊娠相似，但宫角部膨隆更明显，孕囊外端肌层较薄、不完整，宫腔内蜕膜化的内膜延伸至宫角部即中断，孕囊处无蜕膜化的内膜，宫腔形态正常。

## 病例 3

## 临床病史

患者女，31 岁，主诉"停经 51 天，B 超发现残角子宫妊娠 7<sup>+</sup> 天"。患者平素月经规则，停经 30 天时尿妊娠试验阳性确认怀孕，20 天前患者出现下腹部疼痛，7<sup>+</sup> 天前出现不规则阴道流血，色暗红。专科查体：（－）。

## 超声表现

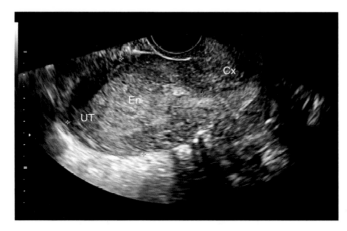

UT：子宫；Cx：宫颈；En：内膜

图 1-1-10-6　经阴道超声子宫矢状切面，显示宫腔内未见孕囊

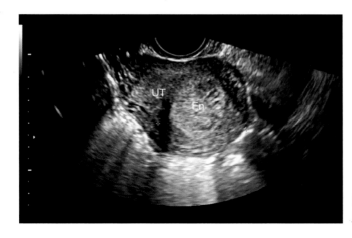

UT：子宫；En：内膜

图 1-1-10-7　经阴道超声子宫横切面，显示宫腔呈"1"字形

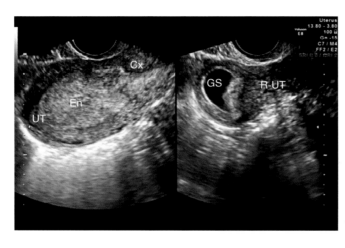

UT：子宫；R-UT：右侧残角子宫；Cx：宫颈；En：内膜；GS：孕囊

图 1-1-10-8　经阴道超声，显示子宫右侧查见残角样子宫，其内查见孕囊

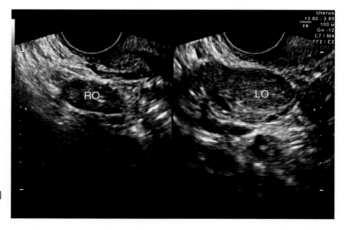

RO：右侧卵巢；LO：左侧卵巢

**图 1-1-10-9　经阴道超声，显示双卵巢正常**

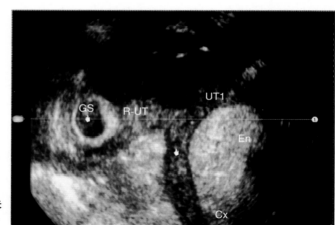

UTI：单角子宫；R-UT：右侧残角子宫；Cx：宫颈；En：内膜；GS：孕囊

**图 1-1-10-10　经阴道超声三维成像，显示左侧宫腔呈"1"字形，右宫角未显示；右侧残角子宫宫腔内可见孕囊**

## 超声提示

子宫发育异常（疑单角子宫合并残角子宫）。

残角子宫妊娠。

## 手术所见

腹腔镜下见子宫前位，发育畸形，单角子宫伴残角子宫，残角子宫偏左侧呈圆球形直径约2.0cm，剖视见妊娠囊内绒毛组织，右侧子宫宫角可见，左侧宫角未见。左、右卵巢：（－）。左、右输卵管：（－）。

## 病理诊断

残角子宫：查见胎盘绒毛组织。

### 最终诊断

单角子宫合并残角子宫；残角子宫妊娠。

### 分析讨论

本病例二维超声显示子宫为单角子宫，宫腔内未见妊娠产物，于子宫右侧查见一个残角子宫，其内可见妊娠囊，同时可显示双侧正常的卵巢，因此诊断"单角子宫合并残角子宫妊娠"比较明确。三维超声更加立体、直观地显示残角子宫宫腔与单角子宫宫腔的关系，除了可以进一步确定诊断，也有助于临床医生及患者更好的理解病情。

## 三、先天性无阴道综合征

### 疾病概述

先天性无阴道综合征（Mayer-Rokitansky-Kuster-Hauser syndrome，MRKH 综合征）为胚胎期女性双侧苗勒管发育异常所致的一系列临床体征，发生率为 1/5000 ～ 1/4000。临床主要表现为子宫和阴道中上 2/3 发育不全、外阴发育正常、阴道缩短为一凹窝、始基子宫或痕迹子宫，双卵巢及输卵管发育多正常。

### 超声特征

超声可显示 MRKH 综合征的苗勒管残迹、阴道、卵巢及是否合并生殖道外的畸形。根据超声表现，苗勒管残迹可分为两种类型：① I 型为包块型，是苗勒管残迹的主要类型，超声表现为一侧或双侧卵巢旁实性弱回声团块，大小 1 ～ 4cm，两侧团块大小可不一致；② II 型为条索型，超声表现为一侧或双侧卵巢旁条索状结构，超声极易漏诊。包块型苗勒管残迹在青春期受激素影响可逐渐长大，少数内部可见内膜回声，易被误诊为卵巢肿瘤。

### 病例 4

### 临床病史

患者女，21 岁 4 个月，主诉"外院发现无子宫、无阴道 6 年"。患者现 21 岁，月经未来潮。专科查体：第二性征女性；双侧乳房发育正常；外阴可见阴毛发育正常，大小阴唇发育正常。阴道未见处女膜，有大小 $1^+$cm、深度约 1cm 的阴道隐窝，无阴道，阴道不通畅，肛 - 腹诊宫体未触及。双附件（－）。

### 实验室检查

性激素全套：正常。

## 超声表现

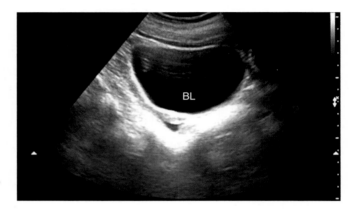

BL：膀胱

图 1-1-10-11　经腹超声盆腔纵切面，显示膀胱后方未见确切子宫声像

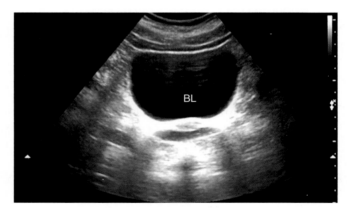

BL：膀胱

图 1-1-10-12　经腹超声盆腔横切面，显示膀胱后方未见确切子宫声像

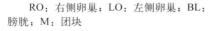
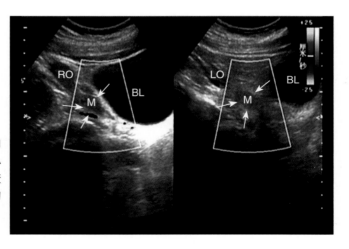

RO：右侧卵巢；LO：左侧卵巢；BL：膀胱；M：团块

图 1-1-10-13　经腹超声，显示双卵巢可见，右卵巢旁查见弱回声，大小约 3.2cm×1.6cm×1.9cm，形态较规则，左卵巢旁查见弱回声，大小约 2.8cm×1.4cm×2.0cm，形态较规则，CDFI 显示内均未探及明显血流信号

## 超声提示

双卵巢旁弱回声（苗勒管遗迹？其他性质？）。

## 手术所见

腹腔镜下右输卵管起始部位可见 1cm×2cm 大小条索状始基结节，表面光滑，边界清楚；左输卵管起始部位可见 1$^+$cm 大小条索状始基结节，表面光滑，边界清楚。双侧始基结节位于两侧盆腔未向中间融合，结节间为纤维结缔组织，致密无弹性且张力大。双卵巢（－）、双输卵管（－），双侧始基结节间有长约 5cm 输卵管样条索组织相连。

## 最终诊断

先天性无阴道综合征（MRKH 综合征）。

## 分析讨论

本例患者年龄 21 岁仍未月经来潮，外院检查提示"无子宫、无阴道 6 年"。查体可见外阴发育正常，阴道仅为一个深约 1cm 的浅窝，超声检查盆腔内纵横扫查均未见子宫声像，符合 MRKH 综合征的临床及超声改变。腹腔镜术中证实本例苗勒管残迹为 I 型，需要特别注意与卵巢肿瘤相鉴别。除了超声检查中仔细分辨实性苗勒管残迹与卵巢的相对关系，紧密结合病史，加强对此综合征的认识是正确诊断的关键。

# 四、宫颈发育异常

## 疾病概述

宫颈发育异常是一种罕见的苗勒管异常发育所致生殖道异常，1998 年美国生育学会（American Fertility Society，AFS）首次提出宫颈畸形的分类，包括：子宫颈未发育、子宫颈完全闭锁、子宫颈管狭窄、子宫颈角度异常、先天性子宫颈延长伴宫颈管狭窄、双子宫颈等。

近年来，随着研究的不断深入，对于宫颈的胚胎发育提出了新的理论，认为在妊娠第 10 周，两侧苗勒管下端在宫颈峡部与泌尿生殖窦之间的部分开始融合，该融合部位即形成宫颈和峡部的管腔。

### 病例 5

## 临床病史

患者女，15 岁，主诉"周期性下腹疼痛 3 个月，加重 1 天"。患者尚未月经来潮。

## 超声表现

UT：子宫；Cx：宫颈；BL：膀胱；
En：内膜

图 1-1-10-14 经腹超声子宫矢状切面，显示宫体呈后位，宫腔内查见不规则液性暗区，范围约 3.5cm× 0.9cm×1.5cm，暗区内可见细弱点状回声流动；宫颈前后径 1.8cm，宫体肌层与宫颈肌层、宫腔与宫颈管均未正常连接

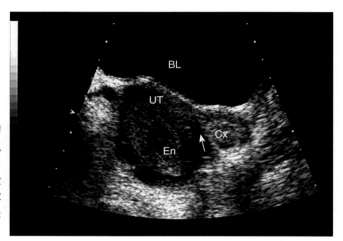

RO：右侧卵巢；LO：左侧卵巢；
BL：膀胱

图 1-1-10-15 经腹超声，显示双卵巢正常

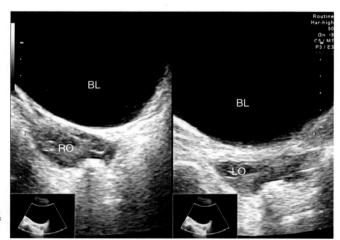

## 超声提示

子宫发育异常（疑宫颈、宫体分离）。

## 手术所见

腹腔内陈旧性血液 80mL，子宫前位，约 50⁺ 天孕大小，下端游离，无开口；宫颈腹腔端游离，与子宫无连接，内口与腹膜腔及阴道相通。双侧输卵管外观形态正常，卵巢正常。

## 最终诊断

子宫下段缺失。

## 分析讨论

本病例表现为宫体与宫颈未连接，宫颈腹腔端游离，宫颈管与腹腔相通，其病理改变不能归入宫颈畸形分类的某一类，属于未分类的生殖道发育异常的罕见病例。

# 五、阴道斜隔综合征

## 疾病概述

阴道斜隔综合征（oblique vaginal septum syndrome，OVSS）由 Purslow 在 1922 年首次报道，是一种少见的女性泌尿生殖系统畸形，包括双子宫、双宫颈、一侧阴道斜隔合并斜隔侧的肾脏缺如。

OVSS 是一种非对称性的生殖道畸形。胚胎第 4 周，致畸因素可使中肾管发育不良，一侧肾脏无法形成，同时双侧苗勒管因缺乏中肾管的阴道而不能融合，各自发育成单独的子宫、宫颈。阴道上 2/3 来自苗勒管结节，下 1/3 来自泌尿生殖窦。当左右苗勒管无法融合时，接近泌尿生殖窦处的中隔组织未被吸收，与一侧阴道侧壁粘合成盲端，成为阴道斜隔。

国内外文献将 OVSS 分为 3 种类型：①Ⅰ型为无孔斜隔，患侧宫体与体外及对侧子宫完全不相通，经血积聚在阴道斜隔内；②Ⅱ型有孔斜隔，隔上有一小孔；③Ⅲ型为无孔斜隔合并宫颈瘘管，经血可通过宫颈间的瘘孔经由另一侧宫颈管排出。后两型均属于引流不畅型。OVSS 的临床主要表现为青春期后逐渐加重的痛经、周期性下腹痛和月经淋漓不断等。

## 超声特征

OVSS 的超声图像特点与其斜隔所引起的一系列逐渐加重的形态学改变完全相符。其超声图像特点为：①盆腔内可见双宫体或单宫体双宫腔声像。②宫颈下方阴道内可见一囊性包块，包块内的透声性取决于病程长短，经阴道超声检查，可见一侧宫腔与阴道内包块相连，其中可见经血由宫腔流出至包块内。③有时一侧宫腔内可见积液。附件区可见囊性包块，多呈迂曲管状走行，包块内也可见密集点状颗粒。与子宫关系较密切。④患侧肾缺如，健侧肾脏可代偿性增大。也有文献报道患侧肾脏重度发育不良并异位肾。

超声检查中发现双子宫患者出现一侧阴道、宫颈/宫腔积液或有月经量改变或阴道流液/脓的病史时，应考虑 OVSS 的可能，注意扫查泌尿系统，了解有无一侧肾缺如或肾脏发育异常。

## 病例 6

### 临床病史

患者女，12 岁 8 个月，主诉"周期性下腹疼痛 10 个月，加重 1 天"。患者 10$^+$ 月前第一次月经来潮伴左下腹痛，腹痛从月经第 1 日开始，第 2 及第 3 日最剧烈，以后逐渐减轻，月经干净时消失。之后每月周期性出现。4 天前月经来潮，腹痛剧烈，伴呕吐。专科查体：子宫偏右扪及 4 ～ 5cm 囊性感，触痛明显。

## 超声表现

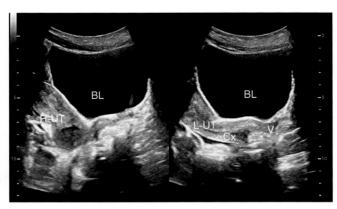

R-UT：右侧子宫；L-OT：左侧子宫；Cx：宫颈；V：阴道；BL：膀胱

图 1-1-10-16　经腹超声盆腔矢状切面，显示盆腔查见双子宫声像，偏右侧子宫的宫颈与阴道连接关系显示欠清

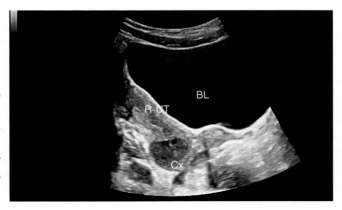

R-UT：右侧子宫；Cx：宫颈；BL：膀胱

图 1-1-10-17　经腹超声偏右侧子宫矢状切面，显示盆腔偏右查见囊性占位，大小 3.4cm×2.6cm×2.9cm，囊内可见细弱点状回声，团块与右侧子宫后壁下段关系密切

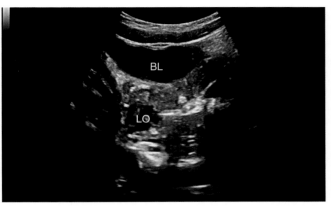

LO：左侧卵巢；BL：膀胱

图 1-1-10-18　经腹超声，显示左卵巢正常

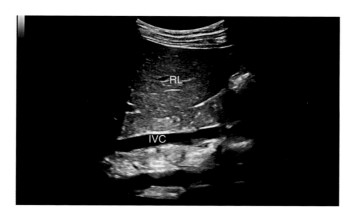

RL：肝右叶；IVC：下腔静脉

图 1-1-10-19　经腹超声，显示右肾区
未见肾脏回声

### 超声提示

子宫发育异常（疑阴道斜隔综合征）。

### 手术所见

左侧宫颈，光滑，右侧穹窿饱满，中等质地。穿刺针穿刺出暗红色血液，遂行右侧阴道斜隔组织切开，并切除多余斜隔组织，见暗红色血液流出，量约 50mL，用手探查，扪及似宫颈样组织。

### 最终诊断

阴道斜隔综合征（双子宫伴右侧宫颈管下段及阴道上段积血）。

### 分析讨论

该病例为青春期女性，自月经来潮后开始出现进行性加重的痛经症状，并在较短时间内疼痛达到较剧烈的程度。有此临床表现首先考虑经血排出受阻所致，结合病史，需要考虑生殖道发育异常。患者超声表现为双子宫，偏右侧子宫宫颈下方查见囊性回声，其内透声性差，多为积血。超声特征符合阴道斜隔的超声改变，超声扫查时扩大扫查范围至上腹部，发现右肾区未见确切肾脏回声，诊断"阴道斜隔综合征"较为确切。

# 第二章

# 卵　巢

## 第一节　卵巢甲状腺肿

### 疾病概述

卵巢畸胎瘤通常由 2～3 个胚层构成。根据畸胎瘤病理组织学类型可分为成熟性畸胎瘤、未成熟性畸胎瘤等。成熟性畸胎瘤中最常见的是成熟性囊性畸胎瘤，又称皮样囊肿。其表面光滑、包膜完整，直径大多 < 10cm，囊内含有皮脂和毛发，有时可见牙齿、骨骼和头皮构成的头节，头节突向腔内为其特征。未成熟性畸胎瘤的分化程度不一，显示了各胚层从未成熟向成熟阶段衍化的过程，组织学形态从癌到肉瘤，各种成分混杂。含神经成分的畸胎瘤归为未成熟畸胎瘤。未成熟畸胎瘤具有恶性生物学行为。

卵巢甲状腺肿（struma ovarii，SO）是一种少见的单胚层高度特异性成熟性畸胎瘤。SO 是卵巢肿瘤完全或大部分（> 50%）由分化型甲状腺组织构成或者为肿瘤的主要组成成分，约占卵巢生殖细胞肿瘤的 2.7%，在所有卵巢成熟性畸胎瘤中约占 5%，往往是良性的卵巢肿瘤，恶变率低（约占 5%），预后好。5% 的恶性卵巢甲状腺肿可转移到腹膜、肝脏等部位。该病常单侧发生。

SO 多见于育龄期妇女，发病高峰在 50 岁左右。有文献报道该病灶单侧多见，两侧无明显差异。临床表现与其他良性肿瘤类似，如腹胀、腹痛、月经异常、盆腔包块等。约 1/3 的患者可出现腹水，有时可同时出现胸腹水，产生假 Meigs 综合征。但腹水的存在并不表示恶性，肿瘤切除后胸腹水可消失。卵巢甲状腺肿中甲状腺组织成熟并分泌过多甲状腺素，可产生甲状腺功能亢进症状并抑制正常甲状腺功能，血清 $T_3$、$T_4$ 水平升高，而 TSH 水平明显下降。手术切除后，甲状腺功能亢进症状会迅速消退。极少数病例可与颈部甲状腺肿并存。

SO 的辅助检查表现包括：血清 $T_3$、$T_4$ 水平升高；CA125 水平正常或轻度升高；MRI 的 T2WI 中为极低信号或真空现象（与囊内含有黏稠的胶质有关）；放射性核素扫描可见碘特异性浓聚。

## 超声特征

SO 的超声表现共同特征为附件区多房囊性或囊实性肿物，常单侧发生，体积中等偏大，边界较清，外形不规则，呈分叶状或有多处突起，包膜常较囊腺瘤或单纯囊肿厚。囊实性者部分内部回声不均匀，部分实性回声内见丰富低阻力血流信号。当肿物较大发生扭转时，内部囊性部分可见细密光点回声，同时患者可有恶心、呕吐。当肿物大部分为甲状腺组织时，超声检查仍具有卵巢甲状腺肿的形态特点，外形不规则，但内部回声不均匀，呈囊实性，囊性部分为胶质，实性部分因组成成分不同而呈不同的回声。当肿物内或壁上有血流信号并伴腹水时，不易与卵巢恶性肿瘤相鉴别。但由于肿块内除甲状腺成分外尚有脂质等其他组织成分，故仔细观察肿块内仍有高回声的"短线征"或"面团征"。

## 鉴别诊断

1. 卵巢良性畸胎瘤：二者内部均出现实性强回声，但卵巢甲状腺肿实性部分明显强化，并且在实性部分可探及丰富低速血流，而畸胎瘤内部为毛发和脂肪组织，血供不丰富，很难测到血流。

2. 卵巢浆液性或黏液囊腺瘤：圆形，囊内有细弱点状回声，一般无腹水。卵巢甲状腺肿一般单侧发病、囊壁较上述二者厚，CA125 水平正常或轻度升高，血清 $T_3$、$T_4$ 水平可升高，可有胸腹水，并可在肿物内测得丰富血流。

3. 卵巢恶性肿瘤：肿物边界不清，可与邻近组织粘连，有腹水，盆腔内可见肿大淋巴结，CA125 水平明显升高。而卵巢甲状腺肿边界清晰，即使伴有腹水也如此；肿块内还可有"短线征""面团征"等征象；CA125 水平正常范围或轻度升高。鉴别困难时，可进行碘扫描，SO 可见盆腔高强度摄取碘，MRI 的 T2WI 中显示真空现象。SO 有腹水时，一旦切除病灶，腹水自然消失。

4. 盆腔脓肿：临床症状有发热、触痛、白细胞升高等，超声多表现为厚壁的不规则囊性占位，与周围组织常分界不清，探头触及团块时可能出现较明显触痛，实验室检查可出现白细胞总数及中性粒细胞分类计数升高，与卵巢甲状腺肿不难鉴别。

5. 卵巢转移性肿瘤：患者有其他系统，特别是乳腺或消化道肿瘤病史，病变常累及双侧卵巢；超声表现为附件区实性占位，常伴腹水，组织检查可查见印戒细胞。而卵巢甲状腺肿常为单侧病灶。

### 病例 1

## 临床病史

患者女，53 岁，主诉"发现盆腔占位 $10^+$ 天"。$10^+$ 天前，患者因体检发现 CA125 升高（175U/mL），在外院行腔内超声发现右侧附件大小约 $6^+$ cm 包块，伴下腹部间断隐痛。$10^+$ 年前因"左侧输尿管血管瘤"行手术治疗，余无特殊。专科查体：宫体前位，饱满，质软，表面光滑，无压痛、左附件增厚、右附件扪及直径约 6⁺cm 占位，边界尚清楚。

## 实验室检查

肿瘤标记物：甲胎蛋白（AFP）3.8 ng/mL（＜ 8.1ng/mL），癌胚抗原（CEA）1.4 ng/mL（＜ 2.5ng/mL），CA199 24.5 U/mL（＜ 30.9U/mL），ThCG ＜ 2.0 mIU/mL（阴性 ＜ 10mIU/mL），CA125 175.9U/mL（＜ 35U/mL）。

## 超声表现

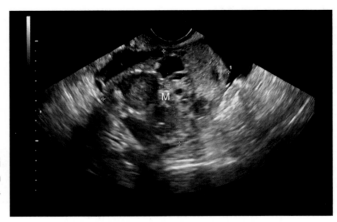

M：团块

图 1-2-1-1　经阴道超声，显示盆腔偏右查见大小 6.7cm×4.7cm×5.9cm 囊实混合性占位，外形欠规则，部分边界欠清，囊性部分液体欠清亮

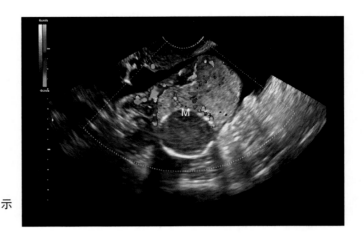

M：团块

图 1-2-1-2　经阴道超声，CDFI 显示团块实性部分探及较丰富血流信号

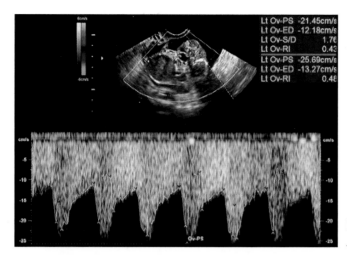

图 1-2-1-3　经阴道超声，频谱多普勒
显示团块内血流为低阻血流，RI=0.48

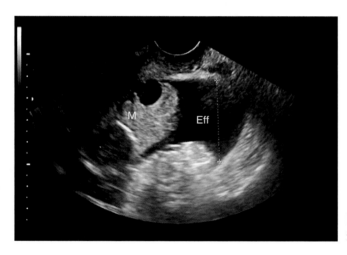

EFF：积液；M：团块

图 1-2-1-4　经阴道超声，显示盆腔内
查见液性暗区，深约 3.7cm

## 超声提示

　　盆腔偏右侧占位（疑卵巢癌，请结合肿瘤标记物）。
　　盆腹腔积液。

## 其他影像学检查

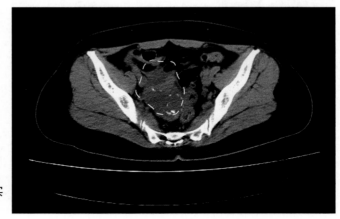

图 1-2-1-5　盆腔 CT 显示右附件囊实
性占位，伴斑点状钙化灶

## 手术所见

双附件与盆侧壁及直肠粘连，分离粘连后见右卵巢增大约 6cm×7cm×7cm，表面光滑，囊实性。左侧卵巢：萎缩、形态无明显异常。双侧输卵管：外观无明显异常。术后剖探标本：右侧卵巢囊肿呈多房性，囊内可见大量脂肪组织，无明显毛发及骨骼组织，囊壁光滑，无乳头及突起。

## 病理诊断

右卵巢：成熟性畸胎瘤，内含大量甲状腺肿成分伴部分区域腺瘤样增生。

## 最终诊断

右卵巢甲状腺肿。

## 分析讨论

该病例超声表现为囊实混合性占位，外形欠规则，部分边界欠清。由于团块实性部分相比卵巢良性畸胎瘤回声更均质，未见确切"短线征"或"面团征"；另外团块实性部分内探及较丰富低阻血流信号，而卵巢良性畸胎瘤一般无血流显示，与卵巢畸胎瘤较容易鉴别。该病例的二维超声及 CDFI 表现与卵巢上皮性肿瘤极为相似，加之患者出现肿瘤标记物 CA125 水平升高，与卵巢恶性肿瘤肿瘤很难鉴别。

## 病例 2

### 临床病史

患者女，54 岁 7 个月，主诉"发现右附件占位 5 天"。5 天前，患者无明显诱

因出现下腹部绞痛，持续约 30 分钟。院外彩超提示：右附件区混合回声团，大小约
4.1cm×3.1cm。专科查体：（－）。

肿瘤标记物：（－）。

### 超声表现

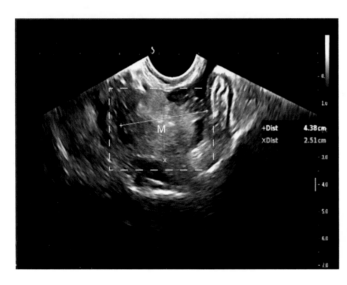

M：团块

图 1-2-1-6　经阴道超声，显示右附件
区查见大小 4.4cm×2.5cm×3.6cm
的囊实性占位，形态欠规则，内见团
状稍强回声

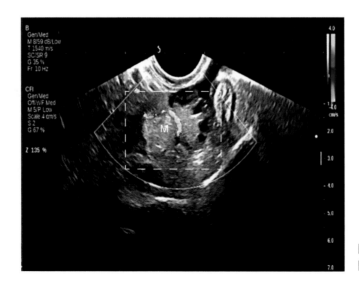

M：团块

图 1-2-1-7　经阴道超声，CDFI 显示
团块内探及点线状血流信号

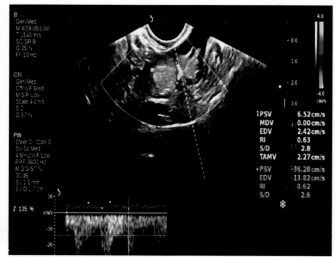

图 1-2-1-8　经阴道超声，频谱多普勒
显示团块内血流 RI=0.64

## 超声提示

右附件区囊实性占位（卵巢畸胎瘤待排，其他？）。

## 手术所见

盆腔无腹水，右卵巢增大，表面见一直径约 4cm 包块，表面呈灰白色，包膜完整。乙状结肠表面及膀胱表面均见大小约 1cm 及 2cm 结节，右卵巢及输卵管后剖视见右卵巢内组织糟脆质朽。

## 病理诊断

右卵巢：甲状腺肿类癌。

IHC：类癌成分 / 甲状腺肿成分，SYN（+/ −）、CGA（+/ −）、CD56（− /++）、TTF-1（− /++）、TG（++/++）、EMA（− / 灶 +）、CKP（+/++）、CDX2（− / −），Ki67 阳性率＜ 1。

## 最终诊断

右卵巢甲状腺肿。

## 分析讨论

该病例由于瘤体内出现团块状稍强回声，与卵巢畸胎瘤鉴别较为困难，团块内探及点线状血流信号可能是一个线索，原因在于卵巢良性畸胎瘤内部一般无血流信号显示。然而卵巢畸胎瘤恶变时，也可出现强回声与血流信号同时存在，因此最终确诊仍需要手术后的病理检查。

# 第二节　卵巢未成熟性畸胎瘤

## 疾病概述

1999 年，WHO 卵巢肿瘤组织学分型将未成熟畸胎瘤（immature teratoma，IT）定义为由胚胎性组织构成的畸胎瘤，含有 2～3 个胚层细胞成分。肿瘤由分化程度不同的未成熟的胚胎组织构成，主要为原始神经组织。文献报道，卵巢 IT 在恶性生殖细胞肿瘤中的发生率占第 3 位，其发生率比无性细胞瘤及卵黄囊瘤少见，占卵巢畸胎瘤的 0.5%～2.45%。

IT 好发于儿童和年轻妇女，文献报道 IT 的发病年龄在 5～62 岁，发病高峰为 17～20 岁（年龄＜ 7 岁和＞ 40 岁者罕见）。IT 可发生于生殖细胞迁移途径中任何一个部位，最主要的好发部位为卵巢，此外还可发生于睾丸、输卵管、子宫体、子宫颈、松果体、小脑、口腔、咽部、胃、骶尾部、前列腺等。IT 一般为单侧发生，双侧罕见，但当伴发其他生殖细胞肿瘤时，双侧发生肿瘤的概率达 13%。

IT 通常可在同侧皮样囊肿切除后数月或数年发生。当皮样囊肿为双侧、多发或伴有囊肿破裂时，IT 的发生率增高。约 25% 的病例伴有同侧皮样囊肿，15% 的病例同时伴有对侧皮样囊肿。本病临床表现缺乏特异性，主要为腹痛、腹胀和腹部包块，少数患者可因肿物扭转和破裂出现急腹症，部分病例可出现腹腔积液。

AFP 是由卵黄囊和肝细胞合成的特殊球蛋白，对未成熟畸胎瘤有协助诊断意义。有文献报道，成熟畸胎瘤患者及成熟畸胎瘤恶变患者的血清 AFP 测定均呈阴性，而未成熟畸胎瘤患者血清 AFP 测定有 66.7% 呈阳性。

## 超声特征

根据文献总结，卵巢未成熟畸胎瘤的超声诊断要点包括：①卵巢较大的囊实性肿块；②肿块内部呈"絮状"或"粗网络状"的中等回声；③以上特征合并成熟囊性畸胎瘤的特征图像；④卵巢囊实性肿块，实性部分或包膜上可探及血流信号，血流灌注指数（PI）≤ 1.0，RI ≤ 0.5。有以上两点或两点以上特征者应高度怀疑卵巢未成熟畸胎瘤，如年轻患者肿块快速增大，更支持超声诊断卵巢未成熟畸胎瘤。

## 鉴别诊断

1. 囊性成熟性畸胎瘤恶变：好发于 40～70 岁的中老年人，多呈囊性，虽囊壁有增厚或实性区，但囊内仍充盈毛发及皮脂物质等，病检多为鳞癌，其次为腺癌。IT 多为实性肿块，病检一般以未成熟的神经外胚层组织占优势。

2. 成熟性实性畸胎瘤：好发于年轻女性，大体呈实性肿块，也可有多发性微小囊腔，较少见到出血坏死。同样由来自三个胚层的组织构成。主要与 I 级 IT 鉴别，病检成熟性实性畸胎瘤以成熟胶质组织占主要成分，而无灶状的未成熟组织；IT 一般为未成熟的神经外胚层组织。CDFI 检测，成熟性畸胎瘤团块内部无血流信号显示，而未成熟性畸胎瘤可在团块内部探及低阻血流。血清 AFP 测定也有助于鉴别。

3. 卵巢上皮性恶性肿瘤：团块形态不规则，以囊实性为主，囊壁厚，内壁可见乳头状或菜花状突起，突起上或实性部分可探及较丰富血流信号，常合并腹水；肿瘤标记物检测常出现 CA125 异常升高，而 AFP 测值正常。未成熟性畸胎瘤内部回声呈絮状或网格状，仔细扫查可在肿块内发现良性畸胎瘤特征性超声表现；血清 CA125 测定阴性。

4. 卵巢内胚窦瘤：超声表现为附件区囊实性肿块，团块内可探及血流信号。与未成熟性畸胎瘤的鉴别要点主要是血清 AFP 测定。卵巢内胚窦瘤血清 AFP 水平升高更明显，常 > 4000ng/mL，同时可出现 β-HCG 升高。另外，如肿块内部发现良性畸胎瘤超声特征，有助于诊断未成熟性畸胎瘤。

### 病例 1

#### 临床病史

患者女，27 岁 6 个月，主诉"发现盆腔包块 7 天"，无明显症状。专科查体：宫体后位，前方突出一直径约 $10^+$cm 包块，与子宫分界不清。末次月经 $2^+$ 月前。

#### 实验室检查

肿瘤标记物：AFP 507.2ng/mL（↑），CEA 3.6ng/mL，CA199 39.1U/mL，CA125 77.9U/mL（↑），HCG（－）。

#### 超声表现

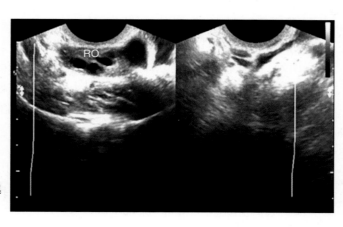

RO：右侧卵巢

图 1-2-2-1 经阴道超声，显示右卵巢可见，左卵巢显示不清

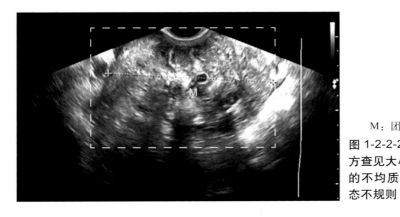

M：团块

图 1-2-2-2 经阴道超声，显示子宫前方查见大小 10.0cm×7.9cm×10.4cm 的不均质稍强回声团，边界尚清，形态不规则

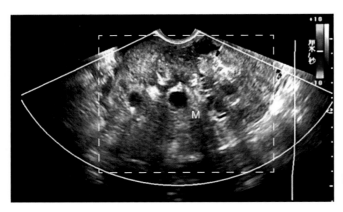

M：团块

图 1-2-2-3 经阴道超声，CDFI 显示团块内探及点线状血流信号

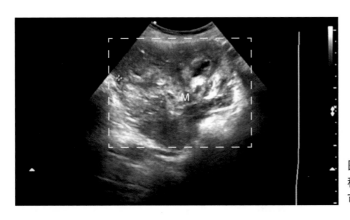

M：团块

图 1-2-2-4 经腹超声，显示团块形态稍欠规则，边界清楚，内部回声不均质，可见不规则强回声

## 超声提示

子宫前方实性占位。

### 手术所见

左卵巢增大约 20cm×12cm×10cm，未见确切正常卵巢组织结构，部分包膜完整，部分坏死出血。剖视见坏死样组织。左输卵管：外观无明显异常。右卵巢增大、饱满。右输卵管：外观无明显异常。

### 病理诊断

左卵巢：未成熟性囊性畸胎瘤（WHO 分级：Ⅲ级）。

### 最终诊断

左卵巢未成熟性畸胎瘤。

### 分析讨论

本病例为育龄期女性，超声表现为盆腔内较大的稍强回声占位，形态不规则，内部回声不均质，可见不规则强回声，CDFI 可探及团块内点线状血流信号。以上表现需高度警惕未成熟性畸胎瘤的可能。患者为较年轻女性，发现盆腔包块病程仅 7 天，血清 AFP 升高达 507.2 ng/mL，这些临床特征均支持未成熟畸胎瘤的诊断。

## 病例 2

### 临床病史

患者女，13 岁 3 个月，主诉"发现盆腔巨大包块 1+ 月"。1+ 月前因患者父母无意发现患者下腹稍隆起，院外行 B 超示盆腔囊实性包块，CT 示子宫前方囊实性包块。专科查体：子宫前方扪及一大小约 9cm 包块，质硬。

### 实验室检查

肿瘤标记物：CA125 84.7U/L，CA199 51.7U/L。

### 超声表现

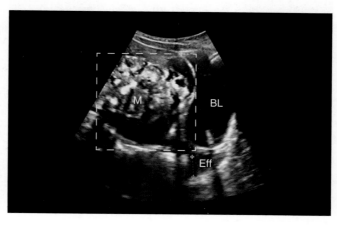

M：团块；BL：膀胱；Eff：积液

图 1-2-2-5 经腹超声，显示子宫前方查见大小 13.0cm×9.3cm×13.7cm 的巨大囊实性占位，实性部分内可见不规则点状强回声

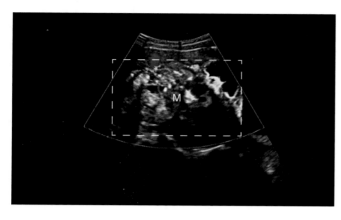

M：团块

图 1-2-2-6　经腹超声，CDFI 显示团块内探及点状血流信号

## 超声提示

子宫前方囊实性占位（卵巢畸胎瘤待排，请结合肿瘤标记物及临床）。

## 其他影像学检查

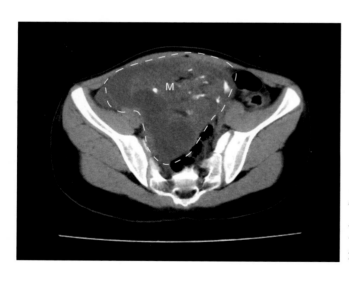

M：团块

图 1-2-2-7　盆腔 CT 显示腹盆腔囊实性占位，呈多囊分隔，实性部分内可见少许低密度脂肪和高密度斑点样钙化，与左附件关系密切，考虑生殖细胞源性肿瘤，未成熟性畸胎瘤可能性大

## 手术所见

无腹水。左卵巢上见一大小约 12cm×9cm×10cm 囊实性包块，左输卵管与左侧卵巢粘连。大网膜上见大小约 1cm 结节。

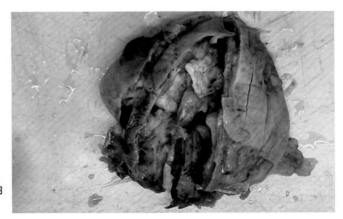

图 1-2-2-8　术后大体图片，显示左卵
巢包块

### 病理诊断

左卵巢包块：未成熟性畸胎瘤（WHO 分级：Ⅱ级）。

### 最终诊断

左卵巢未成熟性畸胎瘤。

### 分析讨论

本例病例发生于青春期女性，超声表现为盆腔内巨大囊实性占位，实性部分可见与成熟性畸胎瘤相似的不规则点、片状强回声，CDFI 团块内同样可探及点状血流信号。以上改变需高度警惕未成熟性畸胎瘤。因患者包块增长迅速，更支持卵巢未成熟性畸胎瘤的诊断。

## 病例 3

### 临床病史

患者女，24 岁 3 个月，发现"盆腔巨大包块 10⁺ 天"。专科查体：盆腔扪及直径约 15cm 质韧，活动，与子宫分界清，无压痛包块。

### 实验室检查

肿瘤标记物：CA125 30.6U/mL，CA199 56.5U/mL，β-HCG ＜ 2.0mIU/mL，AFP ＜ 1.3ng/mL，CEA 0.9ng/mL。

## 超声表现

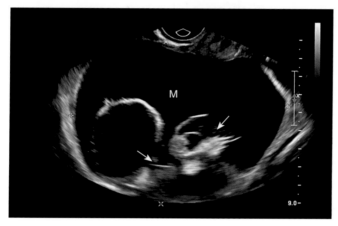

M：团块

图 1-2-2-9　经阴道超声，显示子宫后方查见 15.0cm×7.8cm×12.8cm 分隔状囊性占位，囊液欠清，囊内壁可见 4.2cm×4.3cm×3.6cm 稍强回声附着

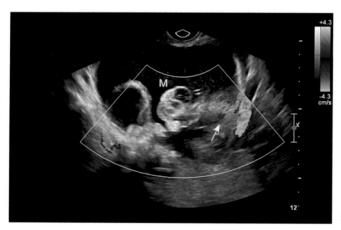

M：团块

图 1-2-2-10　经阴道超声，CDFI 显示稍强回声内探及点状血流信号

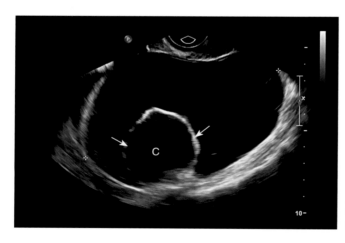

C：囊性占位

图 1-2-2-11　经阴道超声，显示囊内另见 4.8cm×4.5cm×4.2cm 子囊回声

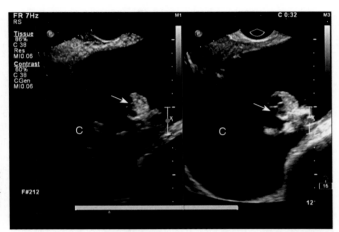

C：囊性占位

图 1-2-2-12  经静脉超声造影，显示团块囊壁及其内稍强回声于注入造影剂 11 秒后出现增强，与子宫同步增强，造影强度与子宫近似

### 超声提示

子宫后方囊性占位（疑来源于右卵巢的上皮源性肿瘤，交界性或恶性不能排除）。

### 手术所见

子宫大小形态无明显异常。左卵巢大小、形态无明显异常。左、右输卵管外观无明显异常。右卵巢见一巨大肿物，直径约 15$^+$cm，表面光滑。予完整剥除，术毕剖视囊肿内呈分隔状，内可见毛发、油脂及多枚头节样组织。

### 病理诊断

右卵巢囊肿：未成熟性畸胎瘤（WHO 分级：Ⅰ级）；含大量神经胶质。

### 最终诊断

右卵巢未成熟性畸胎瘤。

### 分析讨论

该病例术前超声（包括超声造影）考虑包块为交界性或恶性可能，但其组织来源判断为右卵巢的上皮源性肿瘤。原因一是该病例病灶囊性成分居多，囊内未见短线状的稍强回声漂浮，二是忽略了囊内壁附着的稍强回声团块。

## 第三节  卵巢淋巴瘤

### 疾病概述

恶性淋巴瘤主要位于淋巴结内，但也有相当数量原发于结外淋巴组织及浸润淋巴结以外器官。结外淋巴瘤几乎都是非霍奇金淋巴瘤（non-Hodgkin lymphoma，NHL），可发生于全身所有的器官组织内，以胃肠道最多见，而在女性生殖系统发病率较低，大约占到全部淋巴瘤发病的 1%。恶性淋巴瘤既可原发于卵巢，也可发生于其他部位而累及卵巢。原发性卵巢淋巴瘤罕见，国外报道仅 1.5% 的结外 NHL 原发于女性生殖道，原发于卵巢的更少，国内报道仅 0.06% 的结外 NHL 原发于卵巢，占同期卵巢肿瘤的 0.03%。近年来，本病报道有所增加，可能与病理诊断技术水平的进一步提高有关。

卵巢的恶性淋巴瘤可发生于任何年龄，但最常见的是 40 岁以上的妇女，可单侧或双侧发生。早期可无症状，随着疾病进展可出现盆腔症状，常以盆腔包块就诊，后期还可出现腹胀、腹痛、不规则阴道出血、发热、消瘦，一些患者可伴腹腔积液和血清 CA125 升高，与卵巢癌的表现无明显差异，故临床大多数病例易被误诊为其他类型的卵巢恶性肿瘤，术前诊断率极低。

对卵巢淋巴瘤的影像学检查方法包括超声、CT 和 MRI。文献报道淋巴瘤 CT 表现为相对均匀密度的肿块，呈圆形、轮廓清晰或呈分叶状，没有明显坏死、出血及钙化，相对乏血供。MRI 表现为实性双侧肿块 T1WI 低信号，T2WI 等或稍高信号，增强后轻到中度强化。

## 超声特征

卵巢 NHL 的典型超声表现：形态规则或欠规则的实性肿物，呈圆形或类圆形，边界较清，内部为低回声、中低回声，回声均匀，当肿块内部伴液化坏死时可在低回声区内出现无回声。常合并盆腔、腹腔积液。肿块内可探及稍丰富血流信号，动脉 RI 多较其他恶性肿瘤阻力稍低。

## 鉴别诊断

1. 卵巢囊腺瘤：超声表现为附件区囊性团块，团块形态较规则，边界清楚，液体较清亮或可见点状回声，囊内可出现分隔，隔膜一般较薄而光滑；团块后方可出现回声增强；彩色多普勒血流检测血供不丰富，囊壁上偶可探及点状血流信号；不伴腹水，肿瘤标记物检测正常。

2. 卵巢囊腺癌：超声常表现为囊性或囊实性团块，团块形态不规则，边界不清楚，常与周围组织发生粘连，内部回声强弱不均，囊壁及团块内隔膜厚而不规则，彩色多普勒可检测到较丰富低阻血流频谱；常伴腹水，盆腔内有时可见到肿大淋巴结及腹膜转移病灶，CA125 常明显升高。

3. 卵巢内胚窦瘤：多发生在年轻女性，肿块一般较大，形态不规则，以实质性肿块多见，内部呈较均匀的中低回声，边缘模糊，部分伴有较小的无回声暗区。内胚窦瘤血清中可查到浓度较高的 AFP，这对内胚窦瘤具有特异性诊断价值。

4. 卵巢纤维瘤：超声也表现为附件区低回声团块，形态较规则，出现 Meigs 综合征时常伴腹水或胸腹水；但团块常边界不清楚，后方伴明显声衰减，彩色多普勒检测团块内部无明显血流显示，CA125 检测一般正常。

5. 卵巢转移性肿瘤：又称库肯博瘤，为原发于其他系统的肿瘤转移至卵巢。原发部位多在乳腺、胃肠道等。多为双侧发病，团块以囊实性或实性为主，常呈肾形；团块实质回声强于卵巢淋巴瘤回声；显微镜下可见印戒细胞。

6. 子宫浆膜下或阔韧带肌瘤：表现为附件区实性低回声团块，团块形态较规则，边界较清楚；但肌瘤内部回声呈栅栏状，无后方回声增强，血流检测可见团块周边半环状血流或团块内部点线状血流；浆膜下肌瘤有时还可探查到与子宫相连的细蒂；不伴腹水，CA125 检测正常。

## 病例

### 临床病史

患者女，25 岁 7 个月，主诉"扪及腹部及双乳包块并长大 10$^+$ 天"。查体：右乳外上象限区域扪及直径约 8.0cm 质硬包块，左乳外上及内上象限分别扪及直径约 6cm 及 4cm 质硬包块，上述包块均有包膜，欠活动，无压痛。妇科查体：宫体后位，形态大小正常；盆腔内为实性包块占据，上界位于脐上 2cm，右侧界达右侧腹壁，左侧界达左侧锁骨中线，下界达子宫直肠陷窝，包块有边界，质硬，无压痛。

### 实验室检查（括弧内为正常参考值）

肿瘤标记物：AFP 2.4 ng/mL（< 8.1ng/mL），CEA < 0.5ng/mL（< 2.5ng/mL），CA199 21.4 U/mL（< 30.9U/mL），ThCG < 2.0mIU/mL（阴性< 10mIU/mL），CA125 212.6U/mL（< 35U/mL）。

### 超声表现

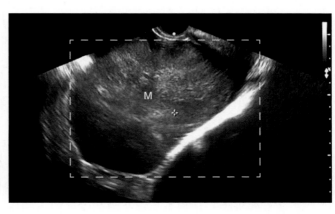

M：团块

图 1-2-3-1　经阴道超声，显示右附件区实性弱回声团，大小 13.4cm×10.1cm×10.6cm，边界清楚

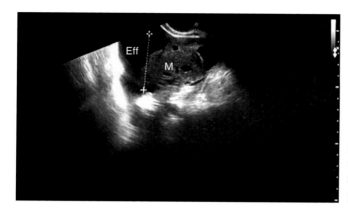

M：团块；Eff：积液

**图 1-2-3-2** 经阴道超声，显示左附件区实性低回声团块，大小 5.6cm×3.9cm×5.1cm，其上可见几个卵泡样回声

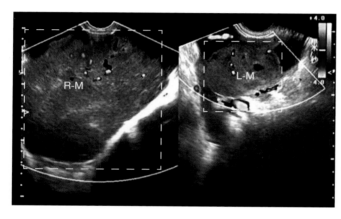

R-M：右侧团块；L-M：左侧团块

**图 1-2-3-3** 经阴道超声，CDFI 显示双附件区弱回声包块内血流信号较丰富

## 超声提示

双附件区实性占位（疑卵巢肿瘤，转移性？）。

## 其他影像学检查

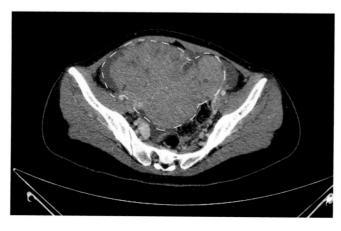

**图 1-2-3-4** 盆腔 CT 显示双附件区囊实性肿块影，右侧大小约为 13.1cm×10.1cm×14.3cm，左侧大小约 4.3cm×5.9cm×10.2cm，以实性成分为主，肿块边缘较为清晰，增强后强化较为明显，考虑双侧卵巢肿瘤可能性大

### 手术所见

子宫前位，形态大小无明显异常，浆膜未见异常结节。双侧卵巢均见实性、质脆包块，血供丰富，肿瘤切面均暗红色，见散在陈旧性出血囊腔，右侧卵巢肿瘤大小约 18cm×14cm×14cm，左侧卵巢肿瘤大小约 8cm×7cm×6cm。双侧输卵管外观未见明显异常。盆腔探查未发现明显异常。乙状结肠与左侧盆壁部分粘连，淡血性腹水 1000mL；大网膜上见数个直径约 1cm 大小实性结节。

### 病理诊断

左、右：卵巢见中等偏大淋巴样细胞弥漫一致浸润，部分区域可见"星空现象"，倾向非霍奇金淋巴瘤。

### 最终诊断

双卵巢淋巴瘤。

### 分析讨论

卵巢淋巴瘤较为罕见，临床术前诊断率极低。但本病例超声表现相对典型：①形态相对规则，呈圆形或类圆形，边界较清；②团块内部为低回声，回声均匀；③肿块内探及较丰富血流信号。因该患者同时有乳腺包块，术前超声误判为转移性肿瘤，但转移性肿瘤的实质回声一般强于卵巢淋巴瘤的回声，且多以囊实性为主。

# 第四节　卵巢囊肿蒂扭转

### 疾病概述

卵巢囊肿蒂扭转是妇科急腹症，其发病率约占卵巢囊肿的 10%，在瘤蒂较长、活动度较好、中等大小及偏向一侧的卵巢囊肿中的发病率较高。该病多为单侧发生，其中右侧发生率较高，常发于产后、妊娠早期、体位忽然变动时。扭转低于 360°为不完全扭转，扭转高于 360°为完全扭转。卵巢囊肿的瘤蒂包含卵巢的固有韧带、盆骨漏斗韧带、输卵管及系膜等，其中韧带中包含着卵巢的动静脉分支和子宫血管，是卵巢和子宫营养的主要来源。急性扭转后会出现下腹急剧疼痛，且伴有恶心、呕吐等病症；病情严重者甚至会因肿瘤充血肿大诱发囊壁破裂、休克、大出血等病症。

### 超声特征

卵巢囊肿蒂扭转的典型超声表现为：①盆腹腔囊性包块，蒂扭转过程中由于缺血水肿会造成囊壁不同程度的增厚；②能够探及扭转蒂部，或有囊性、囊实性肿块与盆腔及腹腔积液；③蒂部扭转主要表现为条索状的低回声，当瘤蒂较长时扭转的蒂和囊肿会生成典型的囊性、实性"双肿块"声像。卵巢囊肿出现急性蒂扭转之后，首先会出现静脉回流受阻，使瘤中血管破损或充血过度，导致瘤体迅速增大、出血，继而造成动脉血流受阻，肿瘤出现坏死，进而容易出现继发感染、破裂，引发盆腔及腹腔积液。

### 鉴别诊断

卵巢囊肿蒂扭转，尤其是蒂扭转合并感染或破裂时，需要与以下疾病进行鉴别：

1. 阑尾炎 / 阑尾脓肿：典型临床表现为转移性右下腹疼痛及麦氏点压痛，超声检查可探及长大阑尾或阑尾区杂乱不均的低回声团块，边界模糊、形态不规则、位置较固定，但盆腹腔无囊性团块。

2. 异位妊娠破裂：有停经史或阴道不规则出血；超声表现为附件区不均质回声团块，除非合并同侧黄体囊肿，一般无附件囊性团块，多可显示同侧卵巢；血 HCG 升高。

3. 黄体囊肿破裂：好发于月经中期，发病前可有腹部受撞击史或性生活史，也可无明显诱因；超声表现为附件区不均质杂乱回声团块，患侧卵巢可被包裹在团块中，无双肿块征。

## 病例

### 临床病史

患者，女，54 岁 7 个月，主诉"腹痛 1 天"。1 天前患者无明显诱因出现腹痛，疼痛呈绞痛，局限于下腹部，无法缓解，伴恶心、呕吐。外院超声发现"右附件占位"，全腹 CT 提示"盆腔囊实性团块"。既往史无特殊，绝经 4[+] 年。专科查体：宫体前位，增大如孕 4 个月，质软，表面光滑，无压痛；左附件未扪及异常；右附件未扪及异常；麦氏点压痛明显，无反跳痛。

### 超声表现

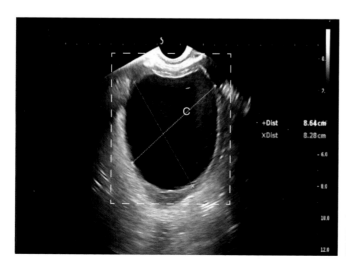

C：囊性占位

图 1-2-4-1　经阴道超声，显示盆腔稍偏左查见大小 10.3cm×8.3cm×8.7cm 的囊性占位，囊壁厚，囊壁欠光滑，囊内可见细弱点状及絮状回声

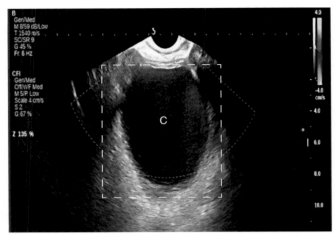

C：囊性占位

图 1-2-4-2 经阴道超声，CDFI 显示
囊壁未探及血流信号

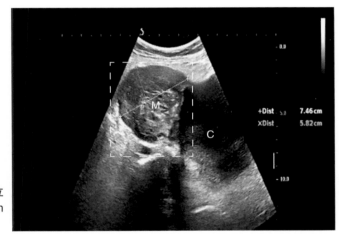

C：囊性占位；M：团块

图 1-2-4-3 经腹超声，显示囊性占位
一侧查见大小 7.5cm×5.8cm×4.6cm
的弱回声，形态欠规则，边界清楚

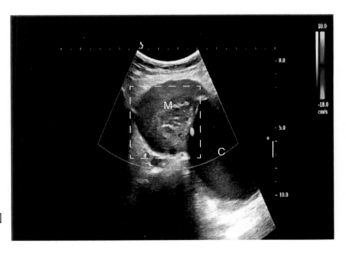

C：囊性占位；M：团块

图 1-2-4-4 经腹超声，CDFI 显示团
块内点状血流信号

盆腔内占位（附件囊肿伴扭转待排）。

**手术所见**

大网膜全面覆盖盆腔，与腹前壁膜性粘连，松解部分粘连后，见右侧附件区囊性包块，大小约 12.0cm×12.0cm×10.0cm，表面光滑，呈暗紫红色，与网膜、肠管、输尿管及骶韧带均有膜性粘连，松解粘连后，暴露右附件区，可见右侧输卵管、骨盆漏斗韧带、卵巢固有韧带顺时针扭转180°，囊性包块位于右侧卵巢，可见破口约0.5cm，有少量暗红色血液流出；左侧输卵管外观未见异常，左卵巢萎缩。

**病理诊断**

右卵巢：送检纤维囊壁伴囊壁广泛出血、坏死，未见确切被覆上皮，符合"卵巢囊肿蒂扭转"后改变。

右输卵管：广泛出血、坏死。

**最终诊断**

右侧卵巢囊肿蒂扭转。

**分析讨论**

本病例是一例较为典型的卵巢囊肿蒂扭转。患者有急腹症症状，超声显示典型的"囊性、实性双肿块声像"，实性肿块即为扭转的蒂部。该病例主要与阑尾脓肿相鉴别。阑尾脓肿超声检查可探及阑尾区杂乱不均的低回声团块，团块边界模糊、形态不规则、位置较固定，但盆腹腔无囊性团块。

# 第五节　子宫内膜异位症相关性卵巢癌

**疾病概述**

子宫内膜异位症（endometriosis，EMS）是指具有活性的子宫内膜组织（腺体和间质）出现在子宫内膜以外的部位。有一定比例的 EMS 会发生组织形态学改变，从非典型内膜异位组织进一步转变成癌。1925 年 Sampson 首次报道了起源于卵巢 EMS 的恶变，恶变的卵巢 EMS 称为子宫内膜异位症相关性卵巢癌（endometriosis-associated ovarian cancer，EAOC）。

EAOC 一般发生在 EMS 确诊后的 10～20 年，恶变率为 0.6%～1.0%。在卵巢 EMS 中，年龄＞40 岁和病灶直径＞9cm 是发展为 EAOC 的两个独立的危险因素。

EAOC 在流行病学方面与内异症密切相关，在发病机制上则不同于其他卵巢上皮来源的恶性肿瘤，其确切的病因和发病机制不明，可能与癌基因/抑癌基因、氧化应激、信号传导、生长因子及炎症因子的激活有关。目前公认的 EAOC 诊断标准：① EMS 和癌组织共同存在于同一病变中；②肿瘤起源于异位内膜组织，且排除其他恶性肿瘤转移；③存在类似子宫内膜周围腺体上皮特征；④显微镜下有良性 EMS 向恶性过渡的组织学证据。

EAOC 的临床表现无特异性。若 EMS 患者出现持续性下腹痛、盆腔包块体积明显增大（包块直径＞9cm），或短时间内包块迅速增大，EMS 经治疗后短期复发，绝经后出现异常腹痛、腹胀，或绝经 1 年后原有卵巢 EMS 包块持续存在并且未见明显缩小，或绝经后新发现卵巢 EMS 包块，则均应警惕卵巢 EMS 恶变为 EAOC 的可能。EMS 患者常出现血清 CA125＞30U/mL，如 CA125 水平突然升高或过高（＞200U/mL），也应考虑恶变的可能。

## 超声特征

经阴道超声检查可用于鉴定子宫内膜异位囊肿的大小、性质和恶性转移情况。超声图像显示卵巢巧克力囊肿是典型的圆形或类圆形囊性肿物，内部回声较均质、呈细弱回声；而 EAOC 表现为富含血管的实性组织成分，在多普勒超声图像上更为明显。大约 86.7%EMOC 超声可显示乳头状突起，远高于 EMS 的 11.3%。

## 病例

### 临床病史

患者女，39 岁，主诉"发现盆腔包块 1⁺ 月，外院右卵巢包块切除术后 21 天"。1⁺ 月前患者于当地医院体检超声检查发现"盆腔包块"，不伴阴道流血、腰痛、腹痛、腹胀、尿频、尿痛、血尿等症状，21 天前在外院行"宫腔镜下宫腔肿物切除术，腹腔镜下右输卵管切除术、左输卵管卵巢囊肿切除术、右卵巢肿物切除术"。术中见大网膜与腹壁、盆壁、盆腔脏器广泛粘连，包块为右输卵管积液，右卵巢仅见少许，右卵巢增大 5cm×3.5cm，包膜不完整，左附件见一囊性包块 5.5cm×3.5cm，该囊性包块为左输卵管卵巢积液，左卵巢未见正常组织。患者 12 年前因"输卵管积水"于外院行开腹手术，自述术中行部分右输卵管切除，余不详。专科查体：子宫稍增大，两侧附件区扪及包块，与子宫粘连，界限不清。

### 实验室检查

肿瘤标记物：（－）。

## 超声表现

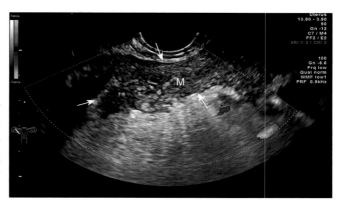

M：团块

图 1-2-5-1　经阴道超声，显示子宫右侧 查 见 5.3cm×3.6cm×4.9cm 不 均质稍强回声团，与右侧宫角处肌壁分界不清，外形不规则，内见多个不规则液性暗区，CDFI 显示内探及稍丰富点线状血流信号

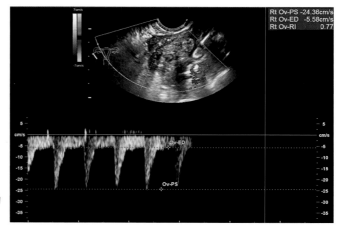

图 1-2-5-2　经阴道超声，频谱多普勒显示该团块内血流 RI=0.77

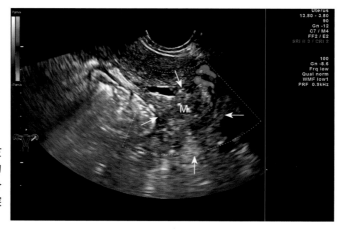

M：团块

图 1-2-5-3　经阴道超声，显示子宫左侧 查 见 3.4cm×2.5cm×2.2cm 不 均质稍强回声团，与左侧宫角处肌壁分界不清，外形不规则，CDFI 显示内探及点线状血流信号

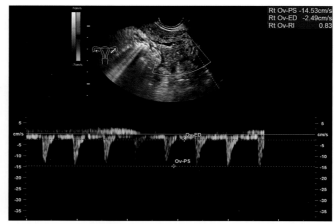

图 1-2-5-4　经阴道超声，频谱多普勒
显示该团块内血流 RI=0.83

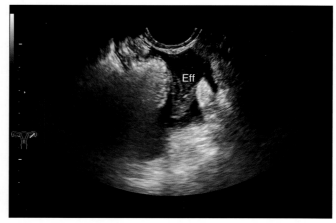

Eff：积液

图 1-2-5-5　经阴道超声，显示盆腔内
查见液性暗区，深约 3.0cm

## 超声提示

　　双附件区占位（疑附件肿瘤，性质？）。

## 其他影像学检查

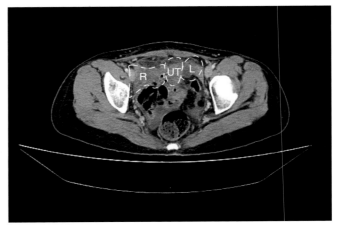

UT：子宫；R：右侧附件；L：左侧附件

图 1-2-5-6　盆腔 CT 显示左附件增厚，大 小 4.2cm×2.1cm×2.8cm，边 界不清，强化不均。右附件区不均匀密度占位，形态不规则，大小 5.1cm×3.4cm×4.6cm，边界模糊，与周围肠管界限不清，增强扫描不均匀强化

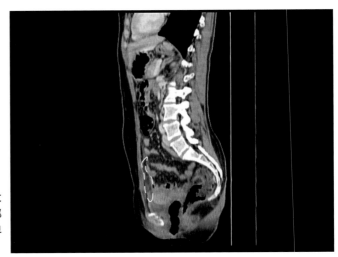

图 1-2-5-7　盆腹腔 CT 显示腹膜及大网膜增厚，以下腹部增厚明显，局部略呈现饼状增厚，与盆腔内肠道分界不清

## 手术所见

子宫正常大小，外观未见明显异常。左侧附件区包裹粘连严重，包块约 4cm，组织糟脆，因包裹粘连严重未见明显正常输卵管、卵巢组织。右侧附件区包裹粘连严重，包块约 5cm，组织糟脆，因包裹粘连严重未见明显正常输卵管、卵巢组织。

## 病理诊断

右附件：宫内膜囊肿恶变，透明细胞癌形成。另见慢性炎伴管腔扩张的输卵管，未见确切癌累及。

左附件：左卵巢与左输卵管广泛粘连，并见大片出血伴纤维组织增生、组织细胞及多核巨细胞反应，未见癌累及。

## 最终诊断

子宫内膜异位症相关性卵巢癌。

## 分析讨论

子宫内膜异位症相关性卵巢癌临床罕见，术前诊断困难。本病例无确切内膜异位囊肿病史，超声仅见子宫两侧不均实性占位，与宫角处肌壁分界不清，外形不规则，内探及点线状血流信号。超声表现与其他附件恶性病变相似，无特异性。术前确诊困难，最终确诊需依赖手术病理检查。

# 第六节　卵巢卵泡膜细胞瘤

## 疾病概述

卵泡膜细胞瘤是一种少见的卵巢肿瘤，占性索间质肿瘤的 48%，占全部卵巢肿瘤的 0.5%～1.0%。卵泡膜细胞瘤起源于卵巢性索间质，由具有卵泡膜和成纤维分化特征的瘤细胞组成，两种成分常同时出现于同一肿瘤内且互相移行，当与颗粒细胞共存时，称为颗粒－卵泡膜细胞瘤；合并纤维细胞时称为纤维－卵泡膜细胞瘤，均具有内分泌功能。多为良性，恶性极少见（约 2%～5%）。

卵泡膜细胞瘤临床上以腹痛、腹胀或下腹包块等症状起病，患者以绝经后老年女性为主。该病约 65% 发生于绝经后妇女，平均发病年龄 59 岁，仅 10% 患者年龄小于 30 岁，偶有儿童。卵泡膜细胞瘤可分泌雌激素，其症状有明显的女性化特征，如子宫肌瘤、子宫内膜增厚及息肉等，可与患者年龄不符。该肿瘤也可分泌雄激素（常见于黄素化的卵泡膜细胞瘤）而产生男性化症状。肿瘤标记物常无异常，当瘤体较大而刺激腹膜时，可出现 CA125 升高。如肿瘤扭转可出现急腹症，少数发生可破裂或瘤蒂中静脉回流受阻，引起腹腔内出血或少量腹水。少数病例可伴有胸腹水，出现梅格综合征，但发生率较低。卵巢卵泡膜细胞瘤一般为单侧发病，肉眼观多呈实质性，类圆形或浅分叶状，被覆纤维包膜；肿瘤多较大而轮廓光整，直径平均 8cm。约 94% 的肿瘤有不同程度的囊性变，偶有灶性出血。

## 超声特征

卵泡膜细胞瘤的典型二维超声表现为体积较大，边界清晰的实质性低回声为主的肿块，实性区内可见小液性暗区，含纤维组织多的肿物后方回声衰减明显，而含卵泡膜细胞多、纤维组织少的肿物后方回声常无变化。部分富含脂质的肿物表现为内部均匀点状回声，甚至无回声。少数卵泡膜细胞瘤可表现为以囊性为主的囊实性肿块。彩色多普勒显示肿瘤内部及周边无明显血流，也可在一部分瘤体内探及散在分布的较微弱的血流信号及相对高阻血流频谱。直径 > 5cm 的卵泡膜细胞瘤，约半数合并腹水，约 1% ~ 3% 可同时合并胸水。

## 鉴别诊断

1. 子宫浆膜下肌瘤：浆膜下肌瘤向子宫外生长，仅有细蒂与子宫相连，活动，细蒂在声像图上不容易显示，容易与卵泡膜细胞瘤混淆。可使用加压法判断团块与子宫的关系及彩色多普勒血流显像来帮助鉴别。如肿块与子宫相连、同向运动，彩色多普勒显示肿块的血供来源，见细蒂中的血流信号来源于子宫，则支持浆膜下肌瘤的诊断；另外，子宫肌瘤有假包膜，较大肌瘤内部呈现漩涡状，血供丰富。

2. 阔韧带肌瘤：为子宫一侧实质性肿块，有等、低、高回声，与卵泡膜细胞瘤不易鉴别，尤其当阔韧带肌瘤继发变性时，如变性的肌瘤内部发生水肿变软，漩涡状结构消失，代之以均匀的透明样物质，出现相应的无回声区，边缘不甚清晰，此时更容易与卵巢卵泡膜细胞瘤变性混淆。阔韧带肌瘤内部结构紧密、紊乱、粗大，呈"漩涡样"改变，边界清楚，后方回声衰减不明显。团块较大时，内部可出现较丰富血流。

3. 卵巢原发恶性肿瘤：大量腹水、盆腔包块及 CA125 升高并不是卵巢癌独有的临床表现，卵泡膜细胞瘤也可出现类似情况。卵巢恶性肿瘤的盆腔包块形态不规则、无包膜、内部血流信号丰富，多为低阻血流；而卵泡膜细胞瘤一般形态较规则、边界清楚、内部血流信号稀疏，血流阻力较高。另外，观察患者的一般情况对诊断可能有帮助，如果患者一般情况较好，无消瘦和体重下降等表现而合并大量腹水时，往往不支持卵巢癌的诊断。

4. 卵巢转移性肿瘤：肿瘤内血流明显少于卵巢原发性恶性肿瘤，且血流阻力降低不明显。但转移性肿瘤常为双侧发病，多呈肾形，腹水明显，无雌激素分泌，因此不出现女性化改变，且患者常有胃肠道或乳腺恶性肿瘤病史。

5. 卵巢巧克力囊肿：卵泡膜细胞瘤有时回声极低，接近囊性，易误诊为卵巢巧克力囊肿。巧克力囊肿为囊性团块，后方常出现不同程度的回声增强，团块内部无血流信号，囊壁可出现点条状血流信号。患者可能出现不同程度痛经症状，而缺乏雌激素所引起的女性化改变。

## 病例 1

## 临床病史

患者女，22 岁 5 个月，主诉"月经不调 $10^+$ 年，停经 $4^+$ 月，发现右附件占位半月"。患者月经不调 $10^+$ 年，月经周期 25 ~ 60 天。2 年前黄体酮治疗，用药即月经来潮。半月前外院发现"右卵巢巧克力囊肿"（未见报告）。患者轻度痛经，否认月经量改变、腹痛腹胀、异常阴道出血等不适。专科查体：子宫前位，常大，质软，无压痛。右侧盆腔扪及一大小 5cm 包块，质中，与子宫及附件关系扪及不清。左附件未扪及异常。

### 实验室检查

肿瘤标记物：CA125 48.7U/mL，ThCG ＜ 2.0mIU/mL。

### 超声表现

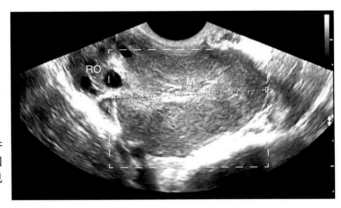

M：团块；RO：右侧卵巢

图 1-2-6-1　经阴道超声，显示右附件区查见 5.5cm×4.8cm×4.6cm 弱回声，边界较清，形态较规则，其旁见部分右卵巢回声

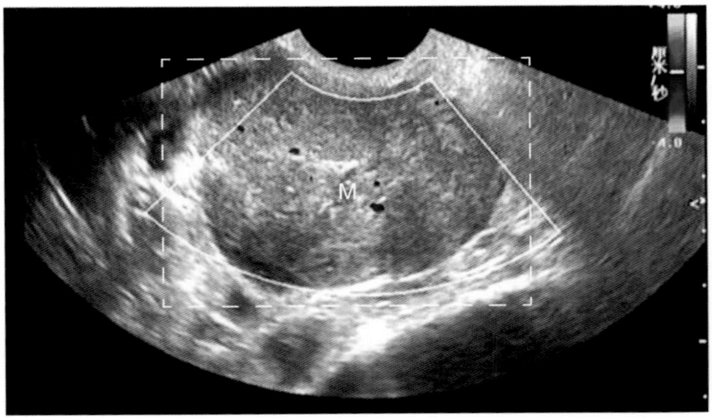

M：团块

图 1-2-6-2　经阴道超声，CDFI 显示团块内稀疏点状血流信号

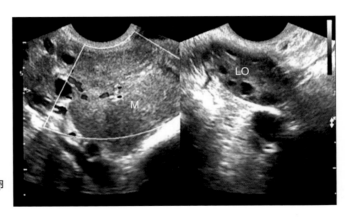

M：团块；LO：左侧卵巢

图 1-2-6-3　经阴道超声，显示双侧卵巢可见

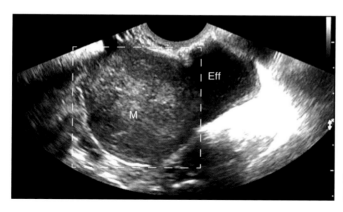

M：团块；Eff：积液

图 1-2-6-4　经阴道超声，显示盆腔查见液性暗区，深约 2.6cm

### 超声提示

右附件区占位（阔韧带肌瘤？其他？）。

### 手术所见

腹腔镜下见：右卵巢表面可见一直径约 5$^+$cm 带蒂包块，色白质硬，剖视见鱼肉样组织，蒂宽约 0.5cm。子宫前位、大小形态无明显异常。左卵巢大小、形态无明显异常。左、右输卵管外观无明显异常。

### 病理诊断

右卵巢包块：梭形细胞瘤，倾向卵泡膜细胞瘤或纤维瘤。

### 最终诊断

右卵巢卵泡膜细胞瘤。

### 分析讨论

该例患者超声疑诊为"阔韧带肌瘤"。造成误诊的原因：①未紧密结合病史。该患者主诉的突出特点为月经异常，阔韧带肌瘤一般不会造成患者明显的月经异常，当患者出现较突出的内分泌问题时，需要考虑附件肿瘤是否为具有内分泌功能的肿瘤。②未对团块内部回声的细微特征进行分辨。肌瘤较大时常出现"漩涡状"回声，团块内部血流信号增多。而该病例的附件肿块内缺乏漩涡状结构，CDFI 检查在相同增益条件下，团块内部血流信号明显少于子宫肌层。③该例患者的卵泡膜细胞瘤为带蒂肿瘤，突出于卵巢表面，在超声图像上则显示为肿块一侧相对完整的右卵巢，干扰了对团块与卵巢关系的判断，误认为团块来源于卵巢外。

卵泡膜细胞瘤一般好发于绝经后女性，该例患者年龄仅 22 岁，发生卵泡膜细胞瘤实属罕见。该病例提示对于临床出现月经异常、附件发现占位病变者，需要考虑病变性质是否为具有内分泌功能的肿瘤。

## 病例 2

### 临床病史

患者女，68岁，主诉"发现盆腔包块2⁺月"。既往有"高血压"及"糖尿病"病史5⁺年。专科查体：双侧附件扪及不清，子宫前方扪及一囊实性包块，大小约18cm，上缘达脐上一横指，边界清楚，无压痛，活动可。

### 实验室检查

肿瘤标记物：（－）。

### 超声表现

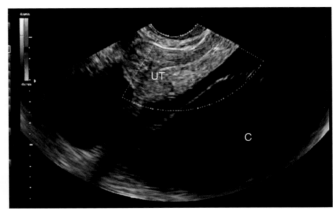

UT：子宫；C：囊性占位

图 1-2-6-5 经阴道超声子宫矢状切面，显示子宫形态大小未见明显异常

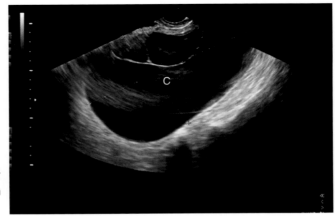

C：囊性占位

图 1-2-6-6 经阴道超声，显示子宫后方查见大小 16.9cm×10.9cm×11.6cm 的分隔状囊性占位，囊液清亮

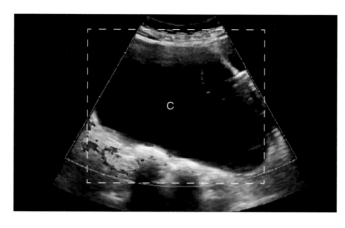

C：囊性占位

图 1-2-6-7　经腹超声，显示囊壁和分隔上可探及少许血流信号

## 超声提示

子宫后方囊性占位。

## 其他影像学检查

CT：子宫直肠陷凹巨大薄壁囊性占位，可见少许实性成分及分隔，增强后有强化，考虑右附件来源病变可能。

## 手术所见

子宫偏小，左卵巢萎缩，左输卵管外观无明显异常；右卵巢长大，其上见大小约 10cm×10cm×12cm 包块，囊性，表面光滑，右输卵管爬行于包块上。

## 病理诊断

右卵巢：纤维卵泡膜细胞瘤。

IHC：α-Inhibin（灶 +）、Calretinin（灶 +）、WT-1（+）、CD10（－）、Des（－）、CD99（－）、CK-P（－）、Ki67 阳性率约 5%，Foot 染色网织纤维包绕单个细胞。

## 最终诊断

右卵巢纤维卵泡膜细胞瘤。

## 分析讨论

本病例为不典型的纤维卵泡膜细胞瘤。该病例无特殊临床病史，超声表现为分隔状囊性占位，无明显实性成分，囊液清亮，囊壁和分隔上探及少许血流信号，与卵巢囊腺瘤鉴别困难。确诊需依赖手术病理检查。

# 第七节　卵巢无性细胞瘤

## 疾病概述

卵巢无性细胞瘤起源于有性分化之前的原始生殖细胞，是比较少见的恶性卵巢肿瘤，占卵巢生殖细胞肿瘤的45%，占卵巢恶性肿瘤的1%～2%。无性细胞瘤还常合并其他类型的卵巢恶性肿瘤，如内胚窦瘤、畸胎瘤、绒癌等。卵巢无性细胞瘤具有明显的年龄特点，多发生于年轻女性，80%发生于30岁以下的儿童、青少年和年轻人。

多数卵巢无性细胞瘤患者无明显临床症状，盆腔包块为该病主要症状，后期常出现腹胀、腹痛等非特异性症状。由于卵巢无性细胞瘤无内分泌功能，所以多数患者月经及生育功能正常。有研究显示，血清乳酸脱氢酶升高与无性细胞瘤有一定相关性，可以作为一种肿瘤标记物。

卵巢无性细胞瘤常为单侧性，好发于右侧，双侧者仅占10%～17%。

## 超声特征

超声表现为附件区实性肿块，体积较大，形态较规则或呈分叶状，边界较清晰，内部回声较均匀，后方一般无声衰减。CDFI检测团块内可探及较丰富的低阻血流信号。

## 鉴别诊断

1. 卵巢卵黄囊瘤：超声主要表现为囊实性肿块，以囊性为主，内可出现分隔，呈蜂窝状。血清AFP升高是其较特异性的肿瘤标记物。

2. 卵巢纤维瘤：为良性性索间质肿瘤，超声表现为附件区实性弱回声团块。它与无性细胞瘤不同之处在于，其团块后方常出现较明显的声衰减。

3. 卵巢颗粒细胞瘤：为低度恶性性索间质肿瘤，好发于40岁以上的中老年女性。

4. 卵巢淋巴瘤：超声表现为附件实性弱回声团块，团块内回声较均质，但多数团块内部为低回声至极低回声；绝大多数为继发性，可在全身其他部位发现性质相同的病灶。

5. 转移性卵巢肿瘤：超声表现为附件区囊实性肿块，但双侧发病多见，多来源于胃肠道、乳腺等，有原发病灶或相关病史。

### 病例 1

#### 临床病史

患者女，25岁5个月，主诉"发现盆腔包块1⁺月"。1⁺月前，患者于当地医院行B超检查，发现宫内早孕，子宫左后方大小约10cm弱回声团块。于我院行人工流产术，后复查B超提示子宫左后方11.3cm弱回声团，右附件区查见4.9cm分隔状囊性占位。专科查体：宫体后方扪及一包块，大小约10cm，边界欠清，活动度稍差。左、右附件（－）。

### 实验室检查

肿瘤标记物：（－）。

### 超声表现

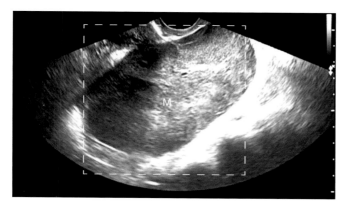

M：团块

图 1-2-7-1　经阴道超声，显示子宫后方查见实性弱回声团，大小 11.3cm× 6.6cm×9.5cm，内部回声欠均质，边界较清楚

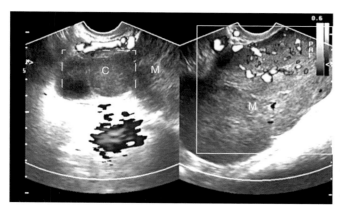

M：团块；C：囊性占位

图 1-2-7-2　经阴道超声，显示右附件区查见大小约 4.9cm×3.4cm×4.9cm 的分隔状囊性占位，囊内可见絮状回声及细弱点状回声，能量多普勒显示囊壁未探及明显血流信号，子宫左后方团块内探及较丰富血流信号

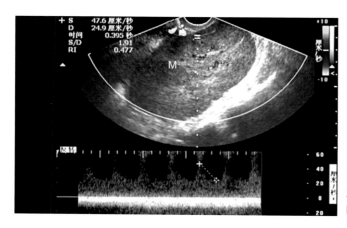

M：团块

图 1-2-7-3　经阴道超声，显示子宫左后方团块内血流为低阻动脉频谱，RI=0.47

## 超声提示

子宫左后方占位（考虑卵巢肿瘤，性质？）。

右附件区囊性占位。

## 其他影像学检查

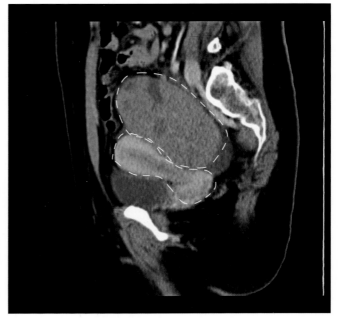

图 1-2-7-4　盆腔 CT 显示盆腔实性占位，可见片状低密度坏死或囊变，大小约 10.1cm×10.9cm×6.9cm，肿块大部分位于直肠子宫陷凹，下缘位于子宫直肠陷窝内耻骨联合上方约 3.5cm，上缘至腰 5 椎体中份平面，推压子宫向右前移位，增强扫描强化较明显

## 手术所见

子宫：前位、大小形态无明显异常。左卵巢：见一直径约 12+cm 包块，苍白，表面光滑，剖视见鱼肉样质脆组织，血供丰富，与左侧卵巢无明显分界，剥离肿瘤组织困难，与患者家属沟通后行左侧附件切除术。左输卵管：外观无明显异常。右卵巢：见表面多个卵泡状突起，最大直径约 0.8cm，术中楔形切除右卵巢。右输卵管：外观无明显异常。

## 病理诊断

盆腔包块：无性细胞瘤，肿瘤未累及送检输卵管组织。

右卵巢囊肿：查见囊性滤泡及囊性黄体伴出血。

## 最终诊断

左卵巢无性细胞瘤。

## 分析讨论

本例患者为年轻女性，超声显示单侧附件区实性弱回声团，体积较大，内部回声欠均质，边界较清楚，后方无声衰减，CDFI检测团块内可探及较丰富的低阻血流信号。上述超声表现提示考虑卵巢无性细胞瘤的可能。

### 病例 2

#### 临床病史

患者女，22岁6个月，主诉"下腹痛10小时"。10小时前无诱因出现下腹痛，呈持续性，伴呕吐2次，肛门坠胀感，无发热。外院超声提示：盆腔偏右侧，子宫前方，膀胱后上方查见大小约11cm×8cm×11cm的混合回声团块，边界清楚，考虑盆腔偏右侧囊实性团块。专科查体：子宫右前位，偏大，子宫前方偏左侧扪及一大小约10cm包块，边界清楚，轻压痛，右附件区增厚，无压痛及反跳痛。

#### 实验室检查

β-HCG：（－）。

#### 超声表现

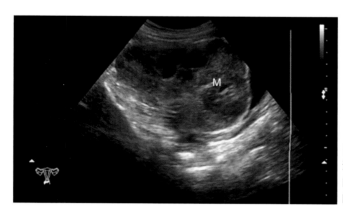

M：团块

图1-2-7-5 经腹超声，显示子宫前方查见大小约10.7cm×7.7cm×9.3cm的不均质弱回声团，内见不规则液性暗区

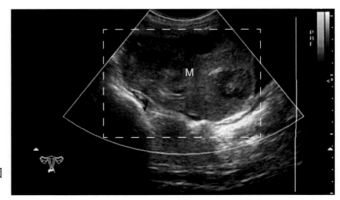

M：团块

图 1-2-7-6　经腹超声，CDFI 显示团块周边探及少许血流信号

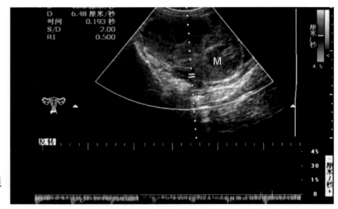

M：团块

图 1-2-7-7　经腹超声，频谱多普勒显示血流 RI=0.5

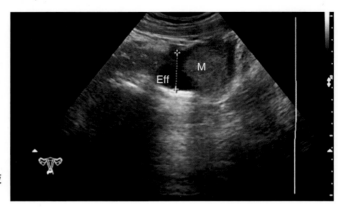

M：团块；Eff：积液

图 1-2-7-8　经腹超声，显示盆腔积液 3.0cm

## 超声提示

子宫前方弱回声团（黄体破裂出血？附件肿物？请结合临床及肿瘤标记物）。
盆腔积液。

## 手术所见

盆腔见血性积液约 50mL。子宫偏小、表面光滑，未见无明显异常。左卵巢与左侧输卵管于根蒂处扭转 3 周，局部呈紫褐黑色坏死状，左侧输卵管水肿增粗。左侧卵巢见一大小约 10cm×9cm×8cm 实性肿瘤，表面呈菜花状结节不规则，呈实性包块，质硬，卵巢下方近卵巢门处有一约 2cm 裂口，有渗血。

## 病理诊断

左卵巢：无性细胞瘤。
左输卵管：管壁水肿伴大量炎细胞浸润。

## 最终诊断

左卵巢无性细胞瘤伴蒂扭转、肿瘤破裂。

## 分析讨论

本病例同样发生于年轻女性，超声疑诊为"黄体囊肿破裂"。造成误诊的原因：①患者因腹痛就诊，超声医生受限于常规思维首先考虑为"黄体破裂"；②该患者盆腔内包块为囊实性，与典型的无性细胞瘤声像图有差异，分析原因可能是肿瘤内有坏死，或与肿瘤破裂有关；③肿块内部探及低阻血流信号，而黄体破裂包块内一般无血流信号。

# 第八节　卵巢良性 Brenner 瘤

## 疾病概述

卵巢 Brenner 瘤是一种较为罕见的起源于卵巢表面上皮的移行细胞肿瘤，约占卵巢肿瘤的 1.5%～2.5%。卵巢 Brenner 瘤发病起源尚不清楚，目前普遍认为其来源于卵巢表面上皮或来自表面上皮的囊肿，经过移行上皮化生而成。

卵巢 Brenner 瘤可发生于任何年龄，其中良性者好发于 40～50 岁女性，交界性及恶性的好发年龄偏大，较良性晚 10 年左右。卵巢 Brenner 瘤的临床症状主要与肿瘤大小、部位及良恶性质等因素有关。该病通常无明显临床症状，最常见的临床表现有腹痛、腹胀，一些患者可能有盆腔包块、月经紊乱、绝经后阴道流血等。

## 超声特征

超声对卵巢肿瘤的诊断具有较高的应用及参考价值。多数文献报道，卵巢良性实性 Brenner 瘤多伴有不定形钙化，可呈"蛋壳"征，瘤内血流不丰富。研究认为实性 Brenner 瘤所表现出的这种明显声衰减特征可能由其瘤体内富含胶原纤维和（或）多灶性钙化所决定。谢红宁等认为 Brenner 瘤二维超声所表现的"蛋壳征"与一般纤维瘤实性回声伴声影不同，亦与畸胎瘤内强回声伴声影有差别，这对诊断实性 Brenner 具有重要价值。国外有研究报道，由于交界性和恶性 Brenner 瘤所含的纤维较少，通常不具备典型的声像学特征，交界性 Brenner 瘤可表现为囊性，囊内可伴有乳头；恶性 Brenner 瘤可呈实性或有附壁结节的囊性包块。

## 鉴别诊断

1. 卵巢纤维瘤：卵巢实性肿瘤，类似肌瘤回声，后方伴声衰减，但团块内较少出现斑片状钙化，后方无浓黑声影。

2. 卵巢畸胎瘤：团块内可显示多种成分形成的复杂多样的回声，典型者表现为"星花征""面团征""脂液分层征"等。团块后方无明显声衰减。

3. 子宫肌瘤钙化：肌瘤瘤体内钙化多为斑点状或半环状，团块后方无明显声衰减；CDFI 可在团块周边及其内探及血流信号。

## 病例

### 临床病史

患者女，46 岁 11 个月，主诉"发现右附件区包块 2 年，月经周期紊乱 4 个月"。患者 2 年前体检发现右附件区包块，大小约 3cm。4 个月前患者因月经周期延长，停经 2 个月于外院行超声检查，提示右附件区弱回声团块。专科查体：右附件区扪及 $4^+$cm 大小包块，表面光滑，活动性好，无压痛，左附件未扪及异常。

### 实验室检查

肿瘤标记物：（－）。

## 超声表现

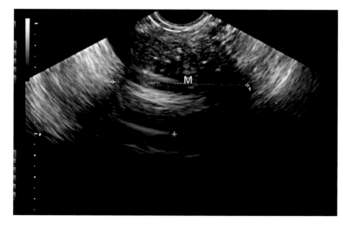

M：团块

图 1-2-8-1　经阴道超声，显示右附件区查见低回声团，大小 6.0cm×4.9cm×5.5cm，边界较清，形态较规则，内见点片状强回声，团块后方伴明显声衰减

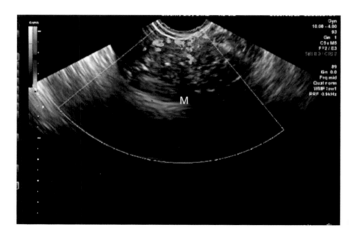

M：团块

图 1-2-8-2　经阴道超声，CDFI 显示团块周边探及血流信号，团块内未见明显血流信号

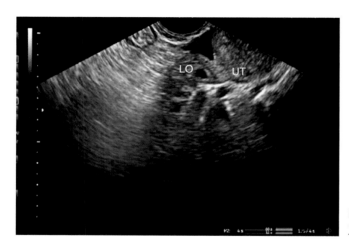

UT：子宫；LO：左侧卵巢

图 1-2-8-3　经阴道超声，显示左卵巢正常

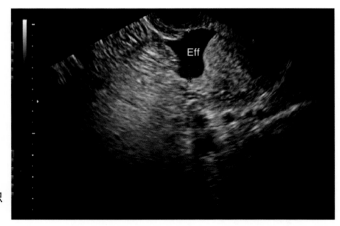

Eff：积液

**图 1-2-8-4　经阴道超声，显示盆腔积液 2.3cm**

### 超声提示

右附件区占位（疑卵巢纤维瘤）。

### 手术所见

子宫前位，大小正常。右卵巢增大约 4cm×4cm×5cm，质硬。左卵巢大小形态未见明显异常。左、右输卵管外观未见明显异常。术后剖视右卵巢，其内可见一大小约 4cm×4cm×4cm 肿块，质硬、质脆，与周围组织分界不清。

### 病理诊断

右卵巢：良性 Brenner 瘤伴钙化。

### 最终诊断

右卵巢良性 Brenner 瘤。

### 分析讨论

该患者为中年女性，包块边界较清，形态较规则，内见点片状强回声，团块后方伴明显声衰减。瘤体内出现不定形钙化，是 Brenner 瘤的特征性表现。卵巢纤维瘤虽然也会伴后方声影，但团块内较少出现斑片状钙化，声影较 Brenner 瘤浅。该病例尚需与阔韧带肌瘤伴钙化相鉴别，阔韧带肌瘤超声表现为弱回声团块，出现钙化时，团块内可见点状强回声，但阔韧带肌瘤后方一般无明显声影，且多数能显示同侧正常卵巢。

# 第九节　卵巢幼年型粒层细胞瘤

## 分析讨论

卵巢粒层细胞瘤（granulosa cell tumor，GCT）是一种少见的卵巢功能性肿瘤，占性索间质肿瘤（sex cord-stromal tumor，SCST）发病率的70%，占所有卵巢肿瘤的2%~5%。1999年，WHO关于卵巢肿瘤组织学分类将粒层细胞瘤分为幼年型粒层细胞瘤（juvenile granulose cell tumor，JGCT）和成年型粒层细胞瘤（adult granulose cell tumor，AGCT）两种。JGCT为一种罕见的性索间质肿瘤，目前文献多为案例报道。JGCT好发于青年女性，有学者报道125例JGCT平均年龄仅13岁。另外还有JGCT发生于胎儿的报道。

大多数JGCT患者早期即出现女性假性性早熟表现，包括乳腺发育，阴道白带和出血，大阴唇增厚，阴部有稀软的阴毛；也有表现为腹胀、腹痛、腹部包块、腹水、肿瘤蒂扭转，以及肿瘤破裂等；个别患者也可表现为无性早熟的内分泌功能紊乱。

## 超声特征

JGCT的超声表现主要包括：①附件区囊实混合性肿块，以实性为主，内部回声不均质，多可见囊性暗区；② CDFI在肿瘤内部可探及较丰富的低阻血流信号；③由于肿瘤具有内分泌功能，患者还可出现子宫增大、内膜增厚等继发超声改变。

## 鉴别诊断

JGCT的超声诊断需要注意与卵巢上皮性囊腺癌相鉴别。卵巢囊腺癌好发于中老年女性，肿瘤形态不规则，多合并大量腹水，肿瘤标记物CA125异常升高。鸟巢囊腺癌患者可有消瘦、恶病质等表现，但不会出现内分泌紊乱的表现。

## 病例 1

### 临床病史

患者女，30岁10个月，主诉"发现盆腔包块2⁺月"。专科查体：左附件扪及直径大小约5cm质硬固定包块，突向子宫直肠凹陷，包块表面凹凸不平，分界不清，无明显压痛；右附件扪及直径大小约7cm质硬固定包块，突向子宫直肠凹陷，表面凹凸不平，分界不清，无明显压痛。

### 实验室检查

肿瘤标记物：CA125 50.8U/L。

## 超声表现

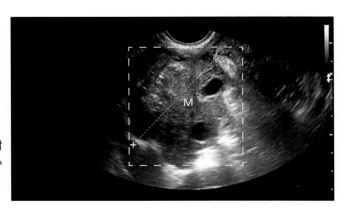

M：团块

图 1-2-9-1　经阴道超声，显示右附件区查见囊实性混合性占位，大小 6.4cm×6.8cm×6.8cm，以实性为主，略呈类圆形外观，包膜回声不明显

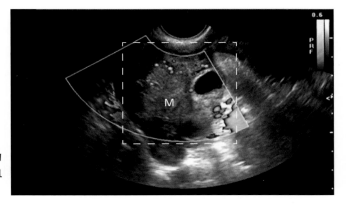

M：团块

图 1-2-9-2　经阴道超声，能量多普勒显示右附件区团块内探及中量点状血流信号

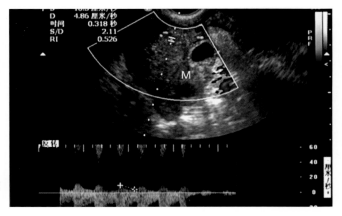

M：团块

图 1-2-9-3　经阴道超声，频谱多普勒显示右附件区团块内血流 RI=0.53

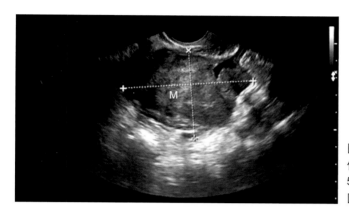

M：团块

图 1-2-9-4 经阴道超声，显示左附件区查见囊实混合性占位 7.1cm×5.1cm×4.8cm，以实性为主，略呈类圆形外观，包膜回声不明显

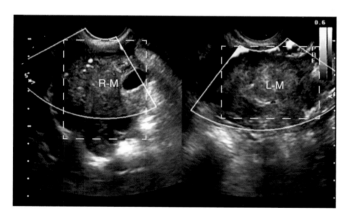

R-M：右侧团块；L-M：左侧团块

图 1-2-9-5 经阴道超声，能量多普勒显示双侧附件团块内可见较丰富血流信号

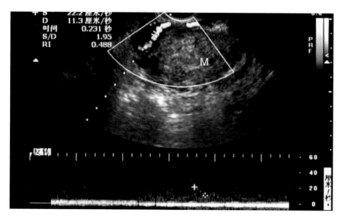

M：团块

图 1-2-9-6 经阴道超声，频谱多普勒显示左附件团块内血流 RI=0.49

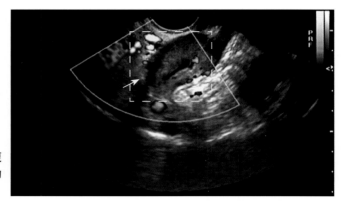

图 1-2-9-7 经阴道超声，显示盆底腹膜局部增厚、回声减低，能量多普勒显示其内可见中量血流信号

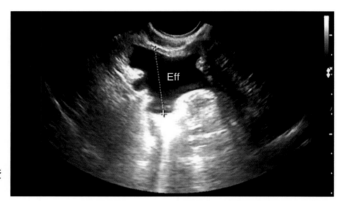

Eff：积液

图 1-2-9-8 经阴道超声，显示盆腔查见液性暗区，深约 3.4cm

## 超声提示

双附件区占位（转移性肿物病灶？卵巢来源待排）。

盆腔壁层腹膜增厚伴盆腔积液。

## 其他影像学检查

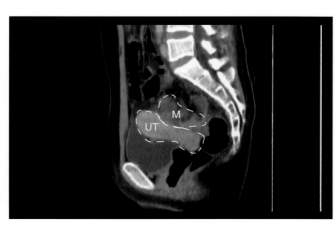

UT：子宫；M：团块

图 1-2-9-9 盆腔 CT 显示盆腔内囊实性占位，以实性成分为主，形态不规则，与邻近肠壁及子宫外侧壁分界不清，大小约 5.9cm×8.5cm×4.4cm，增强扫描呈不均匀强化

## 手术所见

腹腔内可见淡黄色腹水，腹膜及大网膜散在大小不等的质硬结节，双侧附件区可扪及质硬包块，左侧包块大小 6cm×7cm，与乙状结肠有粘连，右侧包块大小 6cm×8cm，与盆侧壁粘连，肠道通畅，近端无扩张。扪及肝十二指肠韧带、大网膜、横结肠、胃小弯、腹膜后主动脉周围质硬结节。术中取右侧卵巢包块送冰冻，提示低分化恶性肿瘤。

## 病理诊断

卵巢幼年型粒层细胞瘤（恶性）伴广泛黄素化、灶性黏液样变性及多个小灶坏死，并转移到大网膜。

## 最终诊断

卵巢幼年型粒层细胞瘤。

## 分析讨论

该例卵巢幼年型粒层细胞瘤超声表现为囊实混合性占位，体积较大，以实性为主，略呈类圆形外观，包膜回声不明显，实性部分内可探及较丰富血流信号。同时合并盆底腹膜局部增厚、回声减低及盆腔积液。超声表现符合卵巢恶性肿瘤的可能，由于病变为双侧囊实性肿块，超声诊断首先考虑为卵巢转移性肿瘤。该患者无内分泌功能紊乱等特征性临床症状，超声未能考虑到粒层细胞瘤的可能，最终确诊需依赖手术后病理检查。

## 病例 2

### 临床病史

患者女，19岁9个月，主诉"不规则阴道流血，发现右附件占位2个月"。患者2个月前无明显诱因出现月经淋漓不尽，伴有右侧下腹部隐痛。专科查体：右附件扪及一质地偏韧的包块，约 3cm×3cm×4cm 大小，活动较差，压痛不明显。

### 实验室检查

肿瘤标记物：（-）。

## 超声表现

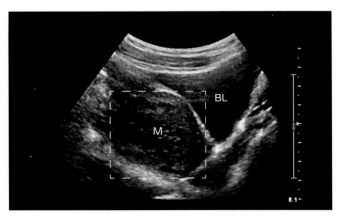

M：团块；BL：膀胱

图 1-2-9-10 经腹超声，显示右附件区查见大小 4.7cm×3.9cm×4.5cm 弱回声，边界较清楚，内见不规则液性暗区

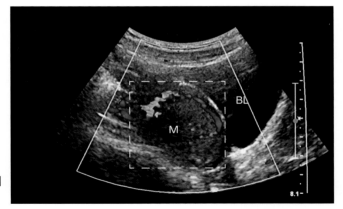

M：团块；BL：膀胱

图 1-2-9-11 经腹超声，CDFI 显示团块内探及较丰富血流信号

## 超声提示

右附件区弱回声（性质？）。

## 手术所见

子宫大小形态无明显异常；左卵巢大小、形态无明显异常；左输卵管外观无明显异常。右卵巢增大，约 5cm×4cm×4cm 大小，光滑，质硬，与周围组织未见明显粘连。

## 病理诊断

右卵巢包块：幼年型粒层细胞瘤伴黄素化。

IHC：α-inhibin（＋）、calretinin（＋）、PLAP（－）、desmin（－）、SMA（－）、Ki67 阳性率约 5%。

特殊染色：Foot 染色示纤维包绕肿瘤细胞团，支持上述诊断。

## 最终诊断

右卵巢幼年型粒层细胞瘤。

## 分析讨论

该例患者为青春期女性，有"不规则阴道流血"病史，超声表现为以实性为主的囊实混合性占位，CDFI 可探及瘤体内较丰富血流信号。临床及超声表现可提示 JGCT 的可能。超声未能在术前做出定性诊断，主要与幼年型粒层细胞瘤发病率低，超声医生对此疾病缺乏认识有关。

## 病例 3

### 临床病史

患者女，20 岁 5 个月，主诉"彩超检查发现盆腔包块伴腹水 8 天"。8 天前患者无明显诱因出现下腹痛，阵发性胀痛。外院彩超示中下腹巨大混合性团块（16.0cm×14.5cm×10.0cm，不排除来源于卵巢）；盆腔增强 CT 提示中下腹囊实性占位，考虑来源于附件区，囊腺瘤或囊腺癌？腹盆腔积液。专科查体：子宫右上方扪及一包块 16cm×10cm 大小，活动，边界清楚，无压痛。

### 实验室检查

肿瘤标记物：CA125 70.2 U/mL。

### 超声表现

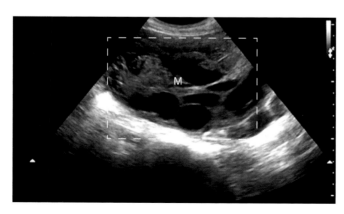

M：团块

图 1-2-9-12　经腹超声，显示子宫前方查见 15.5cm×11.1cm×13.7cm 的囊性占位，内见较多分隔，隔膜厚，部分囊内充满细弱点状回声及絮状稍强回声

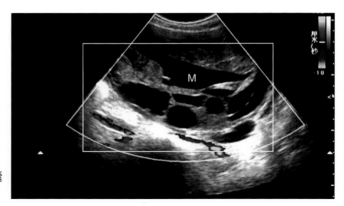

M：团块

图 1-2-9-13　经腹超声，CDFI 显示囊壁及隔膜上可见点状血流信号

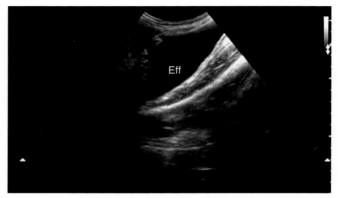

Eff：积液

图 1-2-9-14　经腹超声，显示腹腔积液

## 超声提示

子宫前方囊性占位（附件肿瘤？）；腹腔积液。

## 手术所见

血性腹水约 300mL。右卵巢增大，见一直径约 20cm 的囊实性肿块，表面可见一约 1.5cm 的破口，表面光滑；剖视肿块：囊实性，多房，囊内液为血性，含血块，实性为黄色坏死组织、质脆。子宫、左卵巢大小正常，外观未见异常。左、右输卵管外观未见异常。

## 病理诊断

右卵巢包块：幼年型粒层细胞瘤。

IHC：VIM（+）、CK-P（－）、CGA（－）、EMA（－）、CD10（－）、CR（+）、α-inhibin（+）、Ki67 阳性率约 30%。

特殊染色：Foot 网状纤维包绕在瘤细胞巢周。

## 最终诊断

右卵巢幼年型粒层细胞瘤。

## 分析讨论

该例卵巢幼年型粒层细胞瘤同样发生于年轻女性，同样表现为囊实混合性占位，与上两例不同的是，该病例肿块囊性部分较多，并可见分隔。该病例需与卵巢囊腺癌相鉴别，后者好发于中老年女性，肿瘤标记物CA125异常升高，超声上实性部分相对较少且多在囊壁和隔上。

# 第三章

# 输卵管

## 第一节　原发性输卵管癌

### 疾病概述

原发性输卵管癌，起源于输卵管黏膜，多发生于输卵管壶腹部，单侧居多，好发于 40 ～ 65 岁女性，多发生于绝经后女性，是一种较罕见的女性生殖道恶性肿瘤，占同期女性生殖道恶性肿瘤发病总人数的 0.5% ～ 1.1%，发病率为 0.29/10 万 ～ 0.57/10 万。输卵管癌的发病原因不明，可能与输卵管炎症有一定的关系，1/3 ～ 1/2 的患者有原发或继发不孕史。

输卵管癌早期多无症状，随着病情发展，可出现典型的临床表现：阴道排液、腹痛及附件肿块，称为输卵管癌"三联症"，但临床很少出现典型的三联症。此处还可有 Latzko 所描述的"外溢性输卵管积液"，表现为阴道阵发性大量排液后，痉挛性腹痛减轻，盆腔包块缩小或消失。该征象临床虽不多见但被认为具有诊断意义。

### 超声特征

输卵管癌患者的超声图像往往不典型，根据声像图改变大致可分为 4 型。①附件区囊性肿块：团块呈迂曲管状，囊壁可见乳头样突起，CDFI 显示乳头上见丰富的血流信号。②附件区囊实性肿块：团块呈腊肠形，边界清楚，在实性部分周边或一侧沿输卵管走行方向见囊性区，CDFI 显示实性部分见较丰富或丰富的血流信号。③附件区低回声肿块：腊肠形改变，边界清楚，CDFI 显示其内见较丰富或丰富的血流信号。④仅表现输卵管积液或超声显示附件区无异常改变。如果在肿块附近探查到卵巢组织，可以帮助进一步明确诊断。Kurjak 报道，经阴道 CDFI 检查原发性输卵管癌肿块实质部分血流为低阻血流，RI 常 < 0.5。

### 鉴别诊断

1. 卵巢癌：由于输卵管癌与卵巢癌的好发人群均为绝经后女性，此时患者的卵巢多已萎缩，难以显示，因此一旦发现附件肿瘤，容易被诊断为卵巢癌。鉴别时需要注意卵巢癌多有中到大量腹水，而输卵管癌合并腹水较为少见，且腹水量少。输卵管癌伴积水时需与卵巢囊腺癌鉴别，囊腺癌肿瘤多较大，呈类圆形改变，可见分隔，囊壁及隔膜上可见乳头状突起；输卵管癌伴积水多为走行迂曲的管状结构，输卵管皱襞为不完全分隔。

2. 浆膜下 / 阔韧带肌瘤：肌瘤多呈类圆形，实性为主，边界清晰，典型者回声呈漩涡状或栅栏状，CDFI 显示团块周边环状或半环状血流；实性的输卵管癌多呈腊肠形，团块内可探及较丰富的低阻血流。

## 病例

### 临床病史

患者女，51 岁 8 个月，主诉"彩超发现右附件占位 1+ 月"。外院查肿瘤标记物：CA125 42 .4U/mL。患病来无阴道出血、腹痛、腹胀等不适。体重无明显变化。专科查体：左附件未扪及异常。右附件可扪及一约 5+cm 包块，无明显压痛。

### 超声表现

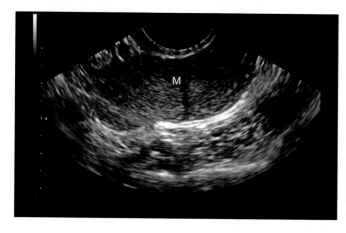

M：团块

图 1-3-1-1　经阴道超声，显示右附件区 查 见 5.3cm×2.2cm×3.4cm 的 实性弱回声团，边界清楚，形态较规则

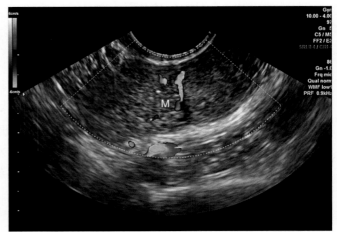

M：团块

图 1-3-1-2　经阴道超声，CDFI 显示
团块内探及中量点线状血流信号

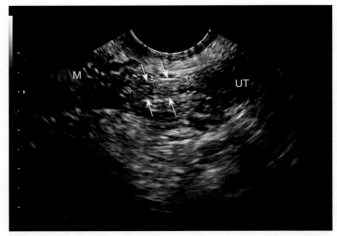

M：团块；UT：子宫

图 1-3-1-3　经阴道超声，显示团块与
子宫右侧壁下段间似见长约 1.5cm、
宽约 0.5cm 的弱回声带相连

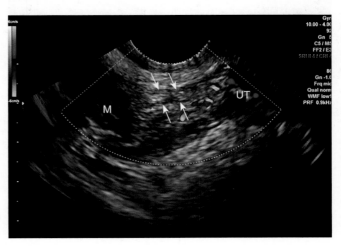

M：团块；UT：子宫

图 1-3-1-4　经阴道超声，CDFI 显示
弱回声带内探及中量点状血流信号

### 超声提示

右附件区占位（疑子宫浆膜下肌瘤或阔韧带肌瘤，附件肿瘤待排）。

### 手术所见

大网膜与腹前壁广泛片状粘连，分粘后见子宫、双卵巢形态无明显异常。右输卵管壶腹部以远增粗，直径4cm。切除输卵管组织剖视呈菜花状改变，质脆。

### 病理诊断

右输卵管高级别浆液性腺癌，癌累及右卵巢；癌未累及子宫、大网膜、左、右盆侧壁手术切缘和左附件。

### 最终诊断

原发性右输卵管癌。

### 分析讨论

输卵管癌患者的超声图像往往不典型，本例同样如此，超声仅表现为边界清楚、形态较规则的实性弱回声团，无明显腊肠形改变，团块内探及中量血流信号。由于超声医生将团块与子宫之间的宫旁组织误认为两者间相连的蒂部，因此将其误诊为浆膜下/阔韧带肌瘤。但仔细辨认，病变与浆膜下/阔韧带肌瘤仍有区别，二维图像上团块内部并无漩涡状或栅栏状改变，且肿块内可探及中量血流信号。典型的浆膜下/阔韧带肌瘤的二维超声多表现为边界清楚的弱回声团块，内部可见栅栏状或条索状稍强回声，CDFI可显示蒂部条状血流信号，血流来源于子宫。

# 第二节　输卵管扭转

### 疾病概述

单纯性输卵管扭转（isolated fallopian tube torsion，IFTT）是指输卵管以自身为轴心发生扭转，不涉及卵巢扭转，可发生于任何年龄段女性，发生率约为1/150万，是引起女性急腹症的原因之一。由于其临床特征、实验室检查和影像学检查结果缺乏特异性，术前诊断率较低，多在手术时才得以确诊。

IFTT的病因可能包括先天性畸形（如输卵管过长、输卵管扭曲）、输卵管病变（如输卵管积水、输卵管肿瘤、输卵管手术史）、邻近器官的变化（如卵巢肿物、输卵管部分与子宫或网膜粘连、妊娠或肿瘤导致的子宫增大）、机械因素（如运动、外伤、邻近中空脏器的收缩、突然的体位改变）、植物神经功能紊乱等。

有报道IFTT多见于右侧输卵管，可能由于右侧盆腔空间大，左侧盆腔内有乙状结肠，可以防止输卵管过度活动，然而也有左侧多见的报道。IFTT 一般发生在输卵管峡部，输卵管积水最易发生在壶腹部，积水时因近端输卵管及其系膜受牵拉延长，而远端膨大，重量增加，易以近端的峡部为轴发生扭转，尤其在体位改变、腹压增加等诱因出现时更易发生。当输卵管扭转发生时，静脉及淋巴回流受阻，输卵管远端充血、水肿、渗出，而动脉持续灌流，若此时扭转复位，则输卵管血液灌流可迅速恢复而不影响其功能。若扭转持续不能缓解，则可进一步形成血栓，先静脉后动脉，最终输卵管发生坏死、坏疽，进一步可发展成腹膜炎。

IFTT 的临床表现无特异性，主要是下腹痛，多为持续性，可伴恶心呕吐，可有压痛、反跳痛，部分疼痛可放射到同侧大腿、臀部和腰骶部，少数可有心动过速、阴道流血。IFTT 的实验室检查无特异性，可有轻度白细胞升高。

IFTT 误诊的原因可能是检查医生对该疾病的超声表现认识不足，观察不够仔细，忽略对细微结构的全面扫查。输卵管扭转可引起腹膜炎、肺栓塞等并发症。一经诊断，须尽早进行手术治疗，根据输卵管坏死情况和患者的生育要求，选择扭转复位或输卵管切除术。对于女性急腹症患者，超声如发现附件区囊性肿块或混合回声团，血流减少或消失，患侧卵巢正常，且在患侧卵巢旁边发现漩涡状的低回声团，应考虑单纯性输卵管扭转的可能。

## 超声特征

IFTT 的首选检查方法是超声检查。输卵管积水是发生输卵管扭转的高危因素，输卵管扭转合并输卵管积水的超声表现比单纯性扭转更清晰，积水可使得超声更容易定位输卵管。IFTT 的直接和特异性超声征象为患侧卵巢旁出现"漩涡状"的低回声团。其他间接征象包括患侧附件区显示输卵管扩张形成囊肿或混合回声团块、输卵管内部血流信号减少或消失、患侧卵巢正常、盆腔积液等。盆腔积液可能与扭转侧输卵管积水、渗出或出血有关，更有利于超声观察输卵管走行及输卵管病变部位。由于输卵管与卵巢的血供均来自子宫动脉和卵巢动脉双重供应，因此输卵管血流未见异常时也不能排除扭转的可能。

## 鉴别诊断

1. 卵巢扭转：超声表现为卵巢增大、回声增强或失去正常形态，内部回声不均匀，血流信号减少或消失，局部可见卵泡结构，在卵巢或肿物旁边找到扭转的血管蒂呈漩涡状低回声。

2. 卵巢肿瘤蒂扭转：患者多有卵巢囊肿史，输卵管积水张力较高时呈类圆形，易与卵巢囊肿混淆。

3. 盆腔炎：症状与炎症累及的范围及程度有关，患者常有下腹痛、发热、阴道分泌物增多等症状，伴下腹压痛，一般无反跳痛，超声声像图示附件增厚，回声减低或盆腔混合回声包块。

4. 宫外孕：患者多有停经史，尿或血 HCG 阳性。

## 病例

### 临床病史

患者女，23 岁，主诉"右下腹疼痛 4 天"。4 天前患者无明显诱因出现右下腹疼痛，为隐痛，阵发性，并放射至右侧胸部及大腿，伴坐卧不安，无恶心、呕吐等不适。夜间疼痛较甚，不能入睡。平素月经规律，$G_0P_0$。专科查体：子宫右上方可扪及一大小约 8cm×7cm 囊性包块，质软，压痛，边界清楚，活动度欠佳。

### 实验室检查

无特殊。

### 超声表现

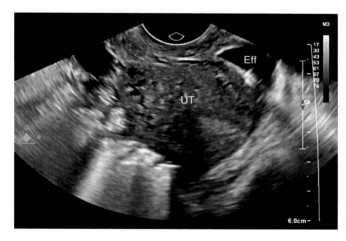

UT：子宫；Eff：积液

图 1-3-2-1　经阴道超声，显示子宫后位，大小回声未见明显异常，盆腔内查见深约 2.4cm 的液性暗区

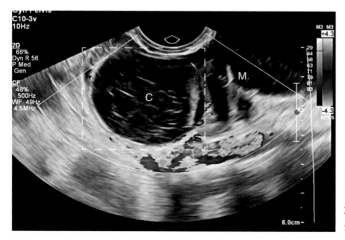

M：团块；C：囊性占位

图 1-3-2-2　经阴道超声，显示右附件区查见直径 3.8cm 的囊性占位，内充满网絮状回声，囊壁厚，CDFI 显示囊壁探及血流信号

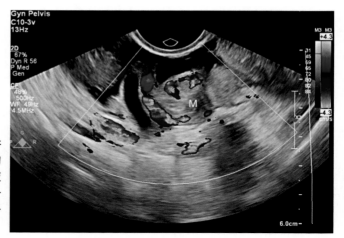

M：团块

图 1-3-2-3　经阴道超声，显示右附件区另查见 7.9cm×4.8cm×8.7cm 的不均质回声团，团块以液性为主，液性部分可见细弱点状回声，团块部分呈"螺旋状"扭曲，CDFI 显示该部分内探及环状血流信号

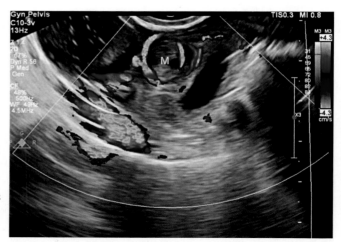

M：团块

图 1-3-2-4　经阴道超声，显示右附件区不均质回声团部分呈"螺旋状"扭曲，该部分内探及环状血流信号

## 超声提示

右附件区占位（疑输卵管积液伴扭转，不能完全排除合并卵巢扭转）。

右附件区囊性占位（疑黄体囊肿）。

盆腔积液。

## 手术所见

右卵巢增大约 5cm×4cm，表面光滑，内含大小约 4cm×3cm 囊肿。右输卵管外观充血水肿，自壶腹部起逆时针扭转 720°，表面紫色，已坏死。

## 病理诊断

部分右输卵管：慢性炎伴管腔囊性扩张，符合积水改变。

右卵巢囊肿：黄体囊肿。

## 最终诊断

右侧输卵管扭转；右侧输卵管积水；右卵巢黄体囊肿。

## 分析讨论

本例输卵管积水伴扭转较为典型，特别是发现了积水的输卵管呈"螺旋状"扭曲，并可探及环状血流信号。加深对该疾病超声表现的认识，并加强对细微结构的全面扫查，可提高该病术前诊断的准确性。

# 第二部分

# 产 科

# 第一章

# 异常妊娠

## 第一节　脾脏妊娠

### 疾病概述

异位妊娠是指受精卵种植于子宫体部宫腔以外的妊娠，是妇科常见的疾病之一，不仅指位于子宫外的妊娠，也包括子宫范围内但种植于内膜腔以外部位的妊娠（宫颈妊娠、输卵管间质部妊娠、子宫切口瘢痕妊娠）。最常发生部位在输卵管，也可发生于卵巢等处，偶尔可发生于腹腔内其他罕见部位。

腹腔妊娠是极为少见而严重的一类异位妊娠，在 10 000 次妊娠中可能发生 1 次，约占异位妊娠总数的 1.3%。腹腔妊娠可分为原发性和继发性两种，根据 Studdiford 等提出的标准，原发性腹腔妊娠的诊断应符合：①输卵管和卵巢完全正常，无近期受损的证据；②无确切子宫胎盘瘘；③妊娠不超过 12 周，且滋养细胞成分仅分布于腹膜表面。

脾脏妊娠是更为罕见的一类腹腔妊娠，目前国内外仅见数例报道。有学者分析，脾脏妊娠的发生原因可能是刚受精的孕卵受输卵管异常逆蠕动的影响排入腹腔，在未被腹膜吸收和未进入对侧输卵管前，即由过强的肠蠕动推动上移至脾脏内着床生长。脾脏妊娠因妊娠囊着床于腹腔，早期病灶较小时不易发现。患者可能仅出现停经、腹痛等临床症状，而超声扫查常难以发现病变。因妊娠囊周围无组织包裹，一旦发生破裂，极易引起威胁生命的大出血。超声检查、CT 或 MRI 均有助于诊断。

### 超声表现

原发性腹腔妊娠的超声表现：①输卵管、卵巢均正常，并于近期内无宫内或异位妊娠的证据；②子宫与腹腔间无瘘管形成；③妊娠仅存在于腹腔内。

### 鉴别诊断

1.输卵管妊娠：输卵管妊娠是最常见的一类异位妊娠，典型临床表现为停经、腹痛、阴道不规则流血及血清 β-HCG 升高。输卵管妊娠根据是否发生流产或破裂而有不同的超声表现，未破裂型表现为宫旁附件区查见类妊娠囊的环状高回声结构，内为液性暗区，又称 Donut 征。若胚胎存活，可见胎芽及原始心管搏动。流产型表现为宫旁查见边界不清楚的不规则小肿块，肿块内部呈不均质高回声和液性暗区；有时仍可见到 Donut 征；经阴道超声可以辨认出宫旁、卵巢外的类妊娠囊，周围包绕不等量的液性暗区。破裂型则表现为宫旁肿块较大，无明显边界，内部回声杂乱，难辨妊娠结构；仔细扫查有时可以见到 Donut 征；盆、腹腔内可见大量液性暗区。

2. 卵巢妊娠：卵巢妊娠是受精卵在卵巢内着床和发育，与输卵管妊娠相似，卵巢妊娠也可出现"停经、阴道流血"等临床症状。卵巢妊娠可分为孕囊型和破裂型，孕囊型卵巢妊娠时，卵巢内出现孕囊结构，孕囊壁呈高回声，囊壁较厚，其内可见卵黄囊、胎芽和原始心管搏动；卵巢妊娠破裂后形成不均质型团块呈混合回声，与卵巢组织分界欠清，可局限性外突，有时很难与输卵管妊娠破裂后形成的混合性包块区别。

3. 卵巢黄体破裂：卵巢黄体破裂无停经史、无早孕反应及阴道出血，多发生于月经后半期且多在性交后或盆腔遭受撞击后；超声主要表现为附件区不均质较杂乱回声团块，团块位于卵巢上或与卵巢分界不清，盆腔积液，血清 β-HCG 检测一般为阴性。

## 病例

### 临床病史

患者女，36 岁，1 周前因"停经 53 天，阴道流血 20 天"在当地医院拟诊"宫外孕"入院，当地彩超检查提示"子宫左侧稍强回声 2.5cm×2.3cm×2.7cm、盆腹腔积血"。4 天前在当地医院行"腹腔镜探查术＋左输卵管切除术＋诊刮术"，腹腔镜下子宫、左卵巢、右附件外观均正常，左输卵管扭曲、增粗，伞端未见出血；盆腹腔、肠管、网膜、肝脾表面未见妊娠出血病灶；诊刮术刮出物肉眼未见绒毛组织。术后病检：宫腔内刮出组织未见绒毛及滋养组织，左侧输卵管呈慢性炎症伴出血性病变，腹腔内血凝块查见少许滋养组织。术后第 3 天，患者血清 β-HCG 检测 14 502mIU/mL，术后第 5 天，血清 β-HCG 升高到 37 901mIU/mL。专科查体：阴道少许暗红色血液；宫颈光滑，宫颈管内少许暗红色血液流出，宫体饱满无压痛；双附件未扪及异常。

## 超声表现

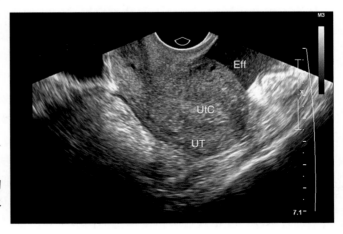

UT：子宫；UtC：宫腔；Eff：积液

**图 2-1-1-1** 经阴道超声子宫矢状切面，显示子宫宫腔内未见确切孕囊及占位

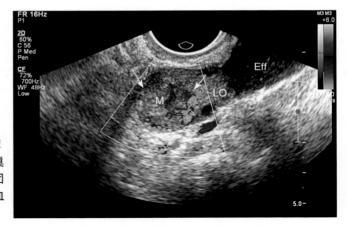

M：团块；LO：左侧卵巢；Eff：积液

**图 2-1-1-2** 经阴道超声，显示左卵巢上查见直径约 2.0cm 不均质弱回声团块，CDFI 显示团块周边探及半环状血流信号

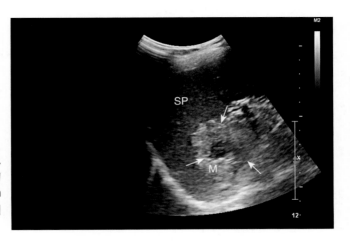

SP：脾；M：团块

**图 2-1-1-3** 经腹超声，显示脾脏中上份内侧查见 4.1cm×3.3cm×3.4cm 的不均质稍强回声，其内见直径约 1.3cm 液性暗区，暗区周边呈增强回声，团块与脾脏分界不清

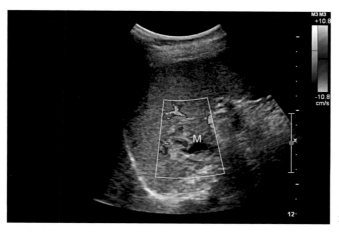

M：团块

图 2-1-1-4　经腹超声，CDFI 显示团块周边探及血流信号

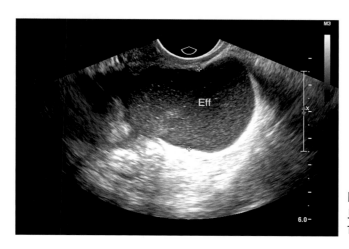

Eff：积液

图 2-1-1-5　经阴道超声，显示盆腔查见游离液性暗区，深约 3.0cm，其内可见细密点状稍强回声

## 超声提示

脾脏中上份内侧占位：脾脏妊娠？其他性质？（请结合 HCG 检测结果）。

左卵巢上弱回声（妊娠黄体？）。

盆腔积血。

### 其他影像学检查

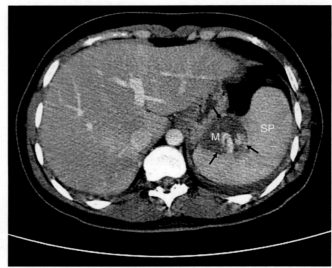

M：团块；SP：脾

图 2-1-1-6　腹部增强 CT 显示脾脏中上份内侧见约 4.2cm×4.4cm×4.5cm 低密度占位，有明显不均匀强化，与脾门处脾脏实质分界不清

### 手术所见

脾脏正常大小，脾脏上极可见一大小约 6cm×5cm 紫蓝色包块，突出于脾脏表面，包膜完整，张力高。脾脏包膜外可见网膜粘连。脾周腹膜、网膜可见组织充血、血管增粗。台下剖视标本可见脾脏上极约 6cm 包块，呈紫蓝色，内可见绒毛组织。

### 病理诊断

脾脏：查见胎盘绒毛组织。

### 最终诊断

脾脏妊娠。

### 分析讨论

此例患者 β-HCG 异常升高，但升高速度较正常妊娠缓慢。β-HCG 是胎盘滋养层的合体细胞所分泌的糖蛋白物质，异位妊娠时滋养叶细胞发育不良，孕卵生长发育受到限制，因此升高速度缓慢，但宫内膜仍会出现蜕膜反应。多次超声检查未在盆腔发现妊娠迹象，此时超声医生应提高警惕，扩大检查范围至腹腔所有脏器，必要时可借助 CT 或 MRI。尽管超声协助异位妊娠的诊断思路不难，但罕见部位的异位妊娠容易漏诊和误诊，提高和加深对疾病的认识，可降低患者大出血致失血性休克发生的概率。

# 第二节　自发性子宫破裂

## 疾病概述

　　子宫破裂是指子宫体部或下段于分娩期或妊娠晚期发生破裂。国内报道子宫破裂的发生率为 1.4‰ ～ 5.5‰，国外为 0.08‰ ～ 10.0‰。妊娠子宫破裂是极为凶险的产科并发症，产妇死亡率约 5%，胎儿死亡率为 50% ～ 75% 或更多。绝大多数子宫破裂发生在临产时，常因分娩梗阻引起，破裂部位多在子宫下段。妊娠期子宫破裂少见，多因子宫有瘢痕或畸形存在，破裂部位常在宫体部。

　　子宫破裂按发病原因分为：①剖宫产后瘢痕破裂：约占 50%；②创伤性破裂：约占 20%；③自发性破裂：约占 30%。按发生部位分为子宫体部破裂和子宫下段破裂；按发生时间分为妊娠期破裂和分娩期破裂；按子宫破裂的程度分为完全性子宫破裂和不完全性子宫破裂。完全性子宫破裂指子宫壁全层破裂，使宫腔与腹腔相通，不完全性子宫破裂是指子宫肌层全部或者部分破裂，浆膜层尚未穿破，宫腔与腹腔未相通，胎儿及附属物仍在宫腔内。

## 超声表现

　　1. 完全型子宫破裂超声图像表现为以下 3 种。①子宫肌层回声连续性中断不伴有羊膜囊向外膨出：破口最宽处宽度多 < 2cm，邻近子宫肌层回声中断处可见低回声区或不均质回声区；胎儿及其附属物位于子宫腔内，胎儿多数存活；腹腔内无明显积液或仅见少量积液。②子宫肌层回声连续性中断伴羊膜囊向外膨出：破口范围一般较大，最宽处多在 2 ～ 3cm 以上；羊膜囊膨出大小可随孕妇宫缩及体位改变而变化，在胎动时膨出更明显；胎儿及其附属物位于子宫腔内，胎儿多数存活；腹腔内可见积液。③胎儿从破口排出，位于腹腔内，一般无明显胎心搏动；胎儿周边无肌层回声；子宫收缩呈球形，位于胎儿后方或盆腔的一侧；胎盘可在宫腔内、子宫肌层回声中断处，也可位于腹腔内；盆腔回声杂乱；腹腔可见大量积液。

　　2. 不完全子宫破裂超声表现包括：①瘢痕区局部产生压痛感，子宫前壁下段的厚度不足 0.2cm，存在双线或单线高回声，肌层低回声带缺乏，局部凸向膀胱，可见不均匀低回声团块或蜂窝状杂乱团块，且血流信号丰富，胎儿多存活。②瘢痕区肌层回声消失，瘢痕处仅留有浆膜层，在浆膜层下可见胎儿的头发或者流动的羊水随胎动或子宫收缩冲击羊膜向子宫前壁下段膨出。③如果破裂发生在阔韧带之间，可能会在其内形成大的血肿；超声可找到与孕妇子宫关系密切的团块回声，多为强弱不均杂乱回声团，图像特征与出血多少、时间长短、部位及局限程度有关。

## 鉴别诊断

　　1. 胎盘早剥：子宫破裂发病急骤，其腹部剧痛、胎心改变以及出血性休克等临床症状类似于胎盘早剥，易产生误诊。但胎盘早剥行腹部检查子宫硬如板状，宫缩间歇期子宫也不变软；宫底部可升高，子宫轮廓清楚。胎体在宫腔内，阴道检查胎先露部清楚。超声表现子宫连续性完整，出现胎盘后血肿、胎盘增厚等声像图表现。

2. 妊娠合并卵巢囊肿蒂扭转：表现为妊娠期突发剧烈腹痛，囊肿如发生破裂出血可引起休克。但患者在妊娠前即有卵巢囊肿的存在，腹痛的发生可能与孕妇体位改变有关系。子宫无明显压痛，而一侧附件区出现压痛。超声检查可见子宫轮廓完整，胎儿及其附属物位于宫腔内。附件区可见囊性回声或混合性回声。

3. 妊娠合并子宫肌瘤变性：妊娠期，患者原有的子宫肌瘤可发生红色变性，引起急性腹痛，可与子宫破裂症状混淆。肌瘤变性患者在妊娠前即有肌瘤病史，超声检查子宫完整，胎儿及附属物位于宫腔内。子宫肌壁间可见不均质低弱回声团，团块有包膜回声，立体感较强。与之前相比，团块大小明显增大，其内可出现较丰富血流信号。

## 病例

### 临床病史

患者女，26 岁，$G_2P_0^{+1}$，主诉"停经 36 周，阵发性腹痛 7 小时余"。患者于孕 7 个月开始无明显诱因出现上腹部囊性包块，每次持续 20 分钟自行消失，无明显疼痛。包块逐渐增大，伴肛门排气不畅。入院前 4 天出现不规律宫缩，入院前 7 小时出现阵发性腹痛并逐渐加剧。入院时外科急会诊，考虑不全性肠梗阻。既往史：1 年前曾行腹腔镜下输卵管分粘术。入院后急诊床旁 B 超提示：宫内活胎，胎盘后间隙未见异常回声。腹部平片：腹部未见肠梗阻征象。查体：生命体征平稳，右上腹可扪及一大小 10cm×8cm×5cm 囊性包块，听诊肠鸣音减弱，未闻及明显气过水声。

### 实验室检查

血常规：WBC $7.7×10^9$/L，N 0.84，淋巴细胞计数（L）0.13，血红蛋白（Hb）111g/L。

### 超声表现

入院次日患者再次行彩超检查：子宫底偏右肌壁查见直径 2.6cm 回声失落区，可见 8.0cm×6.7cm×7.0cm 暗区由羊膜腔突向子宫外，暗区与羊膜腔相通，大小随宫缩改变。肝肾间隙探及液性暗区深 2.0cm。

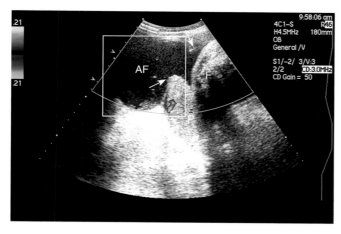

AF：羊水；F：胎儿；P：胎盘

图 2-1-2-1　经腹超声，显示子宫底偏右侧肌壁回声失落，羊膜囊外突

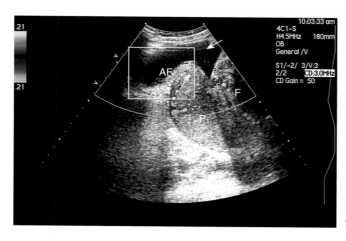

AF：羊水；F：胎儿；P：胎盘

图 2-1-2-2　经腹超声，显示宫缩间隙，外突的羊膜囊明显缩小

## 超声提示

疑子宫破裂；腹腔积液。

## 手术所见

腹腔陈旧积血约450mL，子宫足月孕大，胎盘附着于子宫后壁底体部，子宫宫底右侧靠近右输卵管起始部见一长约5cm破口，破口缘肌壁明显薄于对侧，破口处有血凝块约20g粘连填塞，同时大网膜包裹血凝块约50g粘连于破口处，可见少许活动性出血。

## 最终诊断

自发性子宫破裂。

## 分析讨论

本病起病急、病情重，发展快。超声图像非常复杂，超声检查必须按序进行检查，避免因操作不恰当而延误时间。超声检查发现子宫肌层完全中断或分离，是诊断本病的直接征象，即可据此做出诊断。一旦发现胎儿或胎盘全部或部分移至腹腔内，子宫收缩偏于盆腔一侧，不必寻找子宫破裂口，可迅速明确做出诊断。该病同时常合并腹腔积液。超声医生应提高对该疾病的认识，降低患者大出血致失血性休克发生的概率。

# 第三节　宫角妊娠误诊为滋养细胞肿瘤

## 疾病概述

宫角妊娠是指孕卵种植在近子宫与输卵管口交界处的子宫角部的子宫腔内，因孕卵在近宫角输卵管开口处的宫腔内着床发育，实属宫腔内范畴。国内多数学者认为宫角妊娠属于特殊部位的异位妊娠。宫角妊娠虽属宫内妊娠，但因孕卵种植位置特殊，早期多发生流产或破裂，若继续妊娠有发生胎盘植入或子宫破裂的危险，危及生命。宫角妊娠发生率仅占所有异位妊娠的 1.5% ～ 4.2%，但病死率却占异位妊娠的 20%。

## 超声表现

宫角妊娠二维声像图表现可分为孕囊型、不均质包块型、破裂型 3 种。①孕囊型：子宫不对称增大或正常大小，一侧宫角部膨隆，包块完整，其内可探及孕囊回声，部分可见卵黄囊或原始心管搏动。彩色多普勒显示胚囊周围有彩环状血流围绕。②包块型：子宫不对称增大，一侧宫角部膨隆，其内可见不均质回声团块，回声杂乱，边界欠清楚，彩色多普勒显示包块内局部血流丰富。③破裂型：宫旁及盆腔内探及混合性包块，形态不规则，边界较清楚，伴腹腔、盆腔积液，此型易误诊为输卵管妊娠破裂。

## 鉴别诊断

1. 间质部妊娠：输卵管间质部与宫角部紧密相连，手术中二者鉴别以圆韧带为界，而超声检查时圆韧带难以显示，故不易鉴别，但仔细观察孕囊与蜕膜及周围肌层的关系有助于鉴别：①宫角妊娠可观察到蜕膜在向宫底及一侧宫角部延伸时，可将孕囊或孕囊样不均质团块包裹；而间质部妊娠蜕膜在向宫底及一侧宫角部延伸时，逐渐消失即形成"盲端"或"鼠尾"征。②宫角妊娠孕囊或不均质团块周围尤其是外上方有较厚的肌层被覆，而间质部妊娠所被覆的肌层较薄。

2. 输卵管妊娠：超声显示子宫轮廓及肌层回声正常，在子宫一侧出现不均质回声团块，即使团块与子宫粘连，其与子宫肌层的分界清楚。而宫角妊娠则表现为子宫一侧宫角处肌层内的杂乱回声，横切面可见子宫一侧宫角膨隆。

3. 子宫腺肌症：位于一侧宫角的局灶性子宫腺肌症的超声表现为子宫肌层内不均质稍强回声，边界不清楚，内可出现小囊状液性暗区。但患者临床多表现为进行性加重的痛经、月经淋漓不净，血尿 HCG 阴性；CDFI 检测显示病灶内点线状血流信号，而不同于宫角妊娠时病灶周边较丰富的环状血流信号。

4.残角子宫妊娠：超声表现为正常子宫腔内未见妊娠囊回声，而在子宫一侧可见一肌样组织包块，包块内可见妊娠囊，包块外侧肌层较厚，妊娠包块与宫颈不相连接，且与正常宫腔间分隔明显。宫角妊娠时，妊娠包块位于一侧宫角处，与正常宫腔相通，关系密切。

5.宫内妊娠流产：与宫角妊娠的鉴别重点在于观察妊娠物与宫腔的关系。宫角妊娠时，妊娠物位于一侧宫角，与宫腔相邻，而宫内妊娠流产时，妊娠物位于宫腔内，位置可正常，也可随病程进展，位于宫腔下段。

## 病例

### 临床病史

患者女，45岁5个月，主诉"滋养细胞肿瘤化疗第一次后，要求再次化疗"。患者末次月经不详，反复不规则阴道流血 $3^+$ 月，当地医院行"诊刮术"，术后病检：宫内膜组织及血凝块（患者自述，未见报告）。术后10天查血 HCG > 10 000 mIU/mL，超声提示：子宫肌壁及宫腔内异常回声（具体不详），半月前我院血 HCG 79 162.5 mIU/mL，超声提示"子宫右宫角处占位（疑滋养细胞肿瘤右宫角浸润灶），宫腔内稍强回声（疑陈旧性血凝块）"，考虑"滋养细胞肿瘤"入院化疗一次。专科查体：无特殊。

### 实验室检查

血 HCG：79 162.5 mIU/mL。

血常规：WBC $7.8 \times 10^9$/L，N 57%，RBC $3.95 \times 10^{12}$/L，HGB 126g/L，PLT $212 \times 10^9$/L。

### 超声表现

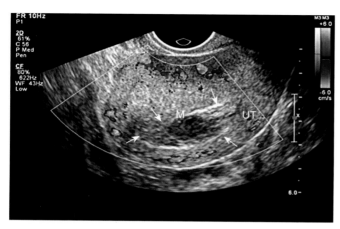

UT：子宫；M：团块

图 2-1-3-1 经阴道超声子宫矢状面，显示宫腔内稍弱回声，大小范围 1.92cm×1.27cm×2.15cm，CDFI 显示其内部无血流信号

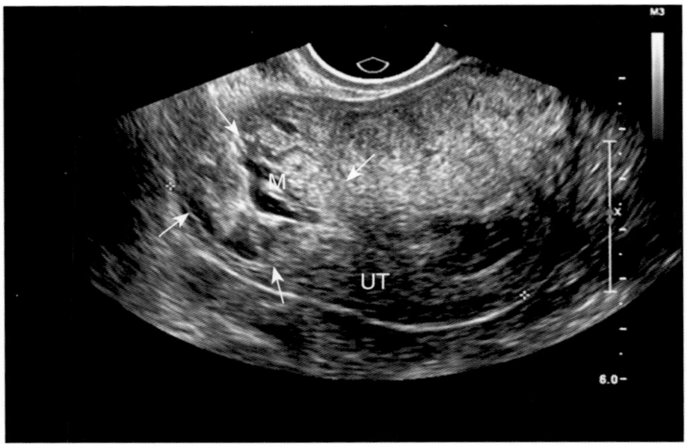

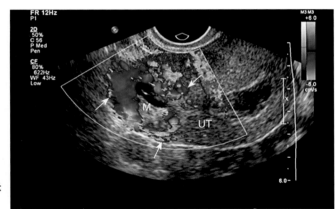

UT：子宫；M：团块

图 2-1-3-2　经阴道超声子宫横切面，显示右宫角处不均质稍强回声团块，大小 3.5cm×3.6cm×3.8cm，内可见不规则液性暗区

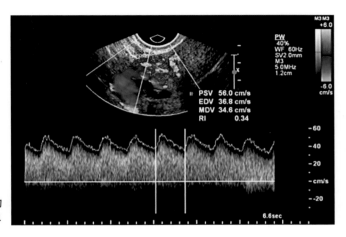

UT：子宫；M：团块

图 2-1-3-3　经阴道超声，CDFI 显示右宫角处团块内及周边血流信号丰富

图 2-1-3-4　经阴道超声，频谱多普勒显示团块内为低阻血流信号，RI=0.34

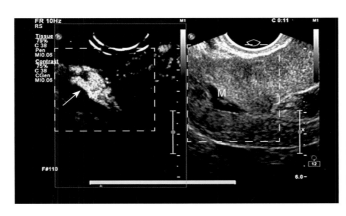

M：团块

图 2-1-3-5　经静脉超声造影显示，右宫角处病灶呈快速高增强，子宫肌壁在注入造影剂 11s 出现增强，强度明显低于右宫角病灶

## 超声提示

子宫右宫角处占位（疑滋养细胞肿瘤右宫角浸润灶）。

宫腔内稍强回声（疑陈旧性血凝块）。

## 其他影像学检查

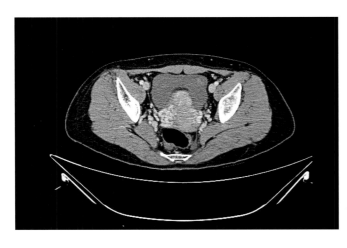

图 2-1-3-6　腹部增强 CT 显示宫腔扩张，宫腔内混杂密度灶并轻度强化，右宫角处软组织影与宫壁肌层分界不清，考虑滋养细胞肿瘤可能，其他待排

## 手术所见

子宫：饱满，柔软，右侧宫角处可见大小约 3cm×3cm 包块，表面呈紫蓝色，内含血凝块、绒毛。左、右卵巢：大小、形态无明显异常。左、右输卵管：大小、形态无明显异常。盆腔情况：乙状结肠与盆侧壁粘连。

### 病理诊断

右宫角：查见变性的胎盘绒毛组织。

### 最终诊断

右侧宫角妊娠。

### 分析讨论

本病由于部位特殊，当发生流产时，可有或无阴道出血，血 HCG 值常偏高，超声检查可显示一侧宫角血供丰富；若妊娠物不能及时排出，局部出血形成血肿，加上组织液渗出，超声上可出现杂乱回声团块或蜂窝状结构，与妊娠滋养细胞疾病超声图像相似，而同时因滋养细胞仍有部分活力，可引起血 HCG 不同程度增高，容易误诊为妊娠滋养细胞疾病。该例患者的病史特点：围绝经期女性；临床症状表现为反复不规则阴道流血；血清 HCG 测值高（79 162.5mIU/mL）；超声检查发现右宫角处 3.5cm×3.6cm×3.8cm 不均质稍强回声团，内有不规则液性暗区，团块内及周边可探及丰富血流信号，RI=0.34，超声造影提示宫角处病灶增强程度明显高于子宫肌层；腹部增强 CT 显示右宫角处软组织影与宫壁肌层分界不清。所有病史特点均与滋养细胞肿瘤极为相似，因此超声诊断首先考虑滋养细胞肿瘤。但仔细分析病例的超声图像特征：①该病例明显出现一侧宫角的膨隆，此为宫角妊娠的典型超声表现，虽然局灶性滋养细胞肿瘤可引起相应部位肌层回声的改变，但较少出现病灶局部的隆起；②该病例尽管在病灶周围出现了较丰富的低阻血流，但仔细观察其血管走行仍大致是围绕在病灶周围的环状血流，虽然脉冲多普勒（PW）显示为低阻血流，但频谱仍为比较规则的动脉频谱。同时，其他部位子宫肌层的回声和血流均无明显异常。滋养细胞肿瘤常引起比较广泛的子宫肌壁的病变，子宫肌层内可出现多个不规则无回声区，病灶内血流信号异常丰富，表现为五彩镶嵌，血管走行较紊乱。PW 多表现为低阻动脉频谱、动静脉瘘频谱及静脉频谱混杂，形态较怪异。

# 第四节　胎盘部位滋养细胞肿瘤

### 疾病概述

胎盘部位滋养细胞肿瘤（placental site trophoblastic tumor，PSTT）与浸润性葡萄胎、绒毛膜癌及上皮样滋养细胞肿瘤（epithelioid thophoblastic tumor，ETT）称为妊娠滋养细胞肿瘤（gestational trophoblastic neoplasia，GTN）。PSTT 是一种罕见的中间滋养细胞异常增生的恶性肿瘤，发病率约为 3.1‰。多见于生育期女性，偶见于绝经后女性。

临床表现：部分病例产后胎盘不能完整娩出；79% ～ 92% 的患者表现为阴道异常出血和（或）闭经；部分病例子宫增大；少数病例以转移为首发症状，转移部位以肺为主。

## 超声表现

①子宫正常大小或增大。②宫腔线清晰或见中断，宫内膜回声不均匀或未见明显异常。③宫腔内未见明显占位，或可见不均质回声占位，与子宫肌壁分界较清楚。④双附件区：双卵巢增大（多发囊性占位）或正常；部分病例可能出现盆腔转移灶。

## 鉴别诊断

1. 妊娠残留物：位于宫腔内，大部分（除胎盘植入外）与子宫肌壁分界清楚，其内血流信号不丰富，周边查见血流信号，结合 HCG。

2. 胎盘植入：胎盘后方子宫肌层低回声带（1～2cm）消失或明显变薄，宫壁与胎盘间的强回声蜕膜面消失；实质内可见多个无回声腔隙（较多见于妊娠期）；CDFI：胎盘周围血管分布增多。

3. 子宫特殊部位妊娠（输卵管间质部妊娠或宫角妊娠及子宫肌壁间妊娠等）：妊娠囊周边也可见丰富的血流信号，走行较规则，多为条状，不及 GTN 丰富，RI ≤ 0.4，需结合 HCG 判断。GTN 多为异常丰富血流，筛网状或走行异常。

4. 子宫血管异常：分为先天性和获得性，临床较常见的为获得性，常由于宫腔操作、剖宫产、子宫感染、滋养细胞疾病等引起。超声可见肌壁间或宫腔内占位，内见囊性区或血管扭曲等，CDFI 显示丰富血流信号，PW 测量为高速低阻力血流。鉴别主要依据 HCG 及病史。

## 病例

### 临床病史

患者女，40 岁 6 个月，主诉 "葡萄胎" 清宫后 9[+] 月，阴道不规则流血 1[+] 月"。患者 9[+] 月前因 "葡萄胎" 清宫 2 次，病理检查提示完全性葡萄胎。末次清宫术后 40 天血 HCG 4.4mU/mL。术后 42 天超声未见宫内占位。30[+] 天前患者于停经 1[+] 月出现阴道流血，持续时间及血量均同月经，阴道流血结束 4 天后无明显诱因出现阴道大量流血。10 年前外院剖宫产 1 次，9 年前、8 年前各人工流产 1 次，1 年前引产并清宫 1 次，10 个月前及 9 个月前各清宫 1 次。专科查体：子宫、双附件区（－）。

### 实验室检查

血 HCG：87.1mIU/mL。

## 超声表现

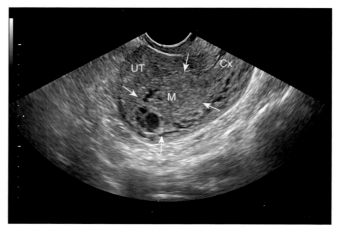

UT：子宫；Cx：宫颈；M：团块

图 2-1-4-1　经阴道超声子宫矢状切面，显示宫腔内不均质稍强回声，大小 3.6cm×2.5cm×4.1cm，其内可见不规则液性暗区，团块与宫底及后壁肌壁分界不清

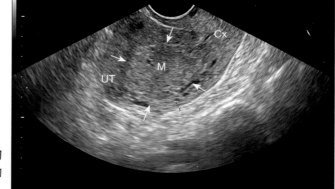

UT：子宫；Cx：宫颈；M：团块

图 2-1-4-2　经阴道超声子宫矢状切面，显示子宫后壁肌壁菲薄，厚约 0.16cm

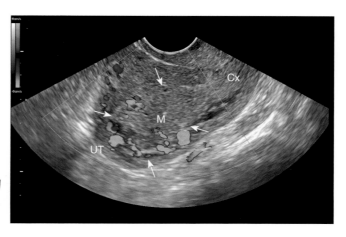

UT：子宫；M：团块

图 2-1-4-3　经阴道超声子宫矢状切面，CDFI 显示团块内较丰富血流信号，主要沿团块周边分布

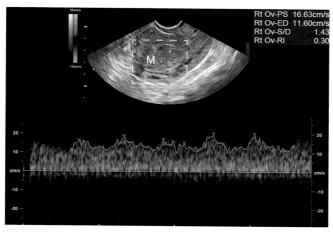

M：团块

**图 2-1-4-4　经阴道超声子宫矢状切面，频谱多普勒显示团块内血流 RI=0.3**

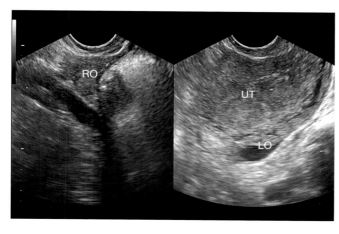

UT：子宫；RO：右侧卵巢；LO：左侧卵巢

**图 2-1-4-5　经阴道超声，显示双卵巢正常**

### 超声提示

宫腔内占位（请结合 HCG 及临床，考虑滋养细胞肿瘤）。

### 手术所见

宫腔镜下见宫腔形态规则，宫腔内未见明显内膜组织，宫底未见异常，宫腔上份见一直径约 4cm 大小占位，外形不规则，表面不光滑，与子宫后壁分界不清，子宫左前壁近宫底处可见一直径约 2cm 的突起，外形不规则，表面不光滑，左侧壁近宫角处可见一直径约 0.3cm 息肉样组织。双侧输卵管开口可见。

### 病理诊断

子宫：胎盘部位滋养细胞肿瘤，肿瘤浸润子宫肌壁＜ 1/2 全层。肿瘤未累及子宫颈体交界处，左盆侧壁手术切缘及左输卵管。

IHC：HPL（+）、α-Inhibin（+）、CK18（+）、PLAP（灶区+）、HCG（−）、CD146（+）、P53（灶区+）、P63（−）、P16（−）、CK5/6（−）、Ki67 阳性率约20%。

## 最终诊断

胎盘部位滋养细胞肿瘤。

## 分析讨论

该病例患者为育龄期女性，因 PSTT 多由新生的中间滋养细胞组成，血清 β-HCG 水平较低。而宫内残留患者血清 β-HCG 水平同样较低，两者不易区别。该病例超声表现较为典型：残留物及周围肌壁呈"海绵状"或"蜂窝状"回声改变时，病灶与肌壁分界不清，血流信号异常丰富，频谱表现为低阻力性血流信号；以囊性回声为主或是呈蜂窝状回声的 PSTT 病灶中，血供丰富，显示为以舒张期成分占优势的低阻抗血流信号，血流呈"湖泊状"改变。

# 第五节　切口妊娠

## 疾病概述

剖宫产术后子宫切口瘢痕妊娠（cesarean scar pregnancy，CSP）是一种罕见的特殊类型异位妊娠，发病率 1/2216 ～ 1/1800。CSP 是指孕囊、绒毛或胎盘着床于剖宫产子宫切口瘢痕处，随着妊娠的进展，绒毛与子宫肌层粘连、植入或穿透子宫，严重者会造成子宫破裂、大出血、弥散性血管内凝血（disseminate intrarascular coagulation，DIC），甚至孕妇死亡。这类表现的切口妊娠需要与滋养细胞疾病、过期流产相鉴别。

CSP 与剖宫产后子宫切口愈合不良以及多次宫腔操作损伤子宫内膜有关，也可能与缝合方式有关。临床特征包括既往有 1 次或多次剖腹产史，停经，可伴有不规则阴道出血，尿或血 HCG 阳性，可伴腹痛。

## 超声表现

根据超声图像特点 CSP 分为 3 型。①完全性切口处孕囊型：宫腔中上段未见孕囊，孕囊位于切口处，切口处肌层变薄，孕囊向子宫浆膜层或膀胱方向生长，滋养血流主要来自切口肌层。②部分位于宫腔的孕囊型：孕囊下缘部分位于切口处，孕囊大部分向宫腔内生长，滋养血流可部分来自切口处肌层，此型有时可误诊为正常宫内孕，超声检查时需反复确认孕囊与切口的关系，以及观察切口处肌层的厚度。③混合回声型：以上两种型由于清宫、自然流产或治疗后等原因可形成混合回声型，其团块完全位于子宫下段靠切口处或部分位于切口处，团块与子宫前壁肌层分界不清或突向浆膜或膀胱层，切口处肌层菲薄，团块周边可见点、线状血流信号或靠近前壁肌层的丰富血流信号。

## 鉴别诊断

1. 宫颈妊娠：宫颈内口闭合，宫颈不同程度的膨大，子宫可见上小下大的葫芦状，宫颈管内可见孕囊或团块型的妊娠物，子宫峡部肌层连续。

2. 子宫峡部妊娠：患者可以没有剖宫产史，孕囊着床于子宫峡部包括侧壁或后壁妊娠。孕囊向宫腔生长，峡部肌层连续。

3. 难免流产：阴道出血伴腹痛，孕囊可在宫腔内，也可见下移至宫颈管内，可与宫腔组织相连，孕囊形态可有变形，周围血流信号不丰富。宫颈内口多开张，子宫峡部肌层连续，无膨大。

4. 滋养细胞疾病：与混合回声的切口妊娠注意区别，宫腔内查见蜂窝状或落雪状的不均质回声，部分性葡萄胎可见孕囊，无峡部的扩张，前壁峡部肌层连续，血 HCG 水平异常增高。

## 病例

### 临床病史

患者女，28 岁，主诉"停经 50[+] 天，阴道不规则流血 10[+] 天"。7 年前患者因"胎儿脐带绕颈"行剖宫产一次，1 年前因"凶险性前置胎盘"行剖宫产一次，余无特殊。专科查体：宫体 2[+] 月大，活动，质中，无压痛，余无特殊。

### 实验室检查

血 β-HCG：13 666.6mIU/mL（入院前 3 天）；7736.5mIU/mL（入院当日）。

### 超声表现

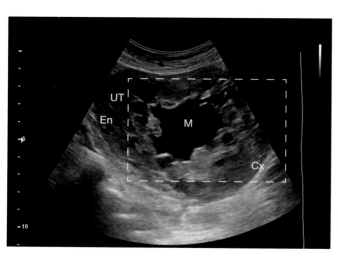

UT：子宫；Cx：宫颈；En：内膜；M：团块

图 2-1-5-1 经腹超声子宫矢状切面，显示宫体下份混合回声团，大小 8.0cm×8.4cm×8.9cm，团块与切口及肌壁分界不清，团块略突向浆膜下，团块内可见 2.8cm×4.0cm×3.2cm 无回声，其内未见确切胎芽及胎心，周边另见多个无回声区，部分内可见细弱点状回声。宫体下段肌层菲薄，浆膜层似连续

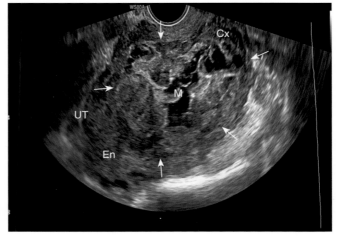

UT：子宫；Cx：宫颈；En：内膜；
M：团块

图 2-1-5-2 经阴道超声子宫矢状切
面，显示宫体下份混合回声团

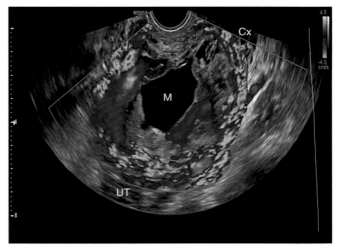

UT：子宫；M：团块；Cx：宫颈

图 2-1-5-3 经阴道超声子宫矢状切
面，CDFI 显示病灶周边丰富的环状血
流信号

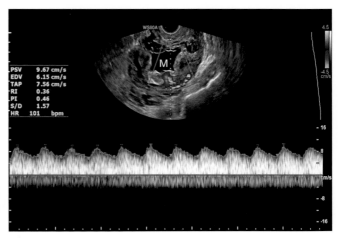

M：团块

图 2-1-5-4 经阴道超声子宫矢状切
面，频谱多普勒显示病灶周边血流为
低阻血流，RI=0.36

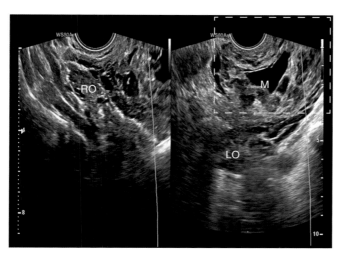

M：团块；RO：右侧卵巢；LO：左侧卵巢

图 2-1-5-5　经阴道超声，显示双附件区未见占位

## 超声提示

宫体下份占位（切口妊娠？请结合临床及 HCG）。

## 其他影像学检查

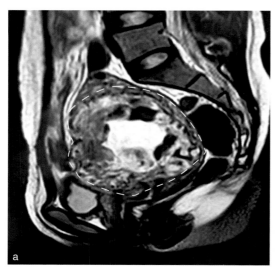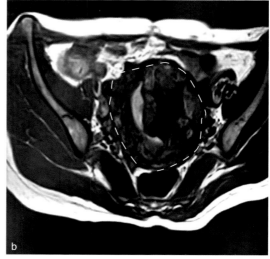

图 2-1-5-6　增强 CT 显示子宫体增大，宫腔扩张，宫腔下部及宫体左份混杂信号影，与肌层广泛分不清，峡部前壁肌层受累达全层，可疑突破峡部前壁浆膜层，与膀胱上壁致密粘连，可疑膀胱上壁受累，宫颈前部受累可能；病灶血供丰富，周围及宫旁大量血管影

## 手术所见

子宫：前位、宫体稍大、下段明显增大，膀胱与子宫前壁下段广泛致密粘连，松解粘连后见子宫切口偏左浆膜层突出大小约9cm×8cm×8cm包块，浆膜菲薄，呈紫蓝色。内为蓝紫色病灶及坏死质脆组织，清除组织后，子宫下段出血汹涌，下段肌壁破损严重，失去正常形态，病灶侵及前壁肌层。行子宫全切术。术后剖视子宫：宫腔粗糙，子宫前后壁及左侧壁均可见病灶侵蚀至肌层。

## 病理诊断

子宫：平滑肌壁间及血凝块中查见胎盘绒毛组织。

## 最终诊断

子宫切口妊娠。

## 分析讨论

该病例患者为育龄期女性，曾有2次剖宫产史。本次以"停经50<sup>+</sup>天，阴道不规则流血10<sup>+</sup>天"就诊。实验室检查提示血β-HCG呈阳性。该病例超声图像表现为混合回声型：宫体下份混合回声团，团块与切口及肌壁分界不清，团块略突向浆膜下，团块内部回声不均匀，可见多个无回声区；宫体下段肌层菲薄，浆膜层似连续；团块周边可见丰富的环状血流信号。

超声在诊断切口妊娠中具有一定的优势。经阴道超声更利于观察孕囊与子宫剖宫产切口瘢痕的位置关系，而经腹部超声则可以准确测量孕囊或团块到子宫浆膜层的厚度，彩色多普勒显像可显示孕囊周边血流信号及血流速度，从而有助于了解孕囊的种植部位及其血液供应情况，联合使用，可帮助诊断和治疗。

# 第六节　子宫肌壁间妊娠

## 疾病概述

子宫肌壁间妊娠（intramural pregnancy，IP）指受精卵在子宫肌层内着床、生长、发育，与子宫腔及输卵管均不相通，是一种罕见的异位妊娠。1913年由Doederlein等首先报道，其发生率约为妊娠者的1/30000，占所有异位妊娠的比例＜1%。

目前子宫肌壁间妊娠的发生机制尚不明确，可能与以下因素有关：①子宫内膜受损或缺陷，孕卵通过受损的子宫内膜种植于肌壁间或子宫瘢痕内。或者由于原来的子宫手术导致窦道形成，孕卵植入窦道。②子宫腺肌症：孕卵通过异位子宫内膜的窦道植入子宫肌层。③子宫浆膜层受损：盆腔炎症或者盆腔手术导致子宫浆膜层部分破坏，形成缺陷。受精卵游离出输卵管伞端，从子宫浆膜层缺陷处植入子宫肌层。④辅助生育技术时，胚胎移植过程中发生困难，将胚胎植入子宫肌层。

IP 的临床表现无特异性，与输卵管妊娠相似，主要表现为停经后不规则阴道出血，血 HCG 升高，可因子宫破裂导致失血性休克而危及生命。

## 超声表现

IP 的超声诊断标准：子宫腔内、双侧附件区及盆腔内均未显示妊娠囊，子宫肌层内显示妊娠囊（或包块）声像，与子宫腔不相通，且与子宫内膜不相连，病灶区与子宫浆膜层之间无正常肌壁或只见少量肌壁回声，盆腹腔内可见积液。彩色多普勒超声：子宫肌壁混合性回声区或妊娠囊周边可见丰富彩色血流信号，并测到低阻力型类滋养层周围血流频谱。

参照文献的分型标准，子宫肌壁妊娠的超声表现可分为 3 型。

①妊娠囊型：子宫肌层内显示妊娠囊，呈"双环征"，部分可显示卵黄囊、胚芽及胎心搏动。②包块型：子宫肌层内可见包块声像，以混合回声为主，内见不规则无回声区，无卵黄囊及胚芽。③破裂型：盆腔或腹腔积血为主要表现，盆腹腔内可见大量液性无回声区，内透声差，局部包块难以显示或辨别。

## 鉴别诊断

1. 宫角妊娠或间质部妊娠：①与子宫腔、子宫内膜、子宫肌层关系 子宫角肌壁妊娠的妊娠囊（或包块）四周均有较厚肌层包绕，与子宫腔不通，与子宫内膜不连接；宫角妊娠的妊娠囊（或包块）外上方有较厚肌层包绕，与宫腔相通或紧邻，与子宫内膜相连接；输卵管间质部妊娠的妊娠囊（或包块）无肌层包绕或有间断肌层包绕，肌层较薄，与宫腔不相通，与子宫内膜不连接。②子宫形态 子宫角肌壁妊娠，子宫横切面扫查时子宫底与包块压迹不明显，子宫角不向外突出或略向外突出，膨大部分靠近子宫体；宫角妊娠，子宫横切面扫查时子宫底与包块压迹不明显，子宫角略向外突出，膨大部分靠近子宫体；输卵管间质部妊娠，子宫横切面扫查时子宫底与包块间有明显压迹并成角，子宫角明显向外膨隆，膨大处不靠近子宫体。

2. 滋养细胞肿瘤：滋养细胞肿瘤 HCG 异常升高较正常宫内妊娠或异位妊娠时数值高几倍甚至几十倍，且多有葡萄胎病史、人工流产史、正常生产史等。还需注意观察有无子宫旁浸润、黄素化囊肿等，同时患者子宫大小相当或大于停经月份，肿瘤位于宫腔内和（或）子宫肌层内，与宫腔相近或紧邻，与肌层分界不清；包块型子宫肌壁妊娠患者血 HCG 无异常升高，且无葡萄胎等病史、无子宫旁浸润及黄素化囊肿等，同时患者子宫大小相当或小于停经月份，包块位于子宫肌层内，宫腔不相通，与肌层分界清楚。

3. 子宫肌瘤：子宫肌壁妊娠极少数病例血 HCG 水平不升高或升高不明显，易误诊为子宫肌瘤。此时应详细询问患者病史有无停经、腹痛及阴道出血，既往有无子宫肌瘤病史。若既往无子宫肌瘤病史，有停经、腹痛及阴道出血，包块周边血流丰富，子宫肌层血管扩张明显时应高度警惕可能为肌壁间妊娠。

## 病例 1

### 临床病史

　　患者女，23 岁，主诉"停经 71 天，间断阴道流血 1 个月，下腹隐痛 2 天"。患者停经 50 天左右在外院超声检查提示宫内早孕，宫腔内可见孕囊，并可见胎芽及胎心搏动。3 天后复查超声提示孕囊位于偏右侧宫角，可见胎芽，未见胎心搏动，考虑"稽留流产"，给以"米非司酮"配伍"米索前列醇"药物流产后自述有妊娠组织排出，阴道流血量少。停经 60⁺ 天复查彩超提示宫腔内妊娠组织残留，行清宫术，未清出妊娠组织。术后下腹痛，阴道少量流血，淋漓不净。专科查体：子宫、双附件区（－）。

### 实验室检查

　　HCG：2064.7mIU/mL。

### 超声表现

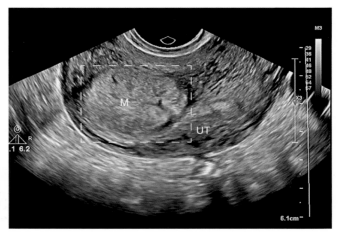

UT：子宫；M：团块

图 2-1-6-1　经阴道超声子宫矢状切面，显示子宫右前壁及右侧宫角处肌壁间大小约 3.9cm×2.6cm×3.7cm 稍强回声，于右宫角处与宫腔界限不清

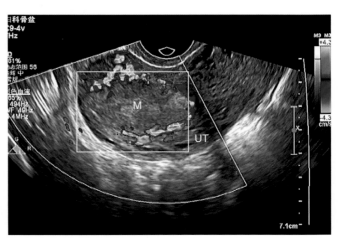

UT：子宫；M：团块

图 2-1-6-2　经阴道超声子宫矢状切面，CDFI 显示团块周边环状血流信号

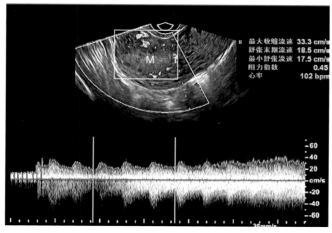

最大收缩流速　33.3 cm/s
舒张末期流速　18.5 cm/s
最小舒张流速　17.5 cm/s
阻力指数　　　0.45
心率　　　　　102 bpm

M：团块

图 2-1-6-3　经阴道超声子宫矢状切面，频谱多普勒显示团块周边为低阻血流，RI=0.45

## 超声提示

子宫右前壁及右侧宫角肌壁间占位（可疑异位妊娠）。

## 手术所见

腹腔镜下见子宫前位，形态饱满，子宫后壁及双侧宫骶韧带之间多发红色变，考虑盆腔内子宫内膜异位灶，右侧宫角未见明显突起，术中请腹腔镜超声定位病灶位置，取右前壁宫角处长约 3.0cm 切口，切开浆膜，内见绒毛组织。

## 病理诊断

子宫肌壁：查见绒毛组织。

## 最终诊断

子宫右宫角处肌壁间妊娠。

## 分析讨论

该病例患者为育龄期女性，停经 71 天，间断阴道流血 1 个月，下腹隐痛 2 天就诊。停经 50 天左右外院超声检查提示宫内早孕，宫腔内可见孕囊，并可见胎芽及胎心搏动。3 天后复查超声提示孕囊位于偏右侧宫角，可见胎芽，未见胎心搏动。考虑"稽留流产"，给以"米非司酮"配伍"米索前列醇"药物流产后自述有妊娠组织排出，阴道流血量少。停经 60⁺ 天复查彩超提示宫腔内妊娠组织残留，行清宫术，未清出妊娠组织。术后下腹痛，阴道少量流血，淋漓不净。专科查体：子宫、双附件区（－）。术前超声提示子宫右前壁及右侧宫角肌壁间占位（可疑异位妊娠）。腹腔镜下见子宫前位，形态饱满，子宫后壁及双侧宫骶韧带之间多发红色变，考虑盆腔内子宫内膜异位灶，右侧宫角未见明显突起，术中请腹腔镜超声定位病灶位置，取右前壁宫角处长约 3.0cm 切口，切开浆膜，内见绒毛组织。综合病情发展考虑为宫腔内妊娠物穿破肌层，行药流后宫腔内妊娠组织排出，肌壁间妊娠组织残留。

## 病例 2

### 临床病史

患者女，37岁3个月，主诉"停经46天，间断阴道流血12天"。外院超声检查考虑间质部妊娠。专科查体：（-）。

### 实验室检查

血清 HCG：9239.1mIU/mL。

### 超声表现

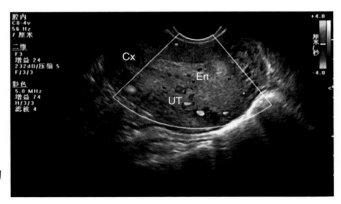

UT：子宫；Cx：宫颈；En：内膜
图 2-1-6-4 经阴道超声子宫矢状切面，显示宫腔内未见孕囊

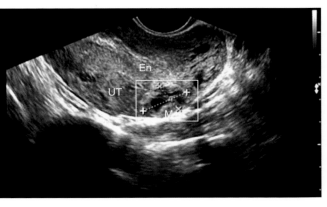

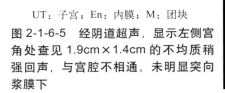

UT：子宫；En：内膜；M：团块
图 2-1-6-5 经阴道超声，显示左侧宫角处查见 1.9cm×1.4cm 的不均质稍强回声，与宫腔不相通，未明显突向浆膜下

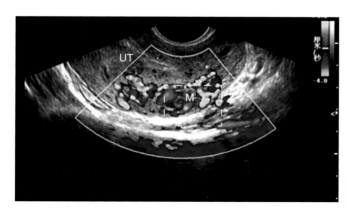

UT：子宫；M：团块

图 2-1-6-6　经阴道超声，CDFI 显示团块周边探及丰富血流信号

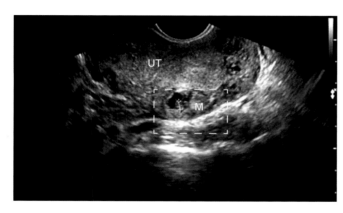

UT：子宫；M：团块

图 2-1-6-7　经阴道超声，显示团块内查见长约 0.4cm 的胎芽回声（测量标尺）

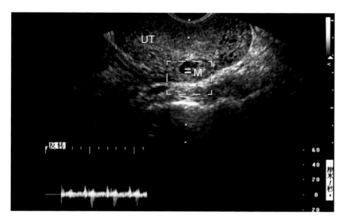

UT：子宫；M：团块

图 2-1-6-8　经阴道超声，频谱多普勒显示胎芽可探及胎心搏动

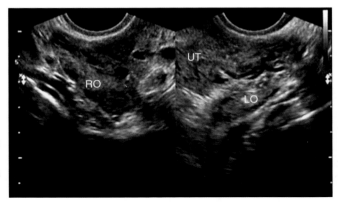

UT：子宫；RO：右侧卵巢；LO：左侧卵巢

**图 2-1-6-9　经阴道超声，显示双附件区未见确切占位**

## 超声提示

左侧宫角占位（宫角妊娠？间质部妊娠待排除）。

## 手术所见

腹腔镜见：子宫后位，均匀增大约 2⁺ 月孕，质软，左侧卵巢固有韧带右后下方可见紫蓝色结节，约 1cm×1cm 大小，表面覆盖子宫浆膜层，周围可见丰富血管网，并可见搏动，左侧宫角部未见明显膨隆。因腹腔镜下见病灶位于子宫后壁，于腹腔镜监测下行清宫术，术中见子宫后位，宫深约 10cm，病灶位于宫壁，无法触及。清除蜕膜组织约 10g，未见绒毛。术中 B 超监测下见病灶位于子宫后壁，于紫蓝色结节处切开浆膜层见新鲜绒毛组织。

## 病理诊断

子宫左后壁：查见胎盘绒毛组织。

## 最终诊断

子宫左后壁肌壁间妊娠。

## 分析讨论

该病例超声表现较为典型。（1）二维图像：宫腔及宫颈管内未见妊娠囊，子宫肌壁内见妊娠囊，囊内可见胎芽及胎心搏动，病灶区与子宫浆膜层之间无正常肌壁或只见少量肌壁回声；（2）彩色多普勒超声：子宫肌壁混合性回声区或妊娠囊周边可见丰富彩色血流信号，并测到低阻力型类滋养层周围血流频谱。该病例曾怀疑为间质部妊娠。腹腔镜下见病灶位于子宫肌壁间，左侧宫角部未见明显膨隆。该病例误诊原因分析：肌壁间妊娠发病率较低，超声医生对该病的认识不足。二维超声图像上提示孕囊与宫腔不相通，且未突破浆膜层，应考虑到肌壁间妊娠的可能。因此在超声检查时应充分应用经阴道超声高频、高分辨率的特点，仔细扫查孕囊或团块与宫腔及浆膜的关系，此外还应提高对该病的认识，进而提高 IP 的检出率。

# 第二章

# 胎儿发育异常

## 第一节　胎儿腹膜后寄生胎

### 疾病概述

寄生胎又称胎内胎，最早由 Meckel 于 1800 年提出是一种由于单绒毛膜双羊膜囊双胎异常发育而形成的罕见疾病，表现为一个完整胎儿体内某部分寄生有另一具或几具不完整的胎体。其发生率约占出生新生儿总数的百万分之一，为单卵双胎的 0.32% ～ 0.50%。寄生胎多见于单卵双胎，也可见于双卵双胎，且通常两胚胎发育极不均衡。寄生胎中较大者因为有充分的胎盘血液供应而能继续发育，形成正常胎儿；较小者发育受阻，附着于较大者上。若被较大者包裹在身体内部，则称为内寄生胎；若寄生胎附着于胎儿体表，则称为外寄生胎。寄生胎的发生机制一般认为是胚泡内全能细胞团在胚胎发育早期的内细胞群阶段分裂成 2 团或 3 团以上的内细胞群，因某种原因其中一团或几团内细胞群发育受限或停止，被包入由其他细胞群所形成的胎儿体内，从而成为单体或多体寄生胎。

寄生胎大多器官发育受阻，为无脑畸形和（或）无心畸形，下肢发育通常优于上肢。寄生胎可寄生于宿主身体的任何一个部位。

### 超声表现

寄生胎的主要特征表现是脊柱存在，常伴有四肢、骨盆、肋骨。诊断主要依靠影像学检查，X 线和 CT 均可用于寄生胎的诊断，腹部平片、CT 扫描都能清晰显示排列规则的脊柱、肋骨、四肢骨骼及头颅的颅骨环。近年来，MRI 也用于诊断寄生胎。

产前超声上，寄生胎定义为团块外面由一层纤维膜（相当于羊膜）包裹，其内含有液体（相当于羊水）及胎儿（内可见脊柱样结构），该团块与一体蒂或条带相连。

### 鉴别诊断

产前诊断寄生胎需要与胎儿畸胎瘤、胎儿腹腔恶性肿瘤及胎儿腹腔囊肿相鉴别。

1. 畸胎瘤：起源于生殖细胞的肿瘤，可发生在胎体正中线的任何部位，多见于骶尾部、腹膜后、纵隔、卵巢等中线部位，常由 3 个胚层组成，有成熟型和非成熟型之分。在病理学上，寄生胎已通过了原始胚胎期而向胎儿发育，大体上表现具备轴骨系统，即肿块内应有脊柱或构成脊柱的椎体，有以轴骨系统为中心合理安排的肢体芽或肢体；而畸胎瘤一般仅可有零散的、不规则排列的骨组织或钙化斑。畸胎瘤切面可见单个或多个囊腔，囊内含皮脂物质或黏液等，是真正意义上的新生物，有肿瘤特性，能继续生长并有恶变倾向。基于上述两病的病理特征，寄生胎和畸胎瘤的产前超声鉴别诊断要点包括：① 探明肿块的发生部位；② 寄生胎具有椎骨轴结构，而畸胎瘤仅有散在骨组织，不能形成椎骨轴及四肢结构；③ 寄生胎貌似胎儿，有发育比较完善的组织器官，而畸胎瘤不具备真正器官；④ 寄生胎外表被菲薄纤维囊包裹，无论形状如何均在一个囊腔内，畸胎瘤可由多个囊腔组成。

2. 胎儿腹腔恶性肿瘤：超声可表现为胎儿腹腔内较杂乱回声，边界不清楚，团块内可探及血流信号，可能为低阻动脉频谱或静脉频谱；寄生胎为腹腔或腹膜后边界较清楚的占位病灶，其内可见骨骼回声，可探及供血血管及血流信号，频谱与胎儿脐动脉一致。

3. 胎儿腹腔囊肿：为边界清楚的囊性占位，囊壁较薄，囊液一般清亮，无骨骼强回声，囊壁可探及血流信号，囊内无血流信号显示。

## 病例 1

### 临床病史

孕妇，26 岁 7 个月，$G_4P_0$，孕 32 周，外院超声提示"胎儿腹腔占位"于我院行超声检查。孕妇于妊娠 $38^{+3}$ 周分娩一活男婴，查体左下腹触及边界清楚、质地中等的包块，产后再次行超声检查。

### 产前超声表现

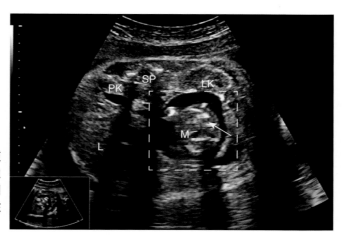

SP：脊柱；LK：左肾；RK：右肾；L：肝脏；M：团块

图 2-2-1-1　胎儿腹部横切面，显示腹腔偏左侧直径约 5.1cm 囊性占位，边界清楚，其内查见一个不均质回声团块，直径约 4.2cm，团块内可见脊柱及肢体强回声

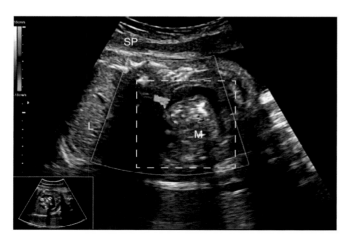

SP：脊柱，L：肝脏；M：团块

**图 2-2-1-2 胎儿腹部横切面，CDFI
显示团块内血供来自胎儿腹主动脉**

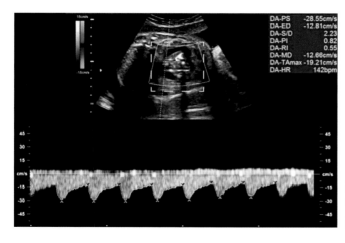

**图 2-2-1-3 胎儿腹部横切面，频谱多
普勒显示团块内血流频谱与胎儿脐动
脉血流频谱一致**

## 产前超声提示

宫内单活胎；胎儿腹腔内占位（疑寄生胎）。

### 产后超声表现

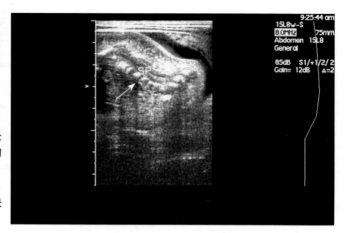

SP：脊柱

图 2-2-1-4　经腹高频超声腹部矢状切面，腹腔内偏左侧查见大小约 7.6cm×6.0cm×6.8cm 的囊实性占位，边界不清，其内查见大小约 6.5cm×4.4cm×5.0cm 的混合回声团，团块内可见脊柱及肢体强回声

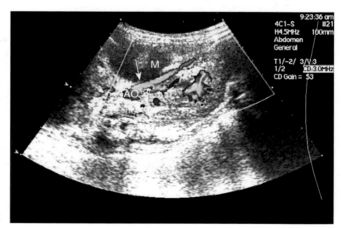

AO：主动脉；M：团块

图 2-2-1-5　经腹超声腹部横切面，CDFI 显示团块内血流来源于腹主动脉

### 产后超声提示

腹腔内占位（疑寄生胎）。

## 其他影像学检查

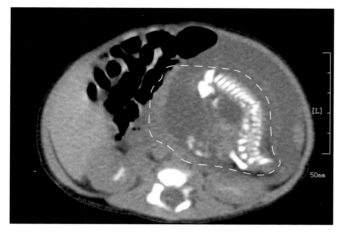

图 2-2-1-6 腹部 CT 显示左上腹腹膜后混杂密度占位，大小约 6.9cm×6.2cm×6.1cm，边界清晰，内见囊性成分及较完整的脊柱、胸廓、四肢骨，占位邻近脏器，胰腺向右前方移位，肾脏受压

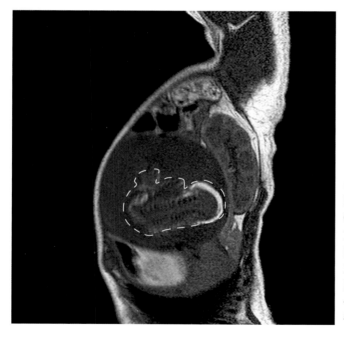

图 2-2-1-7 腹部 MRI 显示左腹膜后混杂信号巨大占位，大小约 6.2cm×6.6cm，边界清楚，邻近胰腺向右前方移位，左肾向左后方移位；占位病变其内信号不均匀，T1WI 以低信号为主，其内可见不规则高信号影，T2WI 以高信号为主，其内可见不规则低信号影，有发育不全四肢骨骼、骨性胸廓、脊柱及肺的信号

## 最终诊断

胎儿腹膜后占位（疑寄生胎）。

## 分析讨论

本例孕妇孕 32 周来我院就诊，超声检查时发现腹腔偏左包块约 5cm 大小，包块内高回声已能辨认出胎儿脊柱及肢体回声，强回声团具有骨骼特征，诊断为寄生胎。该孕妇妊娠至 38 周分娩出男活婴后行超声及 MRI 检查证实寄生胎诊断。腹膜后寄生胎需要与畸胎瘤鉴别：二者从发病机制、好发部位及影像表现上均有差异。寄生胎目前主要治疗措施为手术切除。虽然寄生胎的成分发育成熟，但仍有恶变可能，术后需要定期检测肿瘤标记物和复查超声或 CT、MRI 等。该病例为典型的寄生胎声像图表现。

## 病例 2

### 临床病史

孕妇，29 岁，停经 21 周，外院超声检查发现胎儿脐膨出。孕妇平素月经规律，停经 30$^+$ 天，尿妊娠试验阳性，提示妊娠。早孕期因孕酮低，口服黄体酮治疗。早孕期无阴道流血、流液，无毒物、药物及放射线接触史。早孕期超声检查见胎儿腹前壁偏右侧稍强回声，后团块逐渐增大，团块内查见肝脏回声，考据"脐膨出"，孕妇要求终止妊娠。

### 超声表现

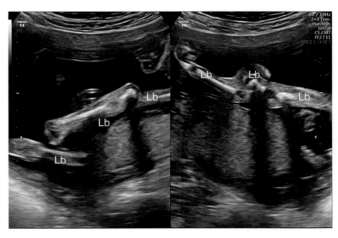

Lb：胎儿肢体

图 2-2-1-8 胎儿胸壁异常肢体矢状切面，显示胎儿右侧胸壁可见三支发育不全的肢体回声，一支伸向足侧、一支伸向头侧、一支伸向左侧

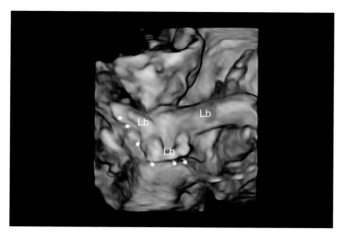

Lb：胎儿肢体

图 2-2-1-9　三维超声成像，显示胎儿右侧胸壁可见三支形态异常的肢体回声

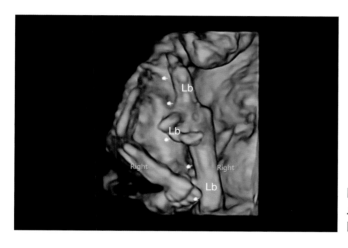

Lb：胎儿肢体

图 2-2-1-10　三维超声成像，显示胎儿右侧胸壁可见三支形态异常的肢体回声

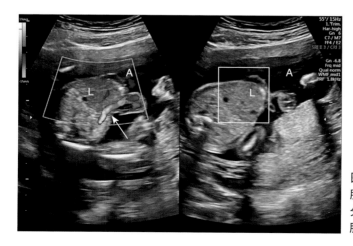

L：肝脏；A：羊水

图 2-2-1-11　胎儿腹部横切面，显示胎儿脐部连续性中断 2.5cm，肝脏部分向外膨出，突向羊膜腔，仅见 1 条脐动脉

### 超声提示

胎儿发育异常（疑寄生胎；脐膨出）。

### 产后所见

患者分娩一女死胎，体重 397g，身长 25cm，右侧胸部表面可见三支发育不全的肢骨，一支伸向足侧，长约 6.0cm；一支伸向左侧，长约 5cm；一支伸向右侧，长约 2.3cm。胎儿脐部膨出约 2.5cm，可见内脏向外膨出。脐带仅见一条脐动脉和一条脐静脉。

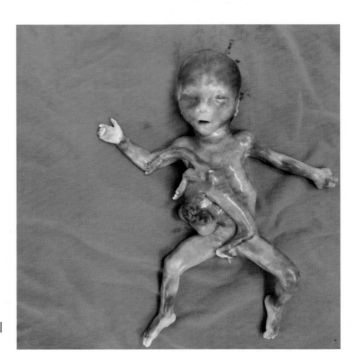

图 2-2-1-12　产后大体图片，显示引产婴儿右侧胸壁三条肢体，脐膨出

## 产后 X 线检查

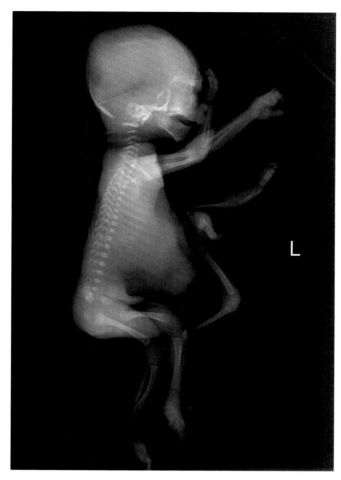

图 2-2-1-13　引产婴儿侧位片，显示
胸壁三条肢体及腹壁膨隆

## 最终诊断

胎儿发育异常：寄生胎；脐膨出。

## 分析讨论

本例孕妇孕 21 周来我院行超声检查，二维超声显示胎儿右侧胸壁可见三支发育不全的肢体回声，一支伸向足侧、一支伸向头侧、一支伸向左侧。三维超声显示胎儿右侧胸壁可见三支形态异常的肢体回声，孕妇引产后证实。该病例发生在胸壁，需与畸胎瘤、胸腹裂伴内脏外翻等鉴别。胸腹裂伴内脏外翻通常可以观察到胸、腹壁裂开，外翻的内脏无包膜覆盖，多无骨骼回声。寄生胎的诊断主要依靠影像学检查，包块内发现骨骼系统为诊断寄生胎的关键。

# 第二节　胎儿先天性静脉畸形骨肥大综合征

## 疾病概述

先天性静脉畸形骨肥大综合征（Klippel-Trenaunay syndrome，KTS）是一种复杂而少见的先天性毛细血管 - 静脉 - 淋巴混合畸形，于 1900 年由法国医师 Maurice Klippel 和 Paul Trenaunay 首次描述并命名。以往认为该病罕见，文献报道 KTS 发病率为 0.002% ～ 0.005%，但近年国外关于 KTS 已有大宗病例报道。KTS 一般散在发病，家族遗传少见；男女发病率未见明显差异。其病因不详，目前较有代表性的假说是中胚层发育异常。KTS 主要畸形有以下几种表现。①毛细血管畸形：组织学表现为表皮浅层的毛细血管扩张，是 KTS 最常见的皮肤表现，通常位于患肢外侧局部区域，较少累及患肢全长。②肢体肥大：程度轻重不一，下肢肥大发生率明显高于上肢。骨骼过度增生可为单侧全部骨骼，也可为单个骨，通常患肢长于健侧。其发病机理主要是畸形毛细血管床使局部血供增加，畸形静脉使局部回流不畅和淋巴管畸形造成的淋巴水肿，最终形成肢体增生性肥大。③非典型性静脉曲张：KTS 的静脉曲张与通常所说的静脉曲张不同。其形成与先天性静脉管壁薄弱、静脉发育缺陷（如静脉瓣缺失）和继发性静脉内高压有关。

## 超声表现

产前超声诊断 KTS 的文献报道较少。主要特点是显著的不对称的肢体肥大和皮下软组织增厚，可伴有累及肢体以外的胸、腹、腹膜后或骨盆的软组织包块。需要注意的是产前超声检测到的不对称肢体肥大，还可以是其他一些疾病或综合征的表现之一，包括血管瘤、淋巴管瘤、淋巴血管瘤、Proteus 综合征、Maffucci's 综合征等。KTS 的产前超声表现还包括非免疫性胎儿水肿、羊水过多、心衰、巨颅、脑室扩张和肝脏长大等。血管瘤伴发的血管内凝血和血管内溶血可以导致高心排量型心力衰竭和凝血功能障碍。

## 鉴别诊断

1. 淋巴管瘤：可常引起受累部位不对称性增厚肥大，是一种淋巴系统发育异常，由于异常的淋巴囊、淋巴间隙未与大的淋巴管及颈内静脉相通，淋巴液回流受阻，液体积聚导致淋巴管极度囊状扩张。它可以分为两种类型：一种是比较常见的水囊状淋巴管瘤，多发生在胎儿头颈部及背部，通常较大，有的甚至大过于胎头，是由单个或多个充满液体的壁薄、光滑的囊肿组成。另一种为海绵状淋巴管瘤，是由较大的淋巴管组成，由于原始淋巴管扩张成淋巴管的先天性发育不良引起身体的一部分或一个肢体弥漫性水肿，常在皮下形成不规则的串珠多分隔囊肿。彩色多普勒检测淋巴管瘤囊内无明显血流信号。

2. Beckwith-Wiedemann 综合征：也称生长过剩综合征，其典型的临床表现包括巨舌、巨体、脐膨出、内脏肥大、偏侧发育过度等。胎儿可能在孕中期出现大于胎龄，中孕彩超应注意有无腹壁缺损、内脏巨大、肾异常、心脏异常和巨舌等表现。KTS 以肢体病变为主，一般无脐膨出或内脏肥大表现。

## 病例

### 临床病史

孕妇，35 岁 4 个月，停经 27 周，发现胎儿下肢发育异常 14 天。孕妇平素月经规则，停经 40 天，超声提示宫内早孕。孕期无阴道流血、流液，无毒物、药物及放射线接触史。14 天前，外院胎儿彩超检查提示"胎儿右下肢较左下肢粗"。1 天前，我院彩超提示"右下肢较左下肢增粗、血管异常"。孕妇要求终止妊娠。

### 超声表现

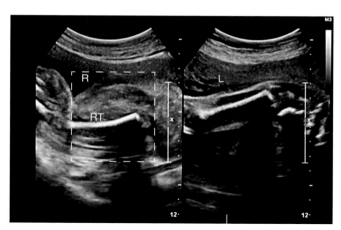

R：右侧；RT：右侧大腿；L：左侧

图 2-2-2-1 胎儿双侧大腿矢状切面，显示胎儿右下肢明显增粗，大腿最粗处直径约 5.47cm（左侧 3.22cm），双侧肢体长骨对比未见明显差异

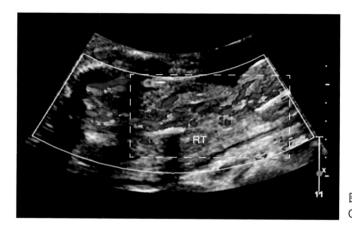

RT：右侧大腿

图 2-2-2-2 胎儿右下肢矢状切面，CDFI 显示右下肢血管明显增多、增粗

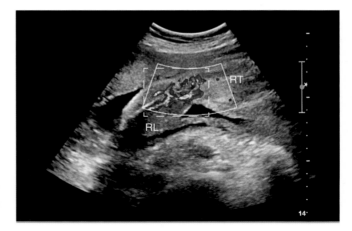

RL：右侧小腿；RT：右侧大腿

图 2-2-2-3　胎儿右下肢矢状切面，
CDFI 显示右下肢膝关节处血管增多，
形成环状血流

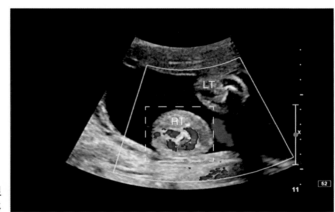

LT：左侧大腿；RT：右侧大腿

图 2-2-2-4　胎儿双侧大腿横切面，显
示右下肢较左下肢明显增粗，血管增多

## 超声提示

胎儿右下肢明显增粗、血管异常（不排除血管发育异常：KTS？）。

## 产后所见

孕妇引产分娩出一死胎，女性，身长 25cm，体重 1500 克，新鲜，右下肢较左下肢明显增粗，右侧大腿最粗处直径约 5.5cm（左侧 3.0cm），小腿最粗处直径 3.5cm（左侧 2.5cm）；右侧肢体臀部皮肤呈深红色，按压后减退，放松后颜色恢复。X 线片示双侧股骨、胫骨及腓骨长度未见明显差异。因胎儿已死亡，双侧下肢 MRI 检查未能发现血管差异。遂行双下肢截断术，横断面检查可见右下肢血管较左侧明显增多。

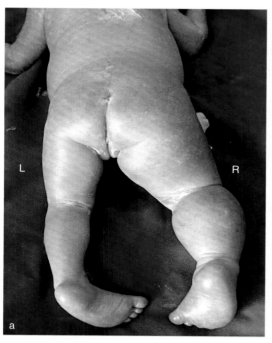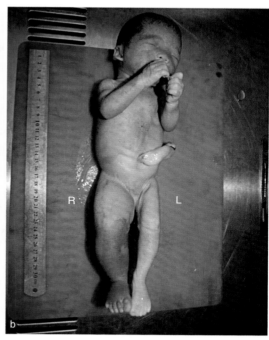

R：右侧；L：左侧

图 2-2-2-5　引产后大体标本，可见右下肢较左下肢明显增粗，右侧臀部至右膝关节皮肤颜色加深。（a.背面观），右侧小腿至足背皮肤呈深紫色（b.正面观）

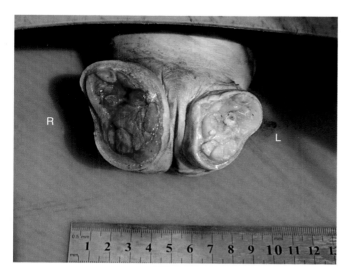

R：右侧；L：左侧

图 2-2-2-6　引产后大体标本双下肢横断面，显示右下肢较左下肢软组织增生明显，血管明显增多

## 最终诊断

右下肢先天性静脉畸形骨肥大综合征（KTS）。

## 分析讨论

该病例于孕 27 周行超声检查时发现,超声表现较典型。二维超声显示胎儿右下肢明显增粗,大腿最粗处直径约 5.47cm(左侧 3.22cm),双侧肢体长骨对比未见明显差异。CDFI 显示右下肢血管明显增多、增粗。右下肢膝关节处血管增多、形成环状血流。此时需与血管瘤、淋巴管瘤、淋巴血管瘤、Proteus 综合征、Maffucci's 综合征等鉴别。KTS 的产前超声表现还包括非免疫性胎儿水肿、羊水过多、心力衰竭、巨颅、脑室扩张和肝脏长大等。因此产前超声在怀疑 KTS 时,还应仔细扫查胎儿全身其他系统,是否合并其他系统的异常。

# 第三节　胎儿面横裂畸形

## 疾病概述

胎儿颅面裂畸形是累及胎儿面部或涉及颅前凹、额骨及眶骨等部位的先天性裂隙样畸形。颅面裂发病率文献报道不一,大约占新生儿的(1.435 ~ 4.85)/10 万。目前,颅面裂的分类尚不统一,较为常用的是法国的颅面外科创始人 Tessier 的分类法。胎儿面裂畸形属于颅面裂畸形。根据面裂畸形发生的部位又分为面中裂、面斜裂和面横裂 3 种类型。面裂非常少见,发生率约为 0.012%,占所有面部包括唇腭裂在内的各种裂中的 9.5% ~ 34%。面横裂又称口角裂、巨口畸形、大口畸形、面颊裂、口耳裂,Tessier 分类为 7 号裂。最早的病例由 Ahlfeld 于 1875 年报道,其比例相当于整个面裂的 1/(100 ~ 300),发病率为 1:30 万 ~ 1:15 万。在活婴中估计发生率为 1/5600 ~ 1/3000。其发生一般认为是在胚胎发育 4 ~ 8 周内,上、下颌突融合形成口角时发育障碍导致部分或全部未融合所致。目前病因不明,可能是多种因素在特定时期内发生作用的结果,胚胎发育期任何原因引起面部血供障碍都可导致面横裂。

## 超声表现

面横裂的超声表现:单侧裂时,显示为口裂中点偏离面部正中线;双侧裂时,显示为双侧口角裂开,口裂增大,呈巨口样表现。面横裂畸形在不合并其他畸形时,二维超声较易漏诊,用标准二维超声能够清楚显示面部、鼻、唇及牙槽骨的中央部分,但单侧面裂较难扫查。二维超声必须看清两侧口角连续,才能确定有无口角裂。三维超声是发现面横裂畸形最有效也是最好的检查方法,当发现颜面部畸形如外耳发育不全,唇裂、唇腭裂,脑积水等畸形时须实时三维超声观察。三维超声成像胎儿口角与耳间有条状暗区是胎儿面横裂的特征性表现,但须排除脐带等声像形成的条状暗区才可诊断面横裂。

### 鉴别诊断

面横裂需要与其他面裂畸形相鉴别。

1. 唇腭裂：唇裂表现为上唇连续性中断。合并腭裂时，还表现为胎儿牙槽突的弧形强回声光带连续性中断。

2. 鱼鳞病：通常表现为口唇永远保持开放。缺乏典型的耳朵形态，非典型性面部畸形，大张口，无典型的鼻形态，在眼前部分区囊性形成，皮厚，胎动受限与四肢僵硬呈半屈曲位，肢体发育异常（手指和脚趾发育不全，短指骨，马蹄内翻足，打不开的干瘪的手），羊水内高回声，以及相关的内脏畸形。而面横裂胎儿在声像图上仅表现为单侧或双侧的口角裂而造成的胎儿巨口，可合并其他颜面部畸形，但无明显皮肤皲裂、眼睑外翻、四肢姿势异常等超声表现。

## 病例 1

### 临床病史

孕妇，28 岁 3 个月，$G_1P_0$，孕 25 周，来我院行系统性产前超声检查发现胎儿发育异常。孕妇于妊娠 26 周行引产术。

### 超声表现

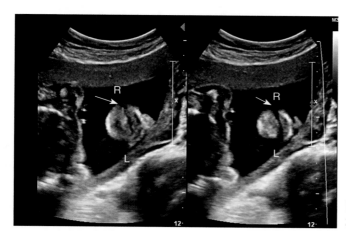

R：右侧；L：左侧

图 2-2-3-1　胎儿鼻唇冠状切面，显示右侧口角回声中断

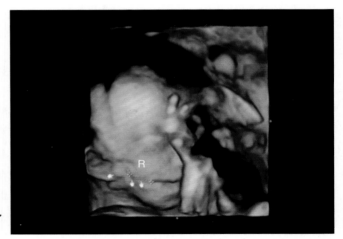

R：右侧

图 2-2-3-2　三维超声成像，显示胎儿
右侧口角回声中断，向右侧面颊延伸

## 超声提示

胎儿颜面部发育异常（疑右侧面横裂）。

## 引产后大体图片

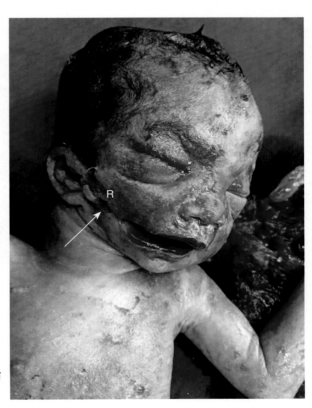

R：右侧

图 2-2-3-3　引产后胎儿，显示面部表现与
产前三维超声一致

最终诊断

胎儿右侧面横裂畸形。

分析讨论

　　胎儿颜面部畸形以唇腭裂多见，而面横裂畸形罕见。其发生是由于胚胎时期上颌突与下颌突未能完全融合所致，表现为口角至颊部成水平裂开。可为单侧裂，表现为两侧口角不对称；也可为双侧裂，表现为巨口症。除口颊畸形外，还可伴第一腮弓的发育畸形，如颜面部一侧发育不良、耳前瘘管及附耳等畸形。本例属严重的面横裂畸形，表现为巨口症，其病因不明确。由于面横裂，胎儿不能正常吞咽羊水，故羊水过多。实时三维表面成像可直观显示胎儿外貌特征，目前已成为产前筛查胎儿畸形的重要手段。

**病例 2**

临床病史

　　孕妇，28 岁 3 个月，$G_1P_0$，孕 25 周，产前超声检查发现胎儿发育异常。

产前超声表现

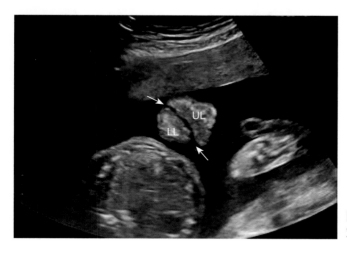

UL：上唇；LL：下唇

图 2-2-3-4　胎儿鼻唇冠状切面，显示双侧口角回声中断

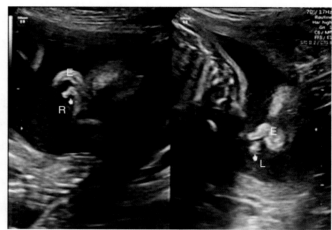

E：耳朵；R：右侧；L：左侧

**图 2-2-3-5 胎儿双耳矢状切面，显示双侧副耳**

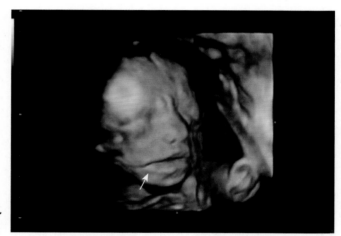

**图 2-2-3-6 三维超声成像，显示胎儿双侧口角回声中断，向双侧面颊延伸**

## 产前超声提示

宫内单活胎；胎儿颜面部发育异常（疑双侧面横裂伴双侧副耳）。

## 引产后大体图片

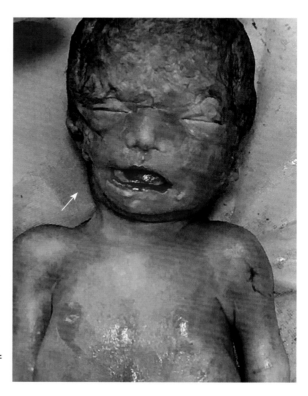

图 2-2-3-7　引产后胎儿，显示面部表现与产前三维超声一致

### 最终诊断

胎儿双侧面横裂伴副耳畸形。

### 分析讨论

该病例为双侧面横裂，超声表现为双侧口角裂开，口裂增大，呈巨口样表现。同时合并双侧副耳畸形。　二维超声在诊断双侧面横裂方面具有一定的局限性，可借助三维超声帮助诊断。三维超声是发现面横裂畸形最有效同时也是最好的检查方法，当发现颜面部畸形如外耳发育不全，唇裂、唇腭裂、脑积水等畸形时须进行实时三维超声观察。三维超声成像胎儿口角与耳间有条状暗区是胎儿面横裂的特征性表现，但须排除脐带等声像形成的条状暗区才可诊断面横裂。

# 第四节　胎儿口腔畸胎瘤

## 疾病概述

　　畸胎瘤是来源于性腺或胚胎剩件中全能细胞的肿瘤，由内胚层、中胚层和外胚层 3 个胚层组织来源成分组成，主要发生于中线轴器官。成人畸胎瘤最常见的发生部位为卵巢，其次为纵隔、骶尾部等，胎儿畸胎瘤则好发于骶尾部、颅内、舌下等中线部位，其中以骶尾部畸胎瘤最为常见，占胎儿肿瘤总体的 50%，发病率为 $1/(2 \sim 4) \times 10^4$，女性患者发病率高于男性。畸胎瘤起自胎儿舌部者临床较罕见。

## 超声表现

　　口腔内畸胎瘤超声表现为瘤体长大时向口腔外突出，使胎儿面部显像困难，由于胎儿口腔腔隙狭小，增大的肿瘤极易堵塞口腔，造成吞咽困难，影响羊水循环，导致羊水过多。80% 畸胎瘤患者包块内可见钙化灶，因此探查包块内的钙化灶可帮助进一步明确畸胎瘤诊断。

　　超声诊断和分型标准：① 根据肿瘤回声特点和囊实性分为 3 类，即以囊性为主的肿瘤（实性部分体积 < 1/3），囊实混合性肿瘤（实性部分与囊性部分体积接近）和实性为主的肿瘤（实性部分体积 > 2/3）。② 根据肿瘤内部有无血供分为：多血供肿瘤（肿瘤内见树枝状或网状血流信号），少血供肿瘤（肿瘤内见点状、短线状血流信号）和无血供肿瘤（肿瘤内未见血流信号）。

## 鉴别诊断

　　口腔畸胎瘤需要与以下几种疾病相鉴别。

　　1. 巨舌症：颜面部二维超声图像显示上唇与下唇间舌头增大伸于口外；三维超声显示胎儿舌头增大并向外伸出，当诊断巨舌症时，应该仔细检查胎儿是否合并其他畸形，如与 Beckwith-Wiedemann 综合征密切相关的脐膨出等。

　　2. 淋巴管瘤：通常发生在颈部，一般位于后三角区。超声表现为单房或多房囊性肿块。

### 病例

## 临床病史

　　孕妇，25 岁 7 个月，$G_1P_0$，孕 26 周，外院超声提示"胎儿口腔占位"。孕妇于妊娠 $27^{+1}$ 周引产。

### 产前超声表现

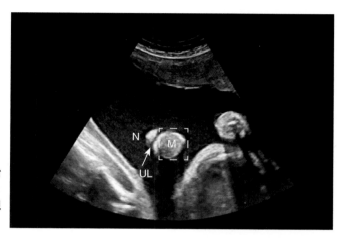

N：鼻子；UL：上唇；M：团块

**图 2-2-4-1** 胎儿鼻唇冠状面，显示胎儿口腔内可见大小 2.4cm×1.8cm×2.2cm 的实性弱回声团块，形态较规则

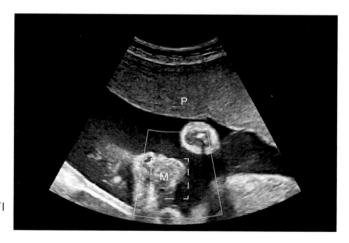

P：胎盘；M：团块

**图 2-2-4-2** 胎儿鼻唇冠状面，CDFI 显示团块内未见明显血流信号

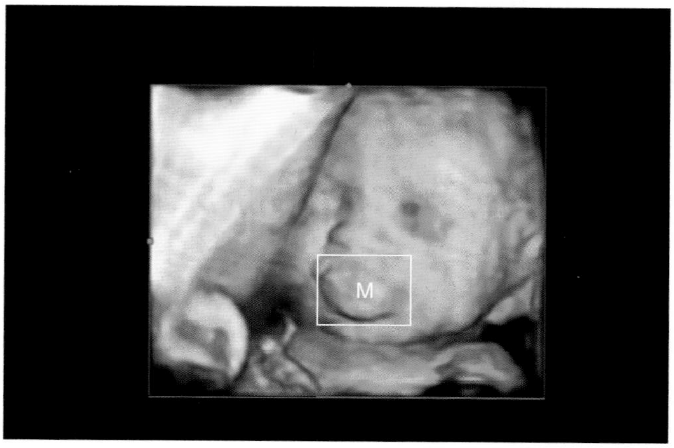

M：团块

**图 2-2-4-3** 三维超声成像，显示团块突出于胎儿口腔

### 产前超声提示

胎儿口腔占位（疑口腔肿瘤，畸胎瘤待排）。

### 引产后大体标本

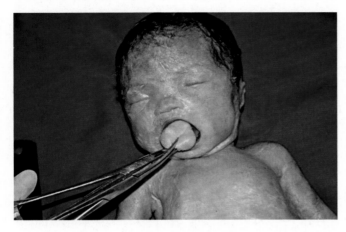

图 2-2-4-4　引产后大体图片，显示婴儿口腔内占位病变与产前超声一致

### 病理诊断

畸胎瘤。

### 最终诊断

胎儿口腔畸胎瘤。

### 分析讨论

本例患儿超声显示胎儿口腔内查见实性弱回声团，形态较规则，团块内未探及血流信号，口腔处于极度张口状态，不能闭合，此时下唇、下颌显示困难。面部正中矢状切面可很好地显示肿块与上唇、上颌、鼻及下唇、下颌的关系。鼻唇部的横切面及冠状切面可作为辅助切面对上述结构进一步确认。此时运用三维超声冠状面成像能够清晰地显示团块的位置及其与周围组织的关系，帮助诊断。

# 第五节　胎儿脐尿管瘘伴膀胱部分膨出、脐膨出、巨膀胱

### 疾病概述

脐尿管持续未闭是一种少见的先天性畸形，发生率约 1/10 万活产。胚胎发育早期（约

受精后 16 天），一个小的憩室自卵黄囊下壁发生并伸入体蒂，与泄殖腔相邻，该憩室即尿囊。随着胚胎生长，尿囊渐与胚胎腹部融合并形成一中空管道，连接尿生殖窦上极（膀胱顶）与腹前壁脐部，该管道即脐尿管。最终该管腔闭锁，形成一纤维肌性条索连接膀胱与脐部，该条索称脐正中韧带。脐尿管管腔闭锁失败很少发生，以下几种相似的畸形中的任何一种均可能导致闭锁失败：脐尿管未闭（管腔完全未闭锁），脐尿管憩室（仅近膀胱端未闭锁），脐尿管窦（仅近脐端未闭锁），脐尿管囊肿（仅中间段未闭锁）。

## 超声表现

脐尿管未闭在出生时容易诊断，而在产前很少诊断。胎儿期脐尿管未闭最常见的超声表现为脐带根部的囊性包块，称"尿囊囊肿"，与膀胱相连且位于两条脐动脉之间；妊娠过程中该囊性包块可以突然缩小甚至消失，这是其特征性表现之一。有报道部分病例产前超声可见脐带增粗，可能是由于包块占据了华通胶的空间，导致华通胶堆积，也可能由于低渗性的尿液渗透入华通胶。

有文献报道孕早期脐尿管未闭伴尿囊囊肿多合并有巨膀胱，因此孕早期发现脐部囊肿合并巨膀胱，则提示有脐尿管畸形的可能。

## 鉴别诊断

脐尿管未闭应与脐膨出相鉴别。此前多篇文献报道的尿囊囊肿病例起初均以"脐膨出"为可疑诊断而转诊至上级产前诊断中心。脐膨出与尿囊囊肿均可表现为腹前壁的囊性团块且脐带自团块腹侧进入，但是后者的特征是团块内充满液体且与膀胱相通、两侧有脐动脉经过、内无肠管等，可帮助鉴别诊断。

## 病例

### 临床病史

孕妇，35 岁，$G_2P_1$，本次受孕方式为自然受孕。孕 12 周在我院产科门诊建卡定期产检。产前超声检查发现胎儿发育异常，孕期多次连续动态观察。孕期合并妊娠期糖尿病，查体无特殊。

### 实验室检查

无特殊。

## 超声表现

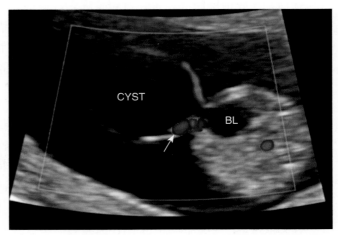

CYST：囊肿；BL：膀胱

图 2-2-5-1　孕 12⁺⁴ 周，胎儿下腹部横切面，显示胎儿脐部查见囊性团块，位于胎儿腹壁外，囊内为无回声液体，与膀胱间可见细小管道相通，囊性占位两侧可见脐动脉经过

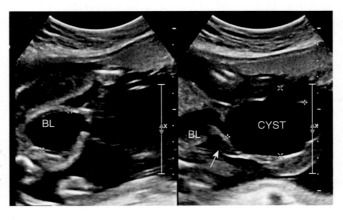

CYST：囊肿；BL：膀胱

图 2-2-5-2　孕 23⁺¹ 周，胎儿下腹部横切面，显示胎儿脐部囊性团块位于腹壁外并突向脐带内，囊内为无回声液体，与膀胱相通，两者形成"哑铃状"

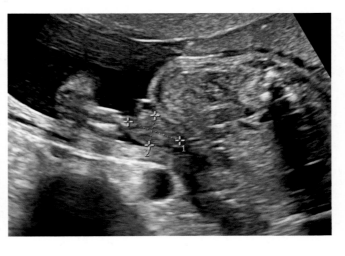

图 2-2-5-3　孕 25⁺⁵ 周，胎儿下腹部横切面，显示胎儿脐部未见确切囊性占位，仅见 1.9cm×1.1cm×1.3cm 的稍强回声（光标测量所示）突向羊膜腔，形态欠规则

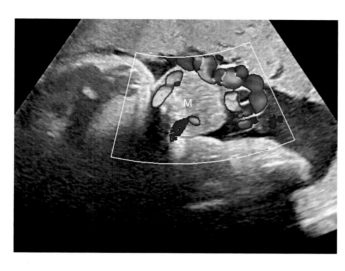

M：团块

图 2-2-5-4　孕 36⁺⁴ 周，胎儿下腹部横切面，显示胎儿下腹壁前方查见稍强回声团突向羊膜腔，内回声较均匀，其旁可见脐带

## 超声提示

胎儿脐部占位（脐尿管未闭合并尿囊囊肿，脐膨出待排）。

## 手术所见

孕妇于孕 39 周行剖宫产，新生儿 Apgar 评分 9-10-10，检查新生儿外观示脐部未见正常脐环，可见约 6cm×5cm 包块膨出，内见小肠及外翻的膀胱，自尿道外口插入导尿管，

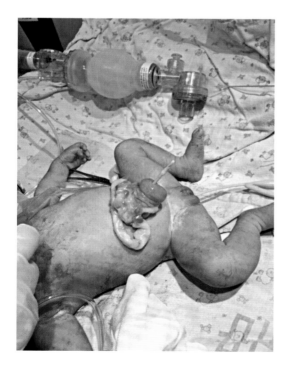

见尿管可自脐部包块穿出，剖宫产术后诊断"新生儿脐膨出，膀胱外翻"。次日转入儿外科，术前住院期间患儿脐部膨出的部分肠管自动回纳至腹腔，出生后第 6 天行手术。手术发现：脐部缺损直径 8cm，膨出物为巨大膀胱上方，膀胱与周围腹部及肠管粘连，膀胱顶部于体外开放。术中沿囊膜周围切开，剥离囊膜与周围组织粘连，松解肠管粘连；游离膀胱，切除巨大膀胱顶部充血水肿等不正常膀胱组织，重新缝合膀胱顶部，重建膀胱；修复重建腹部各层，脐部成形。术后诊断："脐膨出，脐尿管瘘伴膀胱部分膨出，巨大膀胱"。

图 2-2-5-5　产后图片，出生且断脐带后，新生儿脐部未见正常脐环，可见包块膨出，内见小肠及外翻的膀胱，见尿管可自脐部包块穿出

### 病理诊断

脐膨出；脐尿管瘘伴膀胱部分膨出；巨大膀胱。

### 最终诊断

脐膨出；脐尿管瘘伴膀胱部分膨出；巨大膀胱。

### 分析讨论

脐尿管未闭的发病机制可能为胎儿肾功能随孕周增大逐渐成熟、尿量增加，尿囊囊肿可自然破裂；更罕见的情况是囊性包块消失后，膀胱经未闭的脐尿管脱出并外翻，出生后表现为脐部较大，内含色红、管状、黏膜覆盖的团块位于脐带下方，团块实际是脱出的膀胱顶黏膜面外翻并自身粘连。该病例即经历了上述一系列变化：孕 $12^+$ 周至 $23^+$ 周表现为脐尿管未闭合并尿囊囊肿，孕 $25^+$ 周尿囊囊肿消失，脐部仅剩少许稍强回声，可能为囊肿破裂后残余的囊壁；而后脐部稍强回声逐渐变大，孕 $33^+$ 周复查可见明显增大的团块且与腹腔内容物相通，$36^+$ 周直至足月时团块进一步稍增大且持续存在，此时的团块应为脱出的肠管及膀胱；出生后及术后所见证实脐部膨出物为肠管及部分外翻的膀胱。

# 第六节　胎儿心内膜弹力纤维增生症

### 疾病概述

胎儿心肌病是指在胎儿期就出现临床表现的心肌原发病变，较少见，但多数预后不良，产前及早明确诊断至关重要。根据超声特征，胎儿心肌病可分为胎儿扩张型心肌病、胎儿肥厚型心肌病、胎儿心肌致密化不全、胎儿限制型心肌病，胎儿心内膜弹力纤维增生症（endocardial fibroelastosis，EFE）属于胎儿限制型心肌病的一种。

EFE 是由于心肌胶原纤维和弹性纤维沉积导致心室内膜弥漫性增厚伴心腔扩大的一种疾病，于胎儿期或婴儿期常见。其病因尚不清楚，与宫内病毒性心肌炎、母体自身抗体免疫反应、遗传代谢因素、肉毒碱缺乏、心内膜缺血、淋巴回流障碍等有关，也可继发于其他先天性心脏畸形疾病。胎儿 EFE 又分为原发型和继发型。原发型左心室扩大、心内膜增厚、收缩功能下降，约占 55%；继发型由主动脉缩窄（左心发育不良综合征）和左冠状动脉起源于肺动脉等原因引起。

### 超声表现

胎儿超声心动图是目前诊断胎儿 EFE 的主要手段，主要表现为左心室心内膜回声弥漫性粗糙增厚增强，与心肌界限明显，以左心室后壁侧壁明显，不累及心内膜下心肌。

### 鉴别诊断

在超声检查时，EFE 需要与以下疾病鉴别：

1. 心内膜心肌纤维化症：以右心室型受累多见，其次为双心室型，单纯左心室型极为罕见，主要改变是心内膜和内层心肌广泛纤维化，而 EFE 主要为左心室心内膜受累严重，内膜下心肌不受累。超声表现为心室流入道狭窄、缩短，心内膜增厚、回声增强，心肌闭塞、变形，心室流出道增宽，搏动加强，室间隔矛盾运动，房室瓣增厚、反流，心包积液等。

2. 心脏横纹肌瘤：常发生于室壁或心腔内，多为多发，多累及心室，心房及心包腔很少受累，超声表现为心腔内或室壁内圆形、回声均匀的高回声团块，其内未见明显血流信号。此外，由于主动脉缩窄和左冠状动脉起源于肺动脉可引起继发性 EFE，早期手术治疗能明显改善其预后，检查时应注意排查有无其他心脏结构尤其是主动脉的异常，否则易被误诊为原发性 EFE，延误治疗。

## 病例

### 临床病史

孕妇，39 岁，G₃P₁，妊娠 24 周常规行胎儿超声心动图发现异常。孕妇已育有一女，孕妇本人及其女儿的心脏未发现明显异常。查体无特殊。

### 超声表现

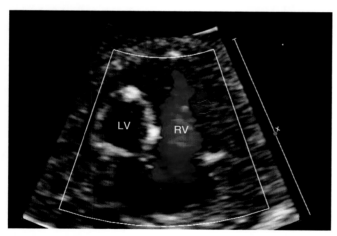

LV：左心室；RV：右心室

图 2-2-6-1　胎儿四腔心切面，显示左心室和室间隔的心内膜增厚，呈强回声

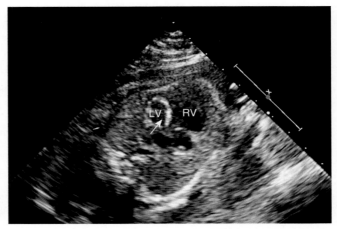

LV：左心室；RV：右心室

图 2-2-6-2  胎儿四腔心切面，显示左
心室和室间隔的心内膜增厚，呈强回声

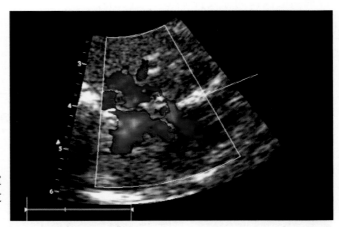

图 2-2-6-3  胎儿四腔心切面，显示室
水平探及束宽约 1.3mm 的右向左的过
隔血流

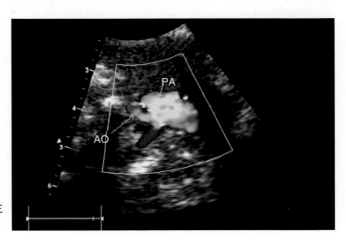

PA：肺动脉；AO：主动脉

图 2-2-6-4  胎儿三血管切面，显示主
动脉狭窄

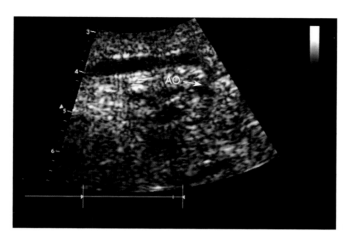

AO：主动脉

图 2-2-6-5　胎儿主动脉弓长轴切面，显示主动脉狭窄

## 超声提示

胎儿先天性心脏病；限制性心肌病可能性大；室间隔小缺损；主动脉发育不良。

## 引产后所见

胎儿重 940.0g，长 36.5cm，心脏 7.1g。

## 病理诊断

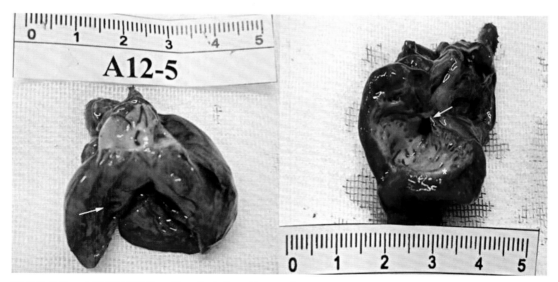

图 2-2-6-6　大体解剖图片，显示左心室呈同心圆增厚（0.4cm），内膜面覆盖有弥漫性白色纤维组织

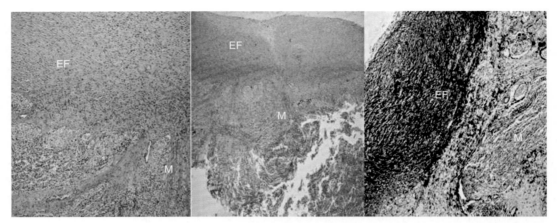

EF：弹力纤维；M：平滑肌

图 2-2-6-7　血氧 -eosin 染色和 Verhoeff 的弹性染色图片，显示左心室心内膜增厚和超塑性弹性纤维，证实了 EFE 的诊断。Verhoeff 铁苏木精弹力纤维染色法示弹力纤维染色，见增厚的内膜层有大量密集弹力纤维，呈波浪状或平行排列

### 最终诊断

胎儿心内膜弹力纤维增生症。

### 分析讨论

EFE 是由于心肌胶原纤维和弹性纤维沉积导致心室内膜弥漫性增厚伴心腔扩大的一种疾病，于胎儿期或婴儿期常见。胎儿 EFE 又分为原发型和继发型。胎儿超声心动图是目前诊断胎儿 EFE 的主要手段，超声表现有一定特征性。

# 第七节　胎儿颅内 Galen 静脉瘤

### 疾病概述

Galen 静脉即大脑大静脉，在大脑大静脉池内，为两侧大脑内静脉合成的一条短而粗的静脉干。绕过胼胝体压部向后约在大脑镰出入小脑幕联结处前端与下矢状窦汇合，以锐角注入直窦。

Galen 静脉瘤是一种少见的散发性血管畸形，约占颅内血管畸形的 1%，起源于 Willis 环或椎基底动脉系统的一条或多条小动脉。其发病机制是高流量、高流速的动脉血液通过动静脉短路直接进入 Galen 静脉，导致了其呈瘤样扩张。Galen 静脉瘤胎儿预后差，死亡率高。大量血液经动静脉短路返回心脏，使右心扩大，可导致充血性心力衰竭。50% 患儿在新生儿期可出现心力衰竭。由于大量的血液经动静脉短路返回心脏形成无效循环，Galen 静脉瘤周围组织血液供应减少引起缺血缺氧性脑病，可导致出现脑水肿甚至脑室周围白质软化。此外，Galen 静脉还可压迫大脑导水管引起阻塞性脑积水、颅内压增高等一系列症状。由于脑组织血流供应相对减少，进行性慢性脑缺血还可造成脑成熟异常、智力低下等。

## 超声表现

Galen 静脉瘤具有特征性超声表现，多数胎儿表现为胎头丘脑横切面水平在近中线处、第三脑室后方囊性无回声，形态较规则，囊壁较薄；也有少量仅出现 Galen 静脉呈条状增宽，与其相连的直窦、上矢状窦也可出现轻度增宽。CDFI 显示囊性无回声或增宽的 Galen 静脉内充满花色血流信号，PW 测量为高速低阻血流。除上述表现外，病程较长或瘤体较大者还可出现脑水肿、脑出血及瘤体压迫所致的脑积水等继发超声改变。

## 鉴别诊断

诊断 Galen 静脉瘤需要与脑中线附近的蛛网膜囊肿、扩张的第三脑室及脑穿通畸形所致的囊肿鉴别。鉴别要点在于采用 CDFI 显示囊性团块内的彩色血流信号，这对 Galen 静脉瘤具有重要诊断意义。

虽然 Galen 静脉瘤超声表现特异，但由于病变在早期很小，不易发现，多数 Galen 静脉瘤诊断时间在妊娠 32 周以后，所以必须重视胎儿晚孕期超声检查。

### 病例 1

## 临床病史

孕妇，27 岁，停经 38$^{+4}$ 周，外院超声发现胎儿颅内囊性回声。

## 超声表现

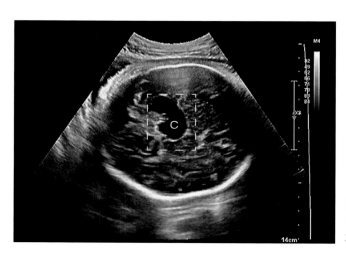

C：囊性占位

图 2-2-7-1　胎儿颅脑横切面，显示脑中线偏左侧查见大小 3.8cm×4.6cm×2.1cm 囊性占位

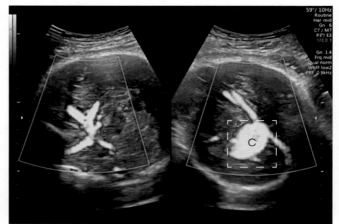

C：囊性占位

图 2-2-7-2　胎儿颅脑横切面，能量多普勒显示囊性团块为血流信号充填

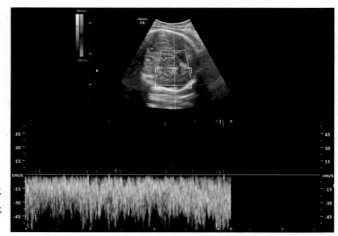

图 2-2-7-3　胎儿颅脑横切面，频谱多普勒显示团块内血流为毛刺状的静脉频谱

## 超声提示

胎儿颅内囊性回声（疑 Galen 静脉瘤）。

## 分娩记录

孕妇于妊娠 40 周顺娩一活男婴，外观未见异常。体重 3060g，身长 50cm。

## 产后超声表现

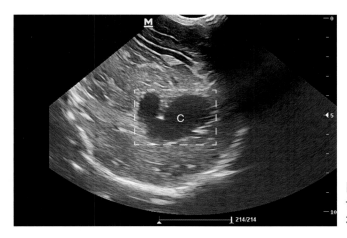

C：囊性占位

图 2-2-7-4　产后 1 天新生儿颅脑斜切面，显示丘脑旁脑中线查见大小约 3.8cm×2.3cm 无回声区

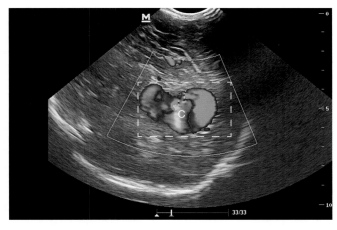

C：囊性占位

图 2-2-7-5　胎儿颅脑斜切面，CDFI 显示无回声区内为血流信号充填

## 其他影像学检查

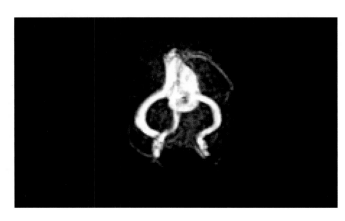

图 2-2-7-6　产后 1 天，新生儿头颅 MRI 显示左侧大脑前动脉、大脑中动脉和大脑后动脉明显迂曲增粗，大脑镰左旁静脉和左大脑大静脉明显迂曲扩张，考虑颅内血管畸形，动静脉瘘形成，并引流静脉瘤样扩张

### 最终诊断

胎儿颅内囊性回声（Galen 静脉瘤）。

### 分析讨论

该病例较典型，产前超声表现为胎儿脑中线偏左囊性占位，彩色多普勒和脉冲多普勒显示病灶内紊乱的动静脉血流。当发现胎儿 Galen 静脉瘤后，仔细扫查了胎儿心脏结构，测量心胸比例及上腔静脉内径，该胎儿在检查期间未出现心力衰竭以及其他结构的严重畸形。

## 病例 2

### 临床病史

孕妇，20 岁，停经 36^{+3} 周，外院超声发现胎儿颅内囊性回声。

### 超声表现

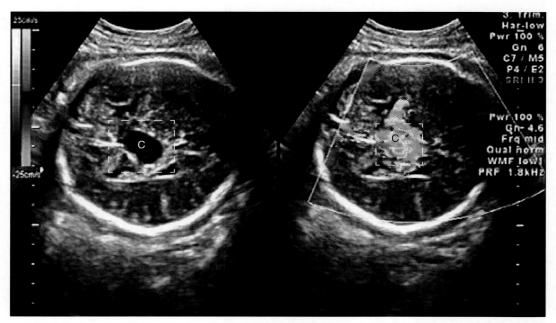

C：囊性占位

图 2-2-7-7 胎儿颅脑横切面，显示胎儿的脑中线丘脑后下方查见一无回声的囊性结构。CDFI 显示无回声区内充满血流信号

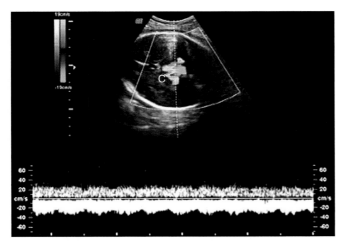

C：囊性占位

图 2-2-7-8　胎儿颅脑横切面，频谱多普勒显示静脉频谱内有动脉频谱显示，呈高速低阻

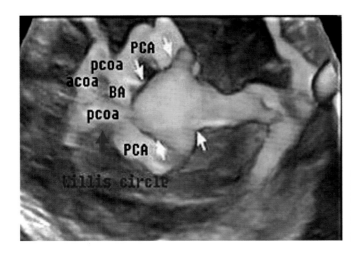

白色箭头：Galen 静脉瘤瘤体；红色箭头：Willis 环；PCA：大脑后动脉；BA：基底动脉；pcoa：后交通动脉；acoa：前交通动脉

图 2-2-7-9　Galen 静脉血管瘤三维能量多普勒上面观声像图

## 超声提示

宫内单活胎：胎儿发育异常（Galen 静脉血管瘤）。

## 分娩记录

孕妇于妊娠 39 周外院顺娩一活男婴，外观未见明显异常。体重 3280g，身长 51cm。

## 分析讨论

该病例较典型，产前超声表现为胎儿脑中线囊性占位，彩色多普勒和脉冲多普勒显示病灶内紊乱的动静脉血流。该病例的优势在于三维能量多普勒的运用，能够清晰显示胎儿颅底 Willis 环，更加清晰地显示 Galen 静脉瘤的具体位置。

# 第八节　胎儿腹股沟斜疝

## 疾病概述

在新生儿及婴儿中，先天性腹股沟斜疝的发生率为 0.8% ～ 4.4%，在胎儿时期却很少见，可能与胎儿期腹内压和（或）羊膜腔内压力相似有一定关系。

一般婴儿出生后，鞘突自行收缩闭锁，若鞘突未能闭合或不完全性闭锁，可造成鞘突与腹腔相连续，胎儿期腹膜鞘管未完全闭合，同时腹壁肌肉组织发育较薄弱或有持续性腹内压升高，使腹腔内组织或器官降入腹膜鞘突，形成疝。

## 超声表现

超声表现与小儿腹股沟疝相似。当疝内容物为肠管时，超声能探及胎儿阴囊内的疝入肠管的蠕动且彩色多普勒可观察到来自肠系膜血管血流信号；当疝内容物为网膜组织时，阴囊内包块回声多为无明显蠕动的强回声团状，彩色多普勒可见其内无明显血流信号。

妊娠中晚期超声即可清晰显示正常胎儿外生殖器。男性胎儿可见半圆或椭圆形阴囊、朝向头侧的阴茎，妊娠中晚期阴囊内可见睾丸。50% 男性胎儿 27 周时双侧睾丸下降，95.7% 的男性胎儿于 30 ～ 39 周时双侧睾丸已下降。当超声检查发现不典型外生殖器结构时应慎重诊断畸形，需多次反复进行动态观察及进一步遗传学和其他影像学检查。

## 鉴别诊断

超声诊断胎儿腹股沟斜疝应与睾丸肿瘤、睾丸扭转、泄殖腔外翻畸形和骶尾部肿瘤相鉴别。

1. 睾丸肿瘤：较少见，通常瘤体较大，超声表现为混合性肿块回声，肿块与睾丸关系密切，回声较低，内无蠕动的肠管回声，彩色多普勒显示肿块内血流信号丰富，可以此与胎儿腹股沟斜疝进行鉴别。

2. 睾丸扭转：胎儿腹股沟斜疝与睾丸扭转超声均表现为睾丸增大，但睾丸扭转在其脏层与壁层鞘膜间积聚血性液体，彩色多普勒在睾丸内无血流信号显示。

3. 泄殖腔外翻畸形：胎儿腹股沟斜疝与泄殖腔外翻畸形不同，泄殖腔外翻畸形产前超声显示盆腔内无膀胱，脐膨出下方的"象鼻征"代表扩张的终末段回肠，且常合并脐膨出，无正常外生殖器。

4. 骶尾部肿瘤：胎儿骶尾部畸胎瘤、骶尾部血管瘤、脂肪瘤和脊膜膨出可根据肿块的位置、边界、有无包膜、内部回声特点及血流状况与胎儿腹股沟斜疝进行鉴别，胎儿骶尾部肿瘤常显示正常外生殖器。

**病例**

临床病史

孕妇，29岁，停经30周，外院超声发现双胎之一阴囊内异常回声。

超声表现

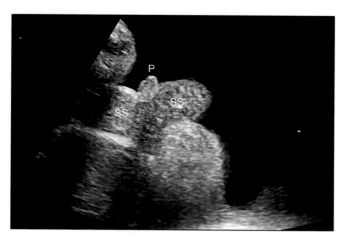

SS：阴囊；P：胎儿阴茎

图2-2-8-1 胎儿会阴部横切面，显示双侧阴囊明显长大，内充满不均质稍强回声，无囊腔，未见确切睾丸回声

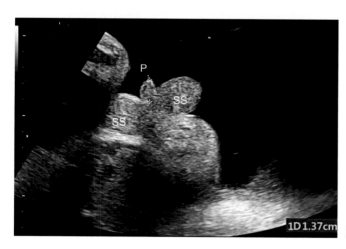

SS：阴囊；P：胎儿阴茎

图2-2-8-2 胎儿会阴部横切面，显示胎儿阴茎

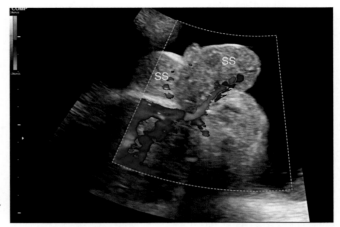

SS：阴囊

图 2-2-8-3 胎儿会阴部横切面，
CDFI 显示胎儿阴囊内稍强回声可探及
血流信号

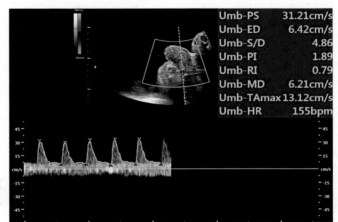

| Umb-PS | 31.21cm/s |
| Umb-ED | 6.42cm/s |
| Umb-S/D | 4.86 |
| Umb-PI | 1.89 |
| Umb-RI | 0.79 |
| Umb-MD | 6.21cm/s |
| Umb-TAmax | 13.12cm/s |
| Umb-HR | 155bpm |

图 2-2-8-4 胎儿会阴部横切面，频
谱多普勒显示阴囊内稍强回声血流
RI=0.79

## 超声提示

胎儿双侧阴囊内稍强回声（性质？）。

## 其他影像学检查

MRI：胎儿双侧腹股沟区及右侧会阴区混杂信号肿块影，突出腹腔外，皮肤连续，
大小约5.1cm×2.7cm×2.2cm，其内可见T2WI高信号小肠及T1WI高信号结肠。考虑诊断：
双侧腹股沟斜疝，右侧会阴部肠道疝入可能性大。

## 产后所见

男婴，全身水肿，腹股沟查见大小约10cm斜疝，部分疝入阴囊。

## 最终诊断

胎儿腹股沟斜疝。

## 分析讨论

胎儿单纯性腹股沟斜疝多发生在晚孕期，且多在孕妇常规超声检查时发现。该病例胎儿在早中孕期超声检查时未发现异常，于孕 30 周发现，说明胎儿期腹股沟斜疝的发生多在晚孕期，或与腹内压和羊膜腔内压力增大有关。因此，早中孕期超声检查无异常的胎儿，晚孕期超声仍需仔细扫查双侧腹股沟区，以免漏诊胎儿单纯性腹股沟斜疝。

# 第九节　胎儿膈下型隔离肺

## 疾病概述

隔离肺属于肺支气管及前原肠畸形疾病谱中的类型，其发病率为 0.15% ～ 1.8%。又称肺隔离症或副肺，是以血管异常为基础的胚胎发育缺陷造成的肺先天性畸形，其发生率约占肺畸形的 0.15% ～ 6.4%，男性多见，男女比例为 4∶1。

隔离肺是一种较少见的先天性肺发育异常，表现为一部分肺发育不全，无呼吸功能，与其相邻的正常肺组织分离，其血液供应来自主动脉及其分支。隔离肺根据其有无独立的脏层胸膜覆盖可分为叶内型隔离肺（intralobar pulmonary sequestration，ILS）及叶外型隔离肺（extralobar pulmonary sequestration，ELS）。ILS 包含在正常肺实质中，并由同一层胸膜包裹；而 ELS 有其自身独立的脏层胸膜被覆。两者分别占 75% 和 25%，其中约 10% 的 ELS 位于膈下。

## 超声表现

胎儿膈下型隔离肺的声像图特征为胎儿膈下强回声或稍强回声团块，呈三角形或叶状，内部回声均匀，边界清；彩色多普勒检出其滋养血管来自体循环动脉或其分支是 ELS 的特征性表现，而三维能量超声有助于发现异常供血血管，其敏感性更高。

## 鉴别诊断

对位于膈下的隔离肺应与肾上腺神经母细胞瘤及肾上腺出血相鉴别。

1. 肾上腺神经母细胞瘤：不能显示同侧正常肾上腺组织。神经母细胞瘤多位于右侧，内呈囊性变，常发现于晚孕期，并可在胎儿体内发生广泛转移，如转移至胎儿肝脏、脐带、胎盘等。

2. 肾上腺出血：不能显示同侧正常肾上腺组织。肾上腺出血常见于难产大胎儿，包块内血流缺乏或消失。

## 病例

### 临床病史

患者女，31 岁，孕 24 周时胎儿系统超声检查提示"胎儿左侧膈下稍强回声"。患者平素月经规则，停经 40 余天血 HCG 检测证实妊娠。早孕期无明显早孕反应，无腹痛、阴道流血，无毒物、药物及放射线接触史。孕期反复超声及 MRI 提示胎儿腹腔占位。妊娠足 42 周，入院待产。

### 超声表现

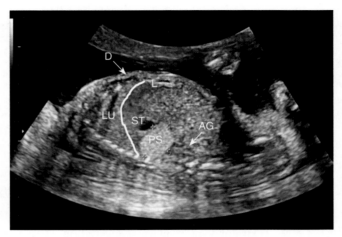

D：膈肌；LU：肺；AG：肾上腺；L：肝；ST：胃；PS：隔离肺

图 2-2-9-1　胎儿胸腹部矢状切面，显示胎儿左侧膈下查见大小 2.0cm× 1.4cm×1.8cm 的稍强回声，边界清楚，紧邻肾上腺及肝脏

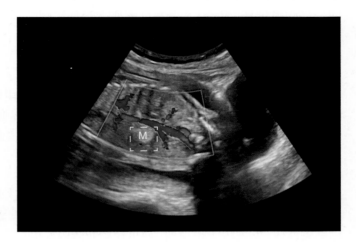

M：团块

图 2-2-9-2　胎儿胸腹部冠状切面，CDFI 显示团块内未见明显血流信号

### 超声提示

胎儿左侧膈下占位（疑隔离肺）。

### 其他影像学检查

26 周胎儿 MRI：左膈下腹膜后占位 1.8cm×1.0cm×1.3cm，左肾上腺受压推移；病灶与腹主动脉间未见确切异常血管沟通；性质待定。

33 周胎儿 MRI：左膈下腹膜后脊柱旁占位 1.6cm×1.1cm×1.4cm，左肾上腺受压推移；病灶与腹主动脉间未见确切异常血管沟通；性质待定；与妊娠 26 周比较未见明显变化。

### 分娩记录

孕妇于妊娠 42$^{+1}$ 周顺产一活女婴，体重 3380g，身长 49cm，外观未见明显畸形。

### 产后超声表现

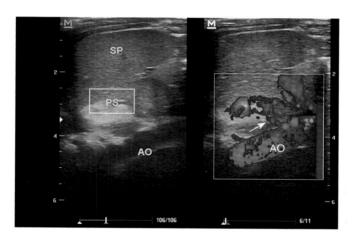

AO：主动脉；SP：脾；PS：隔离肺

图 2-2-9-3　产后 1 天新生儿腹部高频超声，显示左侧肾上腺上方大小约 1.5cm×1.0cm×1.0cm 稍强回声，CDFI 显示团块血供来自腹主动脉

### 最终诊断

胎儿左侧膈下稍强回声（膈下型隔离肺）。

### 分析讨论

该病例产前超声表现为胎儿左侧膈下实性稍强回声团，边界清楚，紧邻肾上腺及肝脏。CDFI 显示团块内未见明显血流信号。产后超声检查发现团块内血供来自腹主动脉，证实为膈下型隔离肺。分析原因可能是产前超声检查时，未对彩色多普勒血流参数进行有效的调节，使得血流信号无法显示，此时可采用能量多普勒帮助诊断。

# 第十节 胎儿腹腔淋巴管囊肿

## 疾病概述

胎儿淋巴管瘤的发生率为 1.1～5.5/万，由于淋巴囊回流异常或淋巴管发育异常所致。妊娠 5 周开始，原始淋巴囊逐渐发育并形成淋巴管，妊娠 10 周时，淋巴系统基本发育健全，妊娠 14 周，淋巴管发育完善。如果淋巴系统发育缺陷或胎儿静脉压升高，淋巴回流发生障碍，则可导致淋巴液集聚，形成淋巴管瘤，甚至出现全身水囊样改变。

大约 90% 的胎儿淋巴管瘤发现在颈部，仅 5%～10% 发生在其他少见部位，如富含淋巴管的腋下、胸腹部、肢体、纵隔、大网膜和肠系膜。

## 超声表现

胎儿腹腔囊性淋巴管瘤的超声特征为腹腔内多房或单房囊性包块，无蠕动性，囊内透声好，可见多条分隔带；团块外周有正常或略细管径的肠管，囊肿与肠管互不相通；与肝、脾、肾等实质性脏器无关。

腹部囊性淋巴管瘤可源于肠系膜、大网膜或后腹膜。由于肠系膜淋巴网丰富，因此腹部淋巴管瘤大部分发生于肠系膜。肠系膜淋巴管瘤位于肠管之间，多呈形态不规则的多房囊性团块，边界较清楚，囊壁及分隔较薄，囊腔内高回声分隔光带为其特异性超声表现。大网膜淋巴管囊肿超声表现为紧贴腹前壁的囊性团块，囊壁较薄，透声好；而腹膜后囊性淋巴瘤一般体积较大，多房、可引起腹膜后脏器及大血管移位。

## 鉴别诊断

超声诊断胎儿腹腔淋巴管囊肿需要与以下疾病进行鉴别：

1. 胎粪性腹膜炎所致假性囊肿：团块形态常不规则，内可见钙化斑，胎儿常出现腹水，伴羊水过多。

2. 多囊肝：位于上腹部，发生于肝脏，与肝脏关系密切，难以显示正常的肝脏轮廓。

3. 肠重复畸形：多为单房囊性团块，囊壁厚，且与肠壁结构相似。

4. 多囊性肾发育不良：病灶位于肾区，同侧无正常的肾脏显示。

### 病例

## 临床病史

孕妇，32 岁，妊娠 20 周产前超声提示"胎儿腹腔囊性占位"。孕妇平素月经规则，此次妊娠为体外受精-胚胎移植（IVF-ET），移植 1 枚 5 天冻胚。停经 30+ 天出现早孕反应。早孕期无阴道流血、流液，无毒物、药物、放射线接触史。

## 超声表现

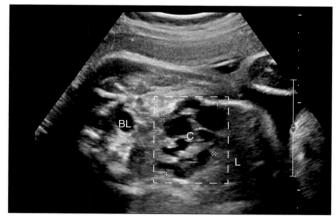

BL：膀胱；L：肝脏；C：囊性占位
图 2-2-10-1　胎儿下腹部冠状切面，显示腹部偏右查见大小 4.86cm×3.40cm×4.43cm 的分隔状囊性占位，外形欠规则，液体较清亮，分隔厚薄不均。团块与肠管关系密切，肠管未见明显扩张

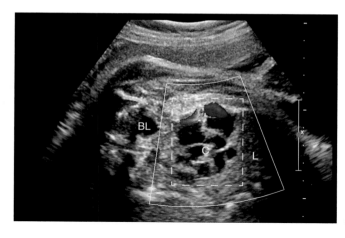

BL：膀胱；L：肝脏；C：囊性占位
图 2-2-10-2　胎儿下腹部冠状切面，CDFI 显示团块内囊壁及分隔上未见明显血流信号

## 超声提示

胎儿下腹部囊性占位（肠系膜囊肿？淋巴囊肿？）。

## 分娩记录

妊娠 40 周，孕妇行"剖宫产"，分娩一活男婴，体重 3370g，身长 49cm，外观未见明显畸形。

## 产后超声表现

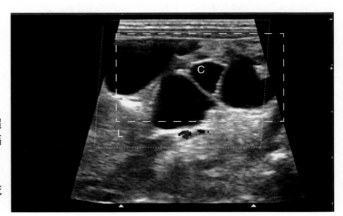

C：囊性占位

图 2-2-10-3　产后 1 天新生儿腹部超声，显示右上腹及右中腹腹腔内分隔状囊性占位，大小约 4.5cm×2.2cm×3.3cm，囊与囊相通，囊液清亮，CDFI 显示囊壁及隔上未探及明显血流信号，其与右肾及肝脏无明显关系

## 最终诊断

胎儿腹腔囊性占位（淋巴管囊肿）。

## 分析讨论

该病例胎儿期超声检查显示腹腔中部、肠管之间的多房囊性团块，团块与肠管关系密切，肠管未见明显扩张。囊壁及隔上未探及明显血流信号。为典型的淋巴管囊肿的超声图像。产后超声证实。

# 第十一节　胎儿尿直肠隔畸形序列征

## 疾病概述

尿直肠隔畸形序列征（urorectal septum malformation sequence，URSMS）又称为永存泄殖腔、泄殖腔畸形等，是由于尿直肠隔移行、融合异常以及泄殖腔膜发育异常所致的一系列严重的尿直肠隔和泌尿生殖器异常，发生率为 1/（50 000 ～ 250 000），女性多见。在胚胎发育的第 3 周，后肠末端膨大与前面的尿囊相交通形成泄殖腔。第 4 周直肠隔形成，将泄殖腔分成前后两部分，前者是尿生殖窦，以后逐渐分化形成阴道前庭及部分尿道；后者是直肠。胚胎第 5 ～ 8 周，泌尿直肠隔分隔泄殖腔失败或其与泄殖腔膜融合失败，可导致一系列泌尿直肠隔畸形，直肠、阴道和泌尿道汇合成一个管腔，并共同开口于会阴，该管腔的长度可为 1 ～ 10cm。其他合并畸形包括无肛门、外生殖器性别不明、泌尿生殖器异常、结肠异常、腰骶椎异常（如脊柱裂、半椎体）。根据有无会阴 - 肛门开口，尿直肠隔序列的病理分型可分为完全型和部分型。①完全型：会阴区未见尿道及肛门开口，外生殖器性别不明，泌尿生殖器、结肠的腰骶骨异常；②部分型：共同泄殖腔在会阴部仅有一个开口，肛门闭锁。

## 超声表现

尿直肠隔畸形序列征的超声表现如下。

1. 盆腔内囊性包块："双叶状"或"三叶状"囊性团块是其特征性声像表现。位于前方者是膀胱，一般较小，位于后方者为积水的阴道伴纵隔，呈左、右排列，三者共同开口于下端泄殖腔。包块内多为无回声，可见点状钙化或团块状强回声。

2. 肛门闭锁：肛门"靶环征"消失，肛门区表现为一线形回声。

3. 肾异常：可表现单侧肾发育不良、多囊性肾发育不良、肾（输尿管）积水。肾积水最为常见，肾积水与阴道积水、不同程度的膀胱出口梗阻有关。

4. 生殖器异常：女性内生殖器异常表现为双角子宫或双子宫，阴道纵隔或双阴道双子宫、可伴阴道闭锁或子宫阴道积水；外生殖器异常表现为女性男性化，增大的阴蒂和（或）融合的阴唇。男性外生殖器异常可以表现为尿道下裂，阴囊分裂、阴茎发育不良、阴茎阴囊转位等。

5. 腹腔积液：可有一过性腹水。腹水原因可能是扩张的阴道使出口梗阻造成尿液逆入子宫，后经输卵管进入腹腔。

6. 骶尾部发育不良，脊髓栓系等。

## 鉴别诊断

1. 胎粪性腹膜炎：可由各种原因引起，常见的是先天性肠梗阻，导致胎儿肠穿孔、胎粪进入腹膜后引起的无菌性或化学性腹膜炎，腹腔内可有大量腹水。肠间隙、肝边缘腹水内散在大量钙化强回声，可有肠梗阻，胎粪假囊肿形成。

2. 肠重复畸形：口腔至直肠的任何部位均可发生，小肠（回肠、空肠）最常见。可在小肠的系膜侧出现囊性团块，观察囊肿形态是否有变化、蠕动，是区别其他腹腔内囊肿的特征。肠重复畸形可分为4型。①囊肿型：占80%，呈卵圆形或囊形；②肠外囊肿型：依附于肠壁向外突起，早期不引起梗阻；③肠内囊肿型：位于黏膜下层或肌层，向肠腔突起，多见于回盲瓣附近，早期可引起肠腔梗阻；④管状型：位于肠系膜附着缘，与正常肠管平行走行，形成双腔管道。

3. 小肠扭转：指小肠沿其肠系膜（顺时针或逆时针）扭转超过180°，以空肠或回肠扭转多见。超声表现为腹腔内多个扩张的囊性包块，其间可见较厚壁的分隔。梗阻以上肠管扩张，扩张的肠管壁增厚，肠腔内可见带状分隔。内径＞7mm，提示小肠梗阻可能。可有腹腔内钙化及腹水。

## 病例

### 临床病史

孕妇，27岁，孕25<sup>+5</sup>周，外院超声检查发现"胎儿腹腔积液，双侧肾盂分离"。孕妇平素月经规则，此次妊娠为首次受孕，否认孕期内感冒及风疹等病毒感染病史。

### 实验室检查

这两个值均为 MOM 值，因此无单位。

唐氏筛查：AFP 0.45（参考范围 0.41～2.49）、Free β-HCG1.20（参考范围 0.26～2.49）。

18-三体风险度：1/7500（≥350 为高风险）。

唐氏综合征风险度：1/180（≥270 为高风险）。

开放性神经管缺陷低风险。

未做无创 DNA 检测及羊水穿刺检查。

### 超声表现

▶第一次超声检查（孕25<sup>+5</sup>周）

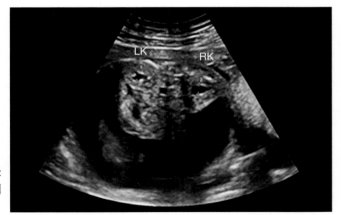

LK：左肾；RK：右肾

图 2-2-11-1　胎儿腹部横切面，显示胎儿双肾盂分离，左侧 0.5cm、右侧 0.6cm

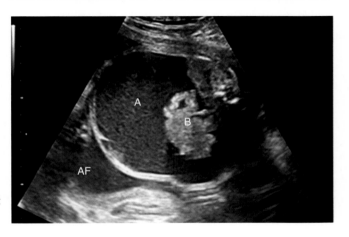

A：腹水；B：肠管；AF：羊水

图 2-2-11-2　胎儿腹部横切面，显示胎儿腹腔查见深约 5.2cm 液性暗区

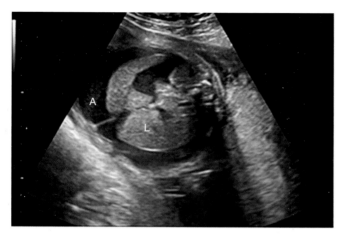

A：腹水；L：肝脏

图 2-2-11-3　胎儿腹部横切面，显示反复多次检查胃泡未见明显显示

▶第二次超声检查（孕 28<sup>+2</sup> 周）

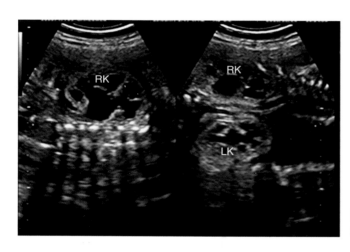

RK：右肾；LK：左肾

图 2-2-11-4　胎儿腹部矢状切面及冠状切面，显示双肾盂分离 1.2cm

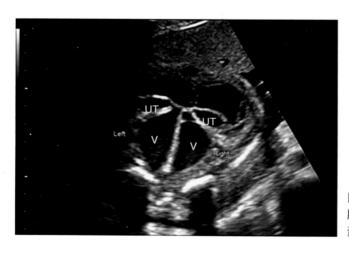

UT：子宫；V：阴道

图 2-2-11-5　胎儿腹部横切面，显示胎儿盆腔内见大小约 5.3cm×4.7cm 囊性团块，内可见分隔，似肠管状

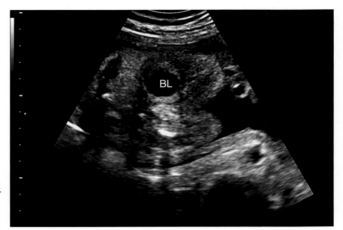

BL：膀胱

图 2-2-11-6　胎儿下腹部横切面，显示胎儿下腹部查见膀胱样囊样回声，囊壁增厚，厚约 0.35cm，内壁不光滑

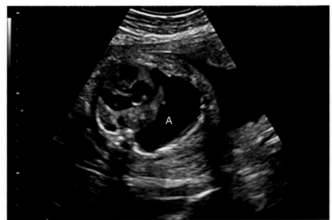

A：腹水

图 2-2-11-7　胎儿腹部横切面，显示胎儿腹腔内查见深约 2.3cm 液性暗区，内透声差，可见絮网状回声

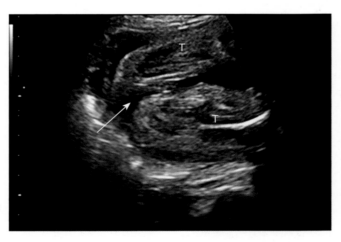

T：大腿

图 2-2-11-8　胎儿会阴部横切面，未显示明确"靶环"征

## 超声提示

宫内单活胎。

胎儿腹腔积液、肛门直肠隔畸形，考虑尿直肠隔序列征可能。

## 引产后表现

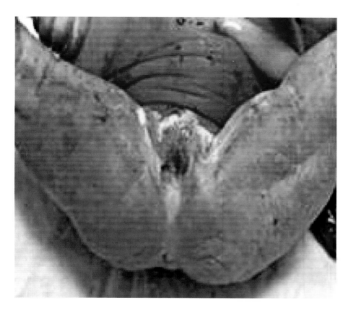

图 2-2-11-9　胎儿引产后大体图片，显示外阴异常开口，外生殖器难辨，未见确切肛门

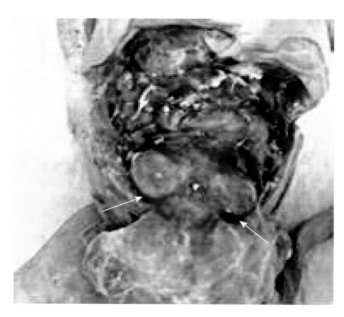

图 2-2-11-10　尸检图片，显示盆腔内可见双子宫

## 最终诊断

胎儿尿直肠隔畸形序列征。

## 分析讨论

本例女性，外生殖器难辨，腹腔囊性占位、肛门闭锁、双肾积水、腹腔积液符合女性部分型尿直肠隔畸形序列征。产前超声诊断尿直肠隔畸形序列征相对较困难。本病例产前超声表现包括典型的盆腔内分隔状囊性团块（其较大者实为积液的阴道，内为阴道纵隔，两侧较小者实为双侧积液的子宫）、肾积水、肛门"靶环"征消失等，考虑URSMS可能。引产后显示外生殖器无法分辨，证实为URSMS。完全型URSMS预后极差，部分型预后相对较好，因此加深对该病的认识，提高产前检出率，能够更好地指导临床。

# 第十二节　胎儿肝脏血管瘤

## 疾病概述

文献报道胎儿肝脏肿瘤 50% 以上为血管瘤。肝血管瘤在初期生长速度较快，之后逐渐萎缩，12 ～ 18 个月后可完全消失。较大的胎儿肝血管瘤可导致肝脏增大，也可出现广泛的动静脉瘘而导致胎儿高心输出量性心力衰竭、水肿、溶血性贫血、严重的血小板减少症及凝血障碍。有文献报道肝脏血管瘤的死亡率可达到 30% ～ 80%。

## 超声表现

胎儿肝脏血管瘤超声表现为肝实质内不均质回声团块，边界较清楚，血流丰富。瘤体内形成动‑静脉交通，静脉负荷过重，造成胎儿出现充血性心力衰竭，胎儿可出现心脏长大、体循环淤血征象。

## 鉴别诊断

肝脏血管瘤需与肝脏其他占位性病变相鉴别。

1. 错构瘤：一种良性肝肿瘤，由大的充满液体的囊肿包围着含有小胆管的疏松间充质组织。错构瘤通常表现为以囊性或混合回声为主的肿块。

2. 肝母细胞瘤：为最常见的先天性肝脏恶性肿瘤，但在胎儿期较血管瘤或错构瘤少见。肝母细胞瘤通常表现为界限清楚的实质性病变，钙化和假包膜可能是肝母细胞瘤的共同特征。肝母细胞瘤的预后很差，常见的并发症包括产时破裂、出血、水肿和转移。

## 病例

### 临床病史

孕妇，31岁，孕2产1，孕31周2天。主诉"外院发现胎儿腹腔占位"。否认家族心脏病史及遗传病史。

### 超声表现

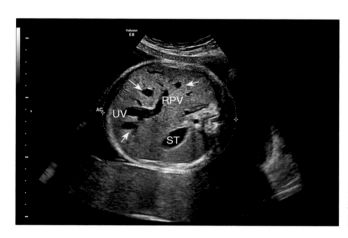

UV：脐静脉；RPV：门静脉右支；ST：胃

图 2-2-12-1　胎儿腹围切面，显示肝脏实质回声稍增强，且其内可见数个无回声管道（白箭头）横切面

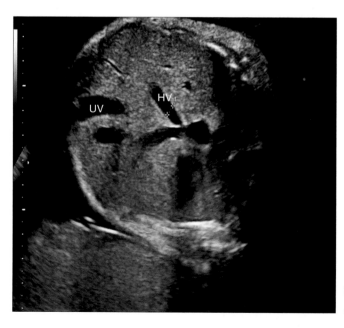

UV：脐静脉；HV：肝静脉

图 2-2-12-2　胎儿腹部横切面，侧动探头追踪扫查显示增宽管道为增宽的肝静脉

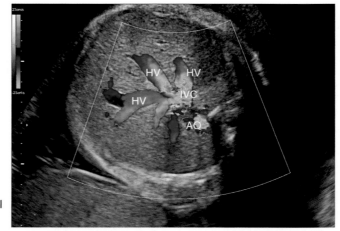

IVC：下腔静脉；AO：主动脉；
HV：肝静脉

图 2-2-12-3　胎儿腹部横切面，CDFI
显示三支增宽的肝静脉汇入下腔静脉

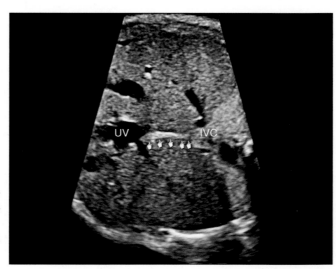

UV：脐静脉；IVC：下腔静脉

图 2-2-12-4　胎儿腹部横切面，探头
在胎儿腹围平面稍向头侧倾斜可见静
脉导管成一条索状强回声（白箭头），
其远端与肝内脐静脉相连，近端附着
于下腔静脉近心房处

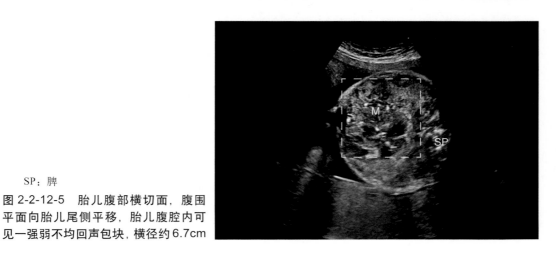

SP：脾

图 2-2-12-5　胎儿腹部横切面，腹围
平面向胎儿尾侧平移，胎儿腹腔内可
见一强弱不均回声包块，横径约 6.7cm

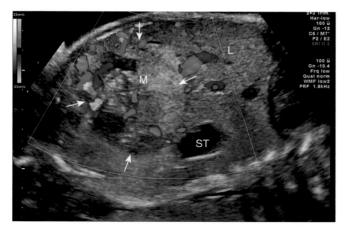

L：肝脏；ST：胃；M：团块

图 2-2-12-6　胎儿腹部冠状切面，显
示包块位于肝脏下份，其周边及内部
可见较丰富血流信号

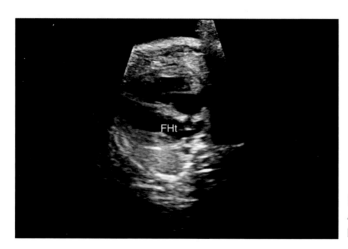

FHt：胎儿心脏

图 2-2-12-7　胎儿胸腔横切面，显示
心胸比增大，约 0.67，心内结构未见
明显异常

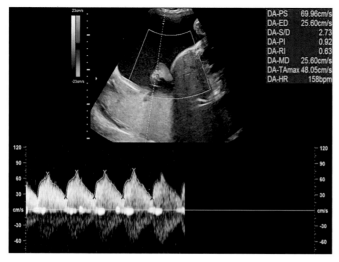

图 2-2-12-8　频谱多普勒显示胎儿脐
动脉频谱形态异常

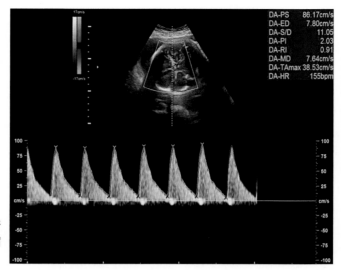

图 2-2-12-9 胎儿颅脑横切面，频谱多普勒显示胎儿右侧大脑中动脉收缩期峰值血流速度（PSV）=86.17cm/s

## 超声提示

胎儿发育异常：全心增大；腹腔实质性团块，考虑肝母细胞瘤可能；静脉导管早闭可能；肝淤血。

胎盘厚，羊水过多。

## 引产后表现

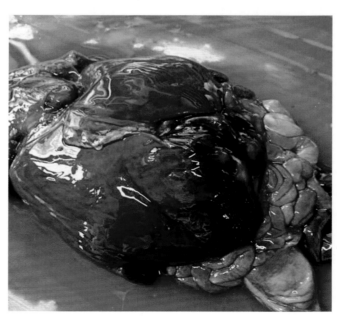

图 2-2-12-10 胎儿产后尸检图片，显示肝脏明显增大，肝下缘可见一直径约 8cm 的肿物，中等硬度，周围肝组织呈红褐色，肝下缘与小肠及横结肠粘连

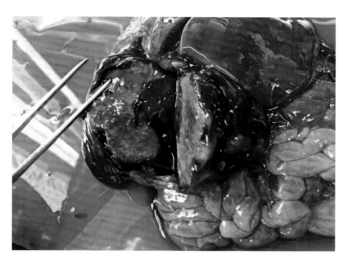

图 2-2-12-11　胎儿产后尸检图片，显
示切开肝下缘肿物，切面呈黄褐色，
内可见大小不等的血窦

## 病理诊断

　　肝脏海绵状血管瘤，肝组织广泛自溶，肝脏髓外造血。

## 最终诊断

　　胎儿肝脏海绵状血管瘤；胎儿心脏增大；胎儿静脉导管闭锁可能；胎儿肝淤血。

## 分析讨论

　　该病例产前误诊为肝母细胞瘤。分析误诊原因可能是超声医生对两种疾病的认识不足。肝母细胞瘤常可见钙化和假包膜。肝脏血管瘤超声表现为肝实质内不均质回声团块，边界较清楚，血流丰富。瘤体内形成动 - 静脉交通，静脉负荷过重，造成胎儿出现充血性心力衰竭，胎儿可出现心脏长大、体循环淤血征象，如本例胎儿还出现静脉导管闭锁及肝淤血表现。超声发现胎儿肝脏占位时，应多切面观察肿块的边界、内部回声及其与周围血管组织的毗邻关系，还需探查胎儿是否出现心力衰竭的表现。

# 第三章

# 胎儿附属物

## 第一节　胎盘早剥

### 疾病概述

妊娠 20 周后至胎儿娩出前的任何期间正常位置的胎盘与子宫壁部分或全部分离称为胎盘早剥，是危及母儿生命的产科急症，发生率为 0.5% ~ 4%，围产儿死亡率可高达 20% ~ 35%。主要病理变化是胎盘部位的底蜕膜血管破裂出血，导致胎盘与子宫肌壁分离，血液积聚而形成血肿。常见原因包括妊娠高血压等全身血管性疾病、人工破膜等引起宫腔压力骤减、仰卧位低血压综合征引起子宫动脉压骤然升高、绒毛膜羊膜炎、外伤等。

胎盘剥离分为显性、隐性和混合性。显性剥离有阴道流血，出血量与剥离面大小程度相关；隐性剥离血液积聚在胎盘与子宫壁之间，无阴道流血，积血急剧增多可导致子宫胎盘卒中，预后较差；混合型出血为隐性剥离达到一定程度，血液冲开胎盘边缘或胎膜导致阴道出血或血性羊水。胎盘早剥的胎儿窘迫发生率、围产儿死亡率、母亲的剖宫产率及产后出血率均高，严重者可发生子宫卒中、DIC 等母体并发症，同时导致早产儿、出生低体重儿增多，并易发生呼吸窘迫综合征、新生儿缺血缺氧性脑病、颅内出血等多种早产儿疾病，严重威胁母儿生命。

胎盘早剥典型临床症状包括阴道出血、腹痛、子宫压痛、张力增高、血性羊水、胎心异常等；不典型者可能仅有少量阴道出血、不规律宫缩、轻微子宫压痛，或仅表现为不明原因的胎儿窘迫、胎心减慢或脐动脉血流频谱异常，易与先兆临产、临产、先兆早产或胎儿窘迫等混淆，从而延误诊治。晚期妊娠出血的孕妇，不论其是否伴有腹痛，在排除宫颈疾患及前置胎盘后，均应高度怀疑胎盘早剥发生。

### 超声表现

胎盘早剥图像复杂多变，与胎盘早剥的面积、类型、出血量的多少、出血时间的长短有关，因此超声诊断常常容易漏诊误诊。血肿回声表现因出血时间和出血量各异，急性出血时表现为低回声或等回声，时间较长者为高回声，血肿形态各异，出血量较少时可以为窄带状，量较多时可表现为圆形、类圆形或不规则形，CDFI 显示血肿内无血流信号，而胎盘内有血流信号。常见的典型超声表现有：①胎盘后血肿，表现为胎盘与子宫肌壁之间的低回声区或混合回声团，形态不规则，与胎盘和肌壁有分界，内部无血流信号，剥离处胎盘局限性增厚，向羊膜腔突起；②胎盘边缘剥离，表现为胎盘边缘的低回声或混合回声，若血液破入羊膜腔，羊水中可见点状回声、絮状或片状稍强回声飘浮；③绒毛膜板下血肿，表现为剥离区绒毛膜板下低回声或无回声，突向羊膜腔；④脐动脉血流频谱异常，胎心减慢甚至胎儿死亡。具有上述典型表现者诊断不难。

以下几种情况容易漏诊：①对于胎盘剥离面较小的轻度胎盘早剥，胎盘后无明显的异常回声，临床无症状，未引起检查医师的重视，对胎盘扫查不全面；②胎盘剥离时间长，形成强回声的血凝块，回声类似正常的胎盘；③胎盘位置在子宫后壁，受到腹壁厚度、先露部遮盖、远场声衰减及分辨力的影响易漏诊；④急性期血肿回声与胎盘相似难以辨认，胎盘很厚，轮廓不清，血肿的不规则低回声与暗区相间，易误认为巨大胎盘；⑤部分显性剥离者血液经阴道流出，未形成胎盘后血肿者，胎盘可表现正常，因此超声未发现胎盘异常也不能排除早剥。

## 鉴别诊断

在检查过程中要注意与以下几种征象鉴别。

1. 子宫局部收缩：子宫局部收缩时，胎盘局部隆起变厚，胎盘局部增厚可随子宫局部收缩的消失而消失。

2. 胎盘后大血窦：血窦内可见条形血管及缓慢流动的血液。

3. 子宫肌瘤：团块周边有假包膜，彩色多普勒血流显示团块周边有环状或半环状血流信号。

4. 胎盘后子宫静脉丛扩张：CDFI 可探及静脉血流信号，易误诊为胎盘早剥所致的胎盘后方积液，后者 CDFI 不能探及血流信号。

5. 胎盘绒毛膜血管瘤：呈圆形或椭圆形，边界清楚，与周围正常胎盘组织间有明显界限，内部多为低回声或强弱不等的不均质回声，血流信号丰富。

6. 胎盘内血窦：为胎盘内的无回声区，形态不一，边界清晰，其内可见细弱点状回声流动，CDFI 未见血流信号。

## 病例

### 临床病史

孕妇，30 岁，主诉"停经 $29^{+2}$ 周，少量阴道流血"。孕期无胸闷、气紧，无头晕、眼花，无皮肤瘙痒，无多食、多饮、多尿，无双下肢水肿等。既往月经规律，$G_1P_0$，患有妊娠期糖尿病。查体：偶有宫缩，余无特殊。

## 实验室检查

无特殊。

## 超声表现

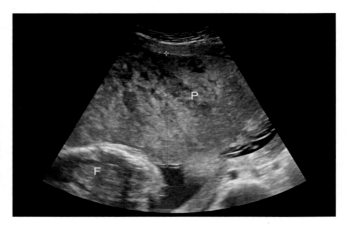

P：胎盘；F：胎儿

图 2-3-1-1　经腹子宫横切面，显示胎盘附着子宫前壁，厚约 8.8cm，成熟度 0 级。胎盘实质成分较少，回声不均匀，多数区域内可见细密点状回声缓慢流动。胎盘占据宫腔较多空间，挤压胎儿

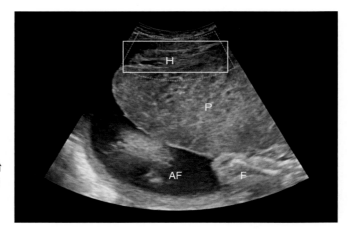

P：胎盘；F：胎儿；AF：羊水；H：血肿

图 2-3-1-2　经腹子宫横切面，显示胎盘上份偏右后间隙欠清，可查见8.4cm×1.3cm×7.4cm 不均质稍强回声团，呈絮状，未探及明显血流信号

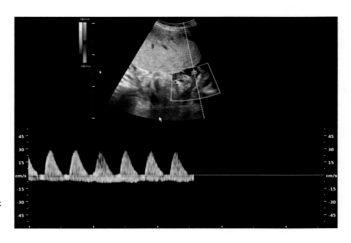

图 2-3-1-3　频谱多普勒显示胎儿脐血流舒张期血流频谱消失

### 超声提示

胎盘与子宫肌壁间占位（胎盘早剥？）；胎儿脐血流舒张期血流频谱消失。

### 手术所见

患者因阴道出血突然增多立即予以人工破膜，见羊水为暗红色血性，行臀牵引娩出一女死婴，外观未见明显畸形，胎盘娩出后阴道内流出较多暗红色血凝块，约 50g，检查胎盘大小约 15cm×15cm×2cm，重 190g，胎盘、胎膜完整，胎盘局部增厚。脐带未见异常。术后孕妇血压 173/137mmHg。

### 最终诊断

胎盘早剥。

### 分析讨论

本例患者前期检查就有胎盘增厚伴回声不均匀，因此在第二次检查时超声医师很容易忽略胎盘在原有基础上又出现进一步增厚，就可能忽视对胎盘的全面扫查，且该例胎盘后间隙的血肿回声较强，形态较窄长，不如团块形血肿的辨识度高，在扫查时易误当作不均匀的胎盘实质，而且本例胎盘范围较大，在扫查时容易遗漏。虽然患者产前并未发现有高血压等高危因素，仅有少量的阴道流血，但由于检查医师经验较丰富，对胎盘早剥有足够的警惕，对胎盘进行了详细的扫查因而避免了漏诊。

早期诊断治疗与孕产妇及新生儿的预后直接相关，因此检查医师应该提高对胎盘早剥各种声像图的正确认识，结合临床，全面细致地扫查，必要时采取侧卧位等多方位检查后壁或侧壁胎盘，适当调节深度增益补偿，注意扫查技巧，对可疑部位应反复扫查，必要时前后对比，多次超声动态观察了解胎盘情况，不能将侧壁增厚的胎盘误认为前后壁胎盘紧贴，对于轻度增厚的胎盘也应仔细扫查。此外，测量胎盘厚度时应采取横切面，使超声声束与胎盘尽量垂直，在斜切面测量会导致测值大于胎盘实际厚度。

# 第二节　胎盘间叶发育不良

### 疾病概述

胎盘间叶发育不良（placental mesenchymal dysplasia，PMD）是一种病因不明的罕见胎盘血管病变，发生率约为 0.02%，最早于 1991 年由 Moscoso 等报道，其声像学特点与部分性葡萄胎相似。Moscoso 等总结的 64 例 PMD 中 80% 的病例胎盘内部查见多发的低回声囊状区，50% 查见胎盘增大和（或）增厚，16% 查见绒毛膜血管扩张。部分 PMD 可合并胎儿异常，如 Beckwith-Wiedemann 综合征（BWS），发生率约为 20%，表现为胎儿大于孕周、脐膨出、肝大、肾大、巨舌以及羊水过多。此外，PMD 还较常合并胎儿生长受限（FGR）和胎死宫内、胎儿肝脏肿瘤等。因此，当发现胎盘回声异常可疑 PMD 时，应重点扫查这些部位。

部分 PMD 可合并有 HCG 及 AFP 升高，以后者更为多见，当产前超声或实验室检查发现以上征象时，应建议行胎儿染色体检查。大多数 PMD 胎儿的染色体核型正常，其中以 46，XX 多见，男女比例约为 1 ∶ 8，染色体核型异常者少见，包括 13 三体、47，XXY、69，XXX、13 三体嵌合体等，而部分性葡萄胎大多为三倍体，胎儿常发生胎死宫内或伴有多发畸形，极少有足月正常胎儿出生。

PMD 的最终诊断依靠病理检查，巨检可见胎盘长大，绒毛膜板血管扩张充血，绒毛干水肿形成葡萄状囊泡，镜下可见绒毛干明显长大，不同程度水肿，含异常厚壁胎儿血管，部分可见栓塞，无滋养细胞增生及包涵体。

## 超声表现

胎盘间叶发育不良的主要超声特征是胎盘子面局部蜂窝状囊性暗区，与正常胎盘组织分界清晰，囊性暗区大小不等，张力不明显，呈长圆形平行于胎盘长轴分布。胎盘间叶发育不良病变存在明确的发展过程，从妊娠 12 周前后胎盘非均质弥漫性增厚，胎盘实质内出现微小囊性病变，通常直径小于 1mm；至妊娠 22 周左右囊性暗区扩张至最大范围，随后囊性暗区逐渐缩减，至妊娠 28 周左右逐渐缩至与妊娠 12 周前后相似状态或表现为局部不均回声的血管瘤样病变，但与周边正常胎盘组织分界清晰，部分病例出现脐静脉迂曲扩张等表现。胎盘间叶发育不良超声图像特点的变化过程反映了胎盘间叶发育不良在中孕期胎盘绒毛板血管及近端绒毛干血管出现动脉瘤样扩张，到晚孕期绒毛干血管内壁纤维肌性增生、血栓形成、闭塞管腔，最后形成纤维素样坏死的病理转变过程。

## 鉴别诊断

超声检查时 PMD 需要和以下疾病鉴别。

1. 完全性葡萄胎与正常胎儿共存：发生于双卵双胎，表现为宫腔内可见一正常胎盘及胎儿，胎儿的脐带与该正常胎盘相连，而宫腔内另可见蜂窝状团块，与该正常胎盘可完全分开，也可相连但两者有明显分界。

2. 绒毛膜血管瘤：可以发生在胎盘的任何部位，以胎盘胎儿面多见，多为单发、边界清晰的圆形或椭圆形实性低回声或中等回声，回声低于胎盘，内部回声较均匀，少数也可呈蜂窝状回声，内部血流信号多较丰富，较大者可合并羊水过多、非免疫性水肿、胎儿心力衰竭等，需密切观察。

3. 胎盘早剥伴血肿形成：胎盘增厚，增厚处胎盘基底与子宫壁之间可见混合回声团，与胎盘实质有分界，内部无血流信号。多有腹痛、阴道流血等临床表现。

4. 胎盘血窦：胎盘实质内不规则低回声，内可见细弱点状回声流动，大小可发生变化，由于流速过低，内血流信号不明显。

5.胎盘囊肿或纤维蛋白沉积：内部为无回声，CDFI 示内部无血流信号，范围多局限。

## 病例 1

### 临床病史

孕妇，23 岁，$G_1P_0$，停经 35$^+$ 周、胎膜早破，孕期患者无阴道流血、无腹痛等症状，孕期多次彩超胎儿未见明显异常，胎盘回声异常可疑部分性葡萄胎。

### 实验室检查

唐氏筛查：AFP 为 6.22（MOM），提示开放性神经管缺陷高风险（患者拒绝行胎儿染色体检查）。

### 超声表现

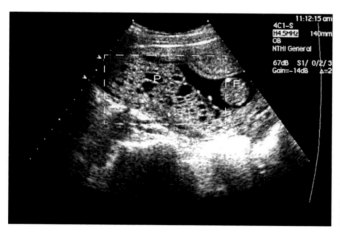

P：胎盘；F：胎儿

图 2-3-2-1 孕 12 周，经腹子宫矢状切面，显示胎盘附着于后壁，呈大小约 8.8cm×4.2cm×7.6cm 的蜂窝状团块，边界欠清

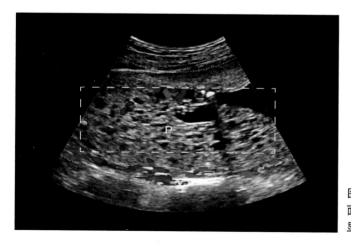

P：胎盘

图 2-3-2-2 孕 18$^+$ 周，经腹子宫横切面，显示胎盘增厚，呈蜂窝状，CDFI 显示其内可见点线状血流信号

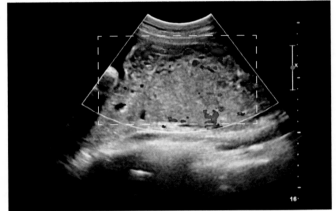

图 2-3-2-3　孕 33<sup>+</sup> 周，经腹子宫矢状
切面，显示胎盘增厚更加明显，大部
分区域呈蜂窝状，CDFI 显示其内可见
点线状血流信号

## 超声提示

胎盘回声异常（考虑部分性葡萄胎）。

## 手术所见

孕 35<sup>+</sup> 周顺娩一女婴，胎盘自然剥离，大小约 23cm×22cm×2.5cm，重 760g，胎盘
母面查见约 10cm×8cm×7cm 葡萄样组织分布于胎盘组织间，呈串珠样分布。

## 病理诊断

胎盘间叶发育不良。

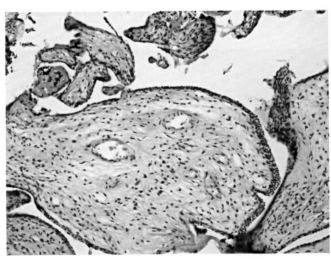

图 2-3-2-4　镜下可见绒毛干明显长
大，不同程度水肿，无滋养细胞增生
及包涵体（HE 染色：20×10 倍）

### 最终诊断

胎盘间叶发育不良。

### 分析讨论

该病例产前误诊为部分性葡萄胎，分析原因：两者的超声表现类似，仅从超声图像上很难鉴别。此时应结合临床及实验室检查。PMD 常合并 AFP 升高，而部分性葡萄胎，HCG 升高更为多见。该病例胎儿结构正常，存活至接近足月，伴有 AFP 明显升高，符合 PMD 的特征。进行染色体核型检查可以发现大多数 PMD 胎儿染色体核型正常，以 46，XX 多见，而部分性葡萄胎多为三倍体。因此当超声发现胎盘回声改变可疑部分性葡萄胎时，应考虑到 PMD 的可能，仔细扫查胎儿结构排除 BWS，并结合实验室检查进行鉴别，可以更好地评估胎儿结局。

## 病例 2

### 临床病史

孕妇，32 岁，$G_6P_1$，停经 50 天行超声检查提示宫内早孕，孕期伴间断血性白带，行黄体酮肌注，孕 $11^{+4}$ 周行超声提示宫内死胎，部分性葡萄胎可能。孕妇既往有宫外孕及剖腹产手术史，2 年前曾因脐带过度扭转致宫内死胎行引产术。

### 实验室检查

血 HCG > 200 000mIU/mL。引产术后 3 周患者血 HCG 降至正常水平。

### 超声表现

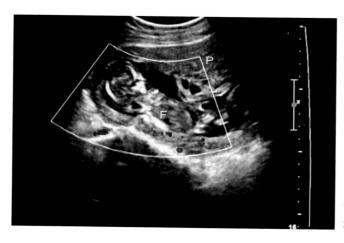

F：胎儿；P：胎盘

图 2-3-2-5　孕 $11^+$ 周，经腹子宫矢状切面，显示宫内死胎，胎儿全身皮肤增厚，胸腹腔查见片状无回声区

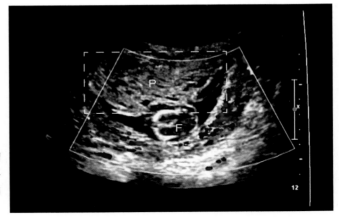

F：胎儿；P：胎盘

图 2-3-2-6　孕 11⁺ 周，经腹子宫横切面，显示胎盘厚约 2.8cm，内散在多个大小不等的囊性暗区，CDFI 显示内未探及明显血流信号

## 超声提示

宫内单死胎；胎儿全身皮肤水肿，胸腹腔积液；胎盘回声异常（考虑部分性葡萄胎）。

## 手术所见

经阴道顺娩一大小符合孕周的死胎，胎盘娩出不完整，钳夹出胎盘组织送检，胎盘表面未见明显葡萄样组织。

## 病理诊断

胎盘间叶发育不良。

## 最终诊断

胎盘间叶发育不良。

## 分析讨论

本病例胎死宫内，伴有 HCG 明显升高，更倾向部分性葡萄胎的诊断，因此该病例从临床上无法与部分性葡萄胎相鉴别，最终诊断还需依靠病理检查。病理表现包括巨检可见胎盘长大，绒毛膜板血管扩张充血，绒毛干水肿形成葡萄状囊泡，镜下可见绒毛干明显长大，不同程度水肿，含异常厚壁胎儿血管，部分可见栓塞，无滋养细胞增生及包涵体。

# 第三节　胎盘绒毛膜血管瘤

## 疾病概述

胎盘绒毛膜血管瘤是胎盘内的血管组织发育异常所形成的一种非滋养细胞性肿瘤，

是一种良性病变。该病较为罕见，在妊娠中发生率约为 0.9%，可以发生在胎盘的任何部位，以胎盘胎儿面多见，多为单发。较小的胎盘绒毛膜血管瘤一般对胎儿无影响，胎儿通常发育正常，较大的胎盘绒毛膜血管瘤可能因血管瘤内有动静脉分流，引起胎儿血流动力学的改变，增加胎儿心脏的负担。

关于胎盘绒毛膜血管瘤的病因目前尚不明确，有国外学者研究推测可能与母亲血绒毛膜促性腺激素升高，肿瘤血管内皮生长因子、中性内肽酶 /CD10、CDl7、CD31、CD34 和 CD8 表达阳性等有关。

## 超声表现

胎盘绒毛膜血管瘤有两种主要的组织学类型。①血管瘤：由血管及疏松间质组织组成；②退行性变：如坏死、钙化、玻璃样变或黏液性变。血管成分多者为低回声，结缔组织多者则回声增强。大的绒毛膜血管瘤周围常被一纤维包膜或受压绒毛形成的假包膜包绕。当肿瘤退行性变时可见钙化斑块出现，声像图上出现肿块内部及边缘的花纹状、条带状强回声。典型的声像图表现胎盘实质内圆形、椭圆形的形态规则、边界清晰的肿块，部分突向胎儿面，一般表现为低回声，有时表现为中高回声，大多数肿块内可见条状血流信号，RI 一般低于胎儿脐动脉。

## 鉴别诊断

胎盘绒毛膜血管瘤需与隐性胎盘早期剥离、胎盘囊肿、胎盘内母体血池、副胎盘及部分性葡萄胎等鉴别。

1. 胎盘静脉血池：胎盘实质内不规则低回声、内见细点状回声如泥沙样蠕动，定期复查体积变化不明显。

2. 副胎盘：为一胎盘的副叶，与主胎盘相间隔并有血管相通，内部回声及血流显像与主胎盘一致。

3. 胎盘畸胎瘤：在胎盘的羊膜和绒毛膜之间，呈圆形或椭圆形，表面光滑，内部为囊实性回声，内有强光团，后方伴声影。

4. 胎盘早剥、血肿形成：胎盘早剥患者临床上多有腹痛，阴道出血，声像图上表现为胎盘异常增大变厚，失去正常胎盘回声，胎盘与子宫壁之间不规则高回声或中低回声，CDFI 示胎盘及子宫壁间无血流信号。

5. 胎盘囊肿：在胎盘的胎儿面，向羊膜腔突出，亦可发生在胎盘的母面及实质中，有包膜，内呈均匀无回声，CDFI 示内部无血流信号。

## 病例

## 临床病史

孕妇，34 岁，此次妊娠为 IVF。超声检查发现"胎盘占位"。

## 超声表现

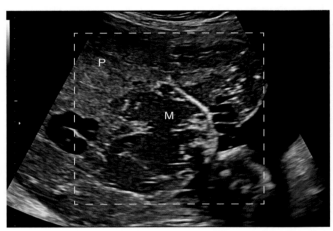

P：胎盘；M：团块

图 2-3-3-1　经腹子宫矢状切面，显示胎盘子面不均质混合回声团块，大小 8.8cm×5.4cm×9.7cm，边界较清楚，形态欠规则

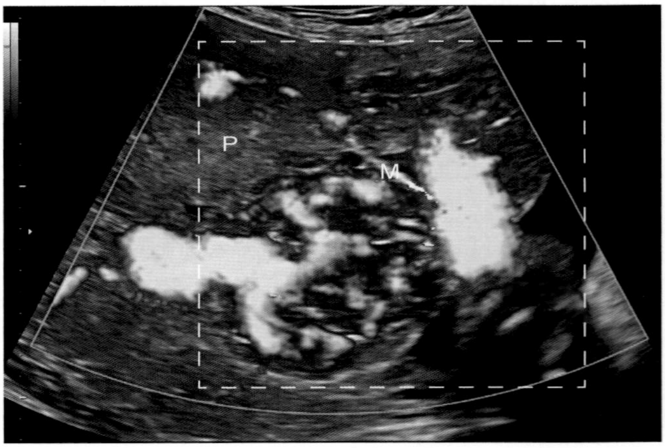

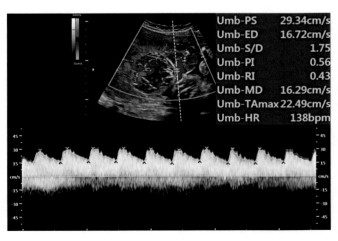

P：胎盘；M：团块

图 2-3-3-2　能量多普勒显示团块内血流信号丰富

| Umb-PS | 29.34cm/s |
| Umb-ED | 16.72cm/s |
| Umb-S/D | 1.75 |
| Umb-PI | 0.56 |
| Umb-RI | 0.43 |
| Umb-MD | 16.29cm/s |
| Umb-TAmax | 22.49cm/s |
| Umb-HR | 138bpm |

图 2-3-3-3　频谱多普勒显示团块内血流 RI=0.43

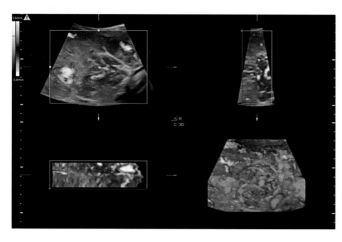

图 2-3-3-4 三维能量多普勒超声成像，显示团块内血流信号丰富

### 超声提示

胎盘子面占位（疑绒毛膜血管瘤）。

### 手术所见

孕妇于妊娠 39 周行"剖宫产"，术中见胎盘大小 20cm×21cm×2cm。胎盘边缘可见大小 8cm×5cm×9cm 球形包块，与正常胎盘组织分界清楚，质地软，切面呈暗红色。

### 病理诊断

成熟单胎胎盘伴多灶钙化，胎盘实质内查见绒毛膜血管瘤（体积 8.2cm×5cm×9.2cm）。

### 最终诊断

胎盘子面实性占位（疑胎盘绒毛膜血管瘤）。

### 分析讨论

该病例超声表现较为典型，即胎盘实质内靠近胎盘胎儿面可见边界清晰的圆形不均质混合回声团，其回声低于胎盘回声。团块内探及树枝状血流信号。但是胎盘绒毛膜血管瘤也可表现为特殊类型：胎盘实质内可见边界清晰的低回声，瘤体回声均匀，CDFI 提示瘤体内仅见一支粗大的血流信号。该病可发生在胎盘的任何部位，以胎盘胎儿面多见，多为单发，常合并羊水过多、非免疫性水肿、胎儿心里衰竭等。由于胎盘绒毛膜血管瘤超声声像特点具有多变性，因此在实际工作中容易与其他的胎盘异常超声声像混淆。

# 第四节　巨大绒毛膜下血肿

## 疾病概述

巨大绒毛膜下血肿（massive subchorionic hematoma，MSH）定义为大量来自母体的血凝块聚集于绒毛膜下层，并偶尔可见穿透绒毛膜板基层。该病罕见，文献报道发生率介于 1/3133~1/1900。发生机制不详，可能与胎盘边缘静脉出血或母体有血栓形成倾向及自身抗体有关。

MSH 临床表现主要为阴道流血和腹痛，依据血肿位置、出现时间及类型不同，而影响胎盘功能，从而导致胎儿宫内缺氧及生长受限。MSH 预后极差，围产期死亡率达40% 以上。

## 超声表现

超声是诊断 MSH 的主要方法，随血栓形成的阶段不同，声像图表现各异，可为均质或不均质，稍高回声或稍低回声。有时无特异性的胎盘增厚是 MSH 的唯一超声特征，但此种情况下胎儿预后较差。彩色多普勒均无血流信号显示。

## 鉴别诊断

1. 胎盘间叶发育不良：病因不明，发病率 0.02%。超声表现为胎盘内异常的囊性区域及绒毛膜下瘤样扩张的血管，内部可伴有血栓。因为又称为假部分型水泡状胎块或血管畸形。

2. 胎盘子面囊肿：胎盘子面的囊状包块，向羊膜腔内突起，内为无回声，透声好，可有分隔，边界清晰，囊壁及基底部无血流信号，合并囊壁出血时，内透声差。根据其起源不同，可分为羊膜囊肿和绒毛囊肿。

3. 胎盘绒毛膜血管瘤：实性包块，多位于胎盘子面脐带入口附近，与正常胎盘组织间的界限清晰，可多发，较大的容易被发现，因其由发生于绒毛组织的血管团组成，所以绒毛周边及内部可探及血流信号。

4. 胎盘早剥：胎盘后方血肿，即血肿位于胎盘母面与子宫壁间，因母体与胎盘间血液交换中断，影响胎儿供血，容易造成胎儿宫内窘迫，甚至胎死宫内等不良结局。

## 病例

### 临床病史

孕妇，20 岁，$G_2P_1$，孕 17 周，剧烈腹痛入院。

### 实验室检查

无特殊。

## 超声表现

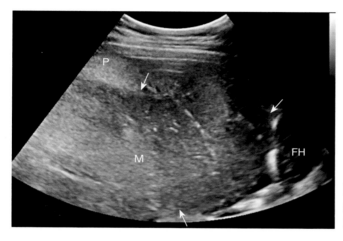

P：胎盘；FH：胎头；M：团块

**图 2-3-4-1** 经腹子宫横切面，显示胎盘子面巨大占位，将胎儿推挤于羊膜腔一侧

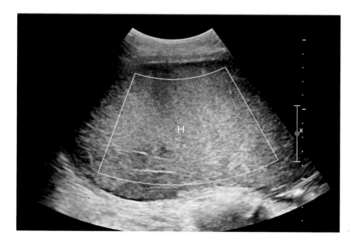

H：血肿

**图 2-3-4-2** CDFI 显示团块内未探及血流信号

## 超声提示

胎盘子面占位（性质？）。

## 其他影像学检查

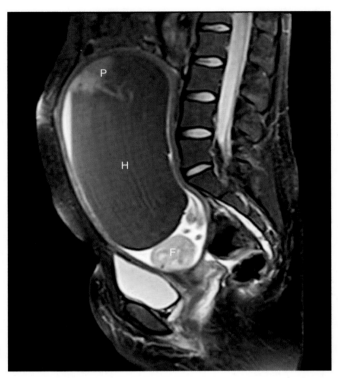

F：胎儿；P：胎盘；H：血肿

图 2-3-4-3　MRI 矢状位图，显示团块与胎盘及胎儿的关系

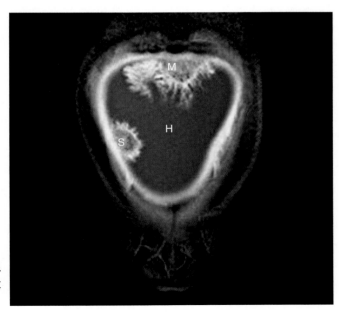

H：血肿；M：主胎盘；S：副胎盘

图 2-3-4-4　MRI 增强后冠状位图，显示血肿内未见增强，主胎盘及副胎盘明显增强

## 手术所见

1 天后，胎儿宫内死亡，经药物引产后 2 天娩出一死婴，重约 86g。产后检查：主胎盘大小 12cm×10cm×1cm，副胎盘大小 6cm×5cm×1cm，两者以血管相连。主胎盘子面共清除约 600g 陈旧性血凝块。

## 病理诊断

绒毛膜下出血合并副胎盘。

## 最终诊断

巨大绒毛膜下血肿。

## 分析讨论

该病起病急，进展迅速，血肿大，妊娠结局不良。多可引起胎膜早破，诱发子宫收缩，发生流产、早产。胎儿容易出现宫内生长迟缓、肺发育不良、死胎等。该病例入院 1 天后，胎儿宫内死亡，经药物引产后 2 天娩出一死婴，重约 86g。产后检查：主胎盘大小 12cm×10cm×1cm，副胎盘大小 6cm×5cm×1cm，两者以血管相连。主胎盘子面共清除约 600g 陈旧性血凝块。MRI 作为超声的有力补充，对胎盘病变的显示具有优势。病灶在 T1 及 T2 相上呈稍低信号，注入造影剂后于早期及晚期相上均未见增强。因此提高对该病的认识，提高检出率，能为临床提供有效可靠的信息，从而改善预后。

# 第三部分

# 其 他

# 第一章

# 盆腔内其他来源

## 第一节　胃肠道间质瘤

### 疾病概述

胃肠道间质瘤（gastrointestinal stromal tumor，GIST）属于非定向分化的消化道间叶源性肿瘤，是消化道中最常见的间叶源性肿瘤，发病率低，约占胃肠道肿瘤的 1% ~ 3%，好发于胃，其次为小肠、结直肠和食管。GIST 常见转移部位是肝脏，也可以向腹腔外转移，但很少有淋巴结转移或者肺、骨转移。GIST 发病年龄常大于 50 岁，年轻患者少见。流行病学调查认为神经纤维瘤病 1 型和 c-kit 基因突变的患者发病率较高。GIST 缺乏特异性临床表现，临床诊断较困难，常见一般症状可包括腹痛、腹胀、肠梗阻、胃肠道出血、体质量下降等。

### 超声特征

低危 GIST 超声特征包括：直径＜ 5cm，形态规则，边界清晰，内部回声均匀，很少有液化坏死；中高危 GIST 超声特征包括：直径＞ 5cm，形态不规则边界欠清晰或不清晰，内部常伴液化坏死，可有转移灶。肿瘤向腔外生长时，可沿肠间隙生长，由于不与肠腔相通，内部不出现气体，通常不表现为假肾征，较小肿瘤常表现为较规则低回声团块，挤压探头该团块与胃肠道同向运动，且形态不变。彩色多普勒超声显示肿块多血流较丰富，频谱无特征性表现。

### 鉴别诊断

1. 阔韧带肌瘤：①肿块常位于子宫一侧，体积较大。②外形呈类球体形或不规则形。③以实性低回声或中低回声为主，均匀或不均匀，呈漩涡状或编织状结构，并可见"栅栏征"。容易发生变性，使瘤体内部回声表现复杂。④后方可出现不同程度回声衰减。⑤边界清晰，有假包膜。⑥子宫常被肿物推挤到健侧而变得狭长，其大小多正常，宫颈也常有被拉长现象。⑦双侧卵巢一般可显示。⑧CDFI 在瘤体内部及周围可检出血流信号，

PW 可为低阻血流。

2. 腹膜后肿瘤：GIST 起源于胃肠道的肌层，肿块与胃肠道之间一般无脂肪组织，肿块后方可观察到胃肠道组织；腹腔肿瘤一般随呼吸运动而运动，腹膜后肿瘤不随呼吸运动而发生明显位置改变；GIST 可压迫系膜血管和胰腺，使之向后移位，而腹膜后肿瘤恰恰相反。

3. 卵巢实性肿瘤：如卵巢纤维瘤、Brenner 瘤等也可表现为盆腔实性肿块，但上述肿瘤因其内纤维成分丰富，后方常出现声衰减。团块多为乏血供，内部血流信号稀疏。另外因肿瘤发生于卵巢，超声不能显示同侧完整的卵巢结构。

## 病例

### 临床病史

患者女，47 岁 3 个月，主诉"超声发现盆腔包块 4 个月"。4 个月前，患者因月经淋漓不尽行超声检查提示右附件区大小约 3.3cm 包块，入院前 1 周，彩超提示右附件区 5.7cm×3.3cm 强弱不等弱回声区。末次月经 19 天前。

### 实验室检查

肿瘤标记物：（－）。

### 超声表现

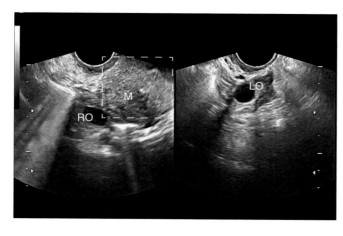

RO：右侧卵巢；LO：左侧卵巢；M：团块

图 3-1-1-1　经阴道超声，显示双卵巢可见，未见明显异常

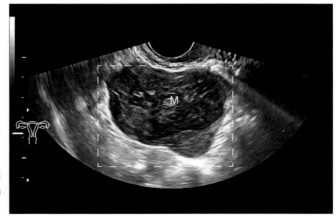

M：团块

图 3-1-1-2　经阴道超声，显示盆腔偏右查见大小约 5.8cm×4.7cm×4.4cm 的实性弱回声团，内部回声不均匀

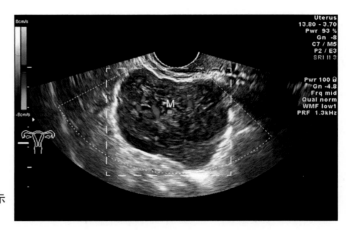

M：团块

图 3-1-1-3　经阴道超声，CDFI 显示团块内血流信号较丰富

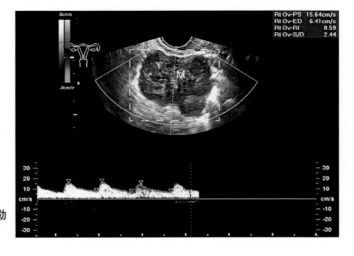

M：团块

图 3-1-1-4　经阴道超声，频谱多普勒显示团块内血流 RI=0.59

## 超声提示

盆腔偏右占位（阔韧带肌瘤？）。

## 手术所见

子宫、双侧输卵管、双侧卵巢（－）。小肠上见大小约为 6cm×5cm×6cm 白色实性包块，包块表面有假包膜形成，表面血供丰富，牵拉包膜，包膜易破碎，包块质地腐朽。术中冰冻：（小肠壁肿块）梭形细胞间叶源性肿瘤。

## 病理诊断

小肠壁肿物：胃肠道间质瘤（肿瘤直径约 6.5cm、核分裂象＜ 5/50HPF、进展危险性评估：中等）。

IHC：CD117（+++）、DOG-1（+++）、CD34（－）、Des（－）、caldesmon（+）、Alk（－），Ki67 阳性率约 5%。

## 最终诊断

小肠间质瘤。

## 分析讨论

本病例因超声发现盆腔包块就诊，超声可清楚显示双侧卵巢，且卵巢与团块无明显关系，因此排除卵巢肿瘤。包块后方可显示肠管回声，因此考虑腹腔内肿瘤可能性大。该病例实验室检查肿瘤标志物正常，超声表现为实性弱回声，边界清楚，极易误诊为阔韧带肌瘤，但阔韧带肌瘤内部回声多见漩涡状、编织状结构或 "栅栏征" 表现，血流多不如该病例丰富，有助于鉴别。因此在诊断时应思路开阔，应考虑到肠道来源肿瘤的可能。

# 第二节　腹膜播散性平滑肌瘤病

## 疾病概述

腹膜播散性平滑肌瘤病（leiomyomatosis peritonealis disseminata，LPD）是一类特殊类型平滑肌瘤，目前文献报道尚不足 200 例。LPD 确切发病率难以统计，文献几乎均为病例报告，病例多为生育期女性，绝经后女性和男性发病率低。

LPD 的确切病因及发病机制尚不清楚。目前较为公认的发病因素包括：激素刺激、化生、医源性种植、遗传因素等。LPD 特征性表现为盆腹腔内腹膜表面出现多发结节，结节由平滑肌细胞、肌纤维母细胞及纤维母细胞组成。病灶可出现在大网膜、肠系膜的任何部位及小肠表面或结肠、子宫、卵巢、输卵管及道格拉斯窝等部位。绝大多数 LPD 患者没有任何症状，少数患者可出现某些非特异性症状，如腹痛、腹胀不适，肠道或阴道不规则出血等。部分患者可因腹胀或腹腔肿块导致肠梗阻。LPD 患者还可能出现腹水伴子宫内膜异位或腹水伴淋巴结长大，但腹水中无癌细胞。

## 超声特征

对 LPD 的影像学表现，文献报道较少。前期研究认为 LPD 的超声和 CT 表现缺乏特异性，可类似恶性肿瘤的腹腔播散。超声主要表现为盆腹腔多发性实性低回声肿块，大小不等、边界清楚，较大的肿块内部可因变性坏死出现囊性区域，从而表现为不均匀混合回声，CDFI 可在病灶内部探及较丰富的低阻血流信号，但也有文献报道病灶内血流信号为低到中度。

## 鉴别诊断

LPD 的影像学表现缺乏特异性，需要与多种疾病鉴别。首要的鉴别是恶性肿瘤腹膜转移。与恶性肿瘤腹膜转移不同，LPD 一般无腹水、无网膜结节状增厚，也无实质器官受累。在正电子发射断层扫描（PET）检查时 LPD 的结节不摄取氟化脱氧葡萄糖（FDG），而腹膜恶性病变对 FDG 为高摄取，因此 PET 被视为鉴别 LPD 与腹膜恶性疾病的关键手段。其他鉴别诊断还包括腹膜原发性疾病如脂肪瘤、淋巴组织增殖性疾病、弥漫性内膜异位症及特殊类型平滑肌瘤，如良性转移性平滑肌瘤病、子宫血管平滑肌瘤病、子宫弥漫性平滑肌瘤病及寄生肌瘤等。

## 病例 1

### 临床病史

患者女，40 岁 1 个月，主诉"发现双附件区占位 1⁺年"。1⁺年前，行"子宫肌瘤剥除术"，术后 1⁺月超声检查发现双附件区占位，无特殊临床表现。定期复查，包块逐渐长大。20 年前行"剖宫产术"、1⁺年前行"腹腔镜下子宫肌瘤剥除术+盆腔分粘术"。$G_3P_1$，平素月经规则，无停经史。查体：子宫前位，稍增大，质中，表面光滑、无压痛。双附件可扪及明显增厚，不能满意扪及包块，无明显压痛。

### 实验室检查

肿瘤全套：AFP 13ng/mL（<8.1ng/mL）、CEA 1.7ng/mL（<82.5ng/mL）、CA199 18.8U/mL（<30.9U/mL）、THCG<2.0mIU/mL、CA125 20.0U/mL（<35U/mL）。

► 第一次超声检查（1 年前）

## 超声表现

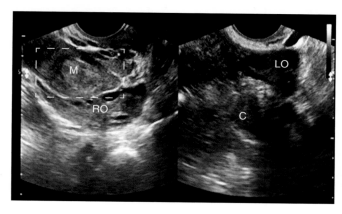

RO：右侧卵巢；LO：左侧卵巢；
M：团块；C：囊性占位

图 3-1-2-1　经阴道超声，显示右卵巢旁查见 6.2cm×3.3cm×4.7cm 不均质稍强回声，形态不规则，边界较清楚；左卵巢旁查见 5.6cm×2.8cm×4.4cm 囊性占位，形态较规则，边界较清

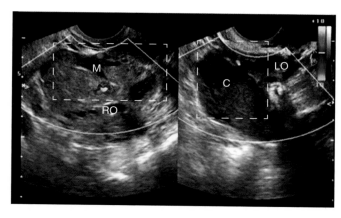

RO：右侧卵巢；LO：左侧卵巢；
M：团块；C：囊性占位

图 3-1-2-2　经阴道超声，CDFI 显示团块周边及内部血流信号

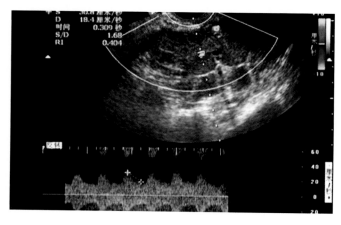

图 3-1-2-3　经阴道超声，频谱多普勒显示右卵巢旁团块内血流 RI=0.4

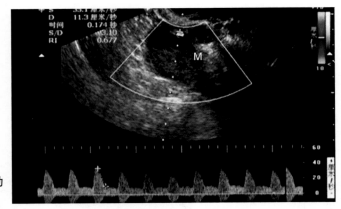

M：团块

图 3-1-2-4　经阴道超声，频谱多普勒
显示左卵巢旁团块周边血流 RI=0.68

## 超声提示

右卵巢旁占位（来源：输卵管？性质？请结合临床）。

左卵巢旁囊性占位（输卵管积液？其他？）。

▶第二次超声检查（25 天前）

## 超声表现

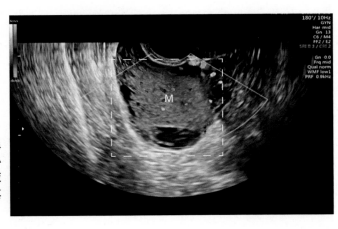

M：团块

图 3-1-2-5　经阴道超声，CDFI 显
示右卵巢旁不均质稍强回声，大小
7.3cm×4.0cm×6.9cm，内见片状液
性暗区及网絮状回声，团块周边及其
内探及血流信号，R=0.47

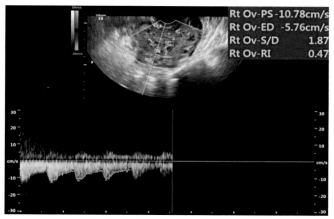

图 3-1-2-6　经阴道超声，频谱多普勒
显示团块内血流 RI=0.47

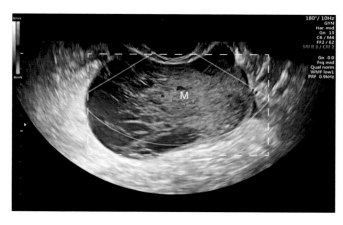

M：团块

图 3-1-2-7　经阴道超声，CDFI 显
示左卵巢旁囊性占位，大小 9.8cm×
5.8cm×8.3cm，内见较多絮状及片状
稍强回声，其上探及血流信号

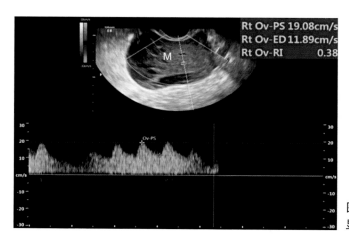

M：团块

图 3-1-2-8　经阴道超声，频谱多普勒
显示团块内血流 RI=0.38

## 超声提示

双附件区占位。

## 手术所见

子宫：前位，增大约 50+ 天孕大小。左侧盆腔壁见一直径约 10cm 囊性包块，囊壁厚，其内为多房结构，见淡黄色清亮液体，与周围组织有界限；盆底、直肠陷凹、右侧宫旁、膀胱腹膜返折腹膜下见数十个囊性包块，性质同前。双侧输卵管及卵巢未见明显异常。

## 病理诊断

子宫直肠陷凹腹膜下结节、右侧宫旁结节、左侧漏斗血管旁结节、膀胱腹膜返折腹膜下结节均查见血管平滑肌瘤，符合腹膜播散性平滑肌瘤病。

IHC：Dest（+）、SMA（+）、caldesmon（-）、CD10（-）、PR（+++）、CD117（-）、DOG-1（-）、CD34（-），Ki67 阳性率＜5%。

## 最终诊断

腹膜播散性平滑肌瘤病。

## 分析讨论

本病例超声表现为盆腔不均质囊实性混合回声团块，边界清楚，团块较大，内部有明显囊性坏死区，团块内以稍丰富的低阻血流为主，与文献报道一致。本例病灶与双卵巢相邻，分界较清，易误诊为输卵管病变，但输卵管病变多呈管状或腊肠状，有助于鉴别。

## 病例 2

### 临床病史

患者女，40 岁 1 个月，主诉"下腹痛半年"。患者近半年自觉下腹胀痛不适，超声检查发现盆腔多发实性占位。4 年前曾行"腹腔镜下子宫肌瘤剥除术"。专科查体：子宫增大如 2 个月孕大小，质中，后壁触及多处突起，无压痛。双附件（-）。

## 超声检查

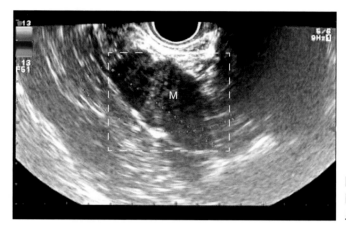

M：团块

图 3-1-2-9　经阴道超声，显示盆腔弱回声团边界清楚，形态欠规则，CDFI显示团块内探及少许点状血流信号

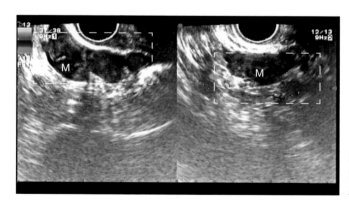

M：团块

图 3-1-2-10　经阴道超声，显示盆腔多发弱回声团，CDFI 显示团块内探及点线状血流信号

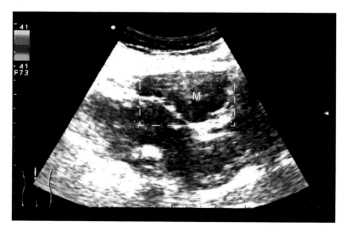

M：团块

图 3-1-2-11　经腹超声，显示盆腹腔内查见散在多个不均质实性弱回声团块，最大约 6.7cm×3.7cm×4.4cm，边界清楚，形态欠规则，CDFI 显示其内可探及较丰富血流信号

## 超声提示

盆腹腔多发实性占位。

## 手术所见

腹水 100mL，大网膜上可见散在、大小不等质中实性结节，直径 1～8cm。子宫前位，增大约 50+ 天孕大小，宫体上可见数个实性结节，直径 1～4cm 不等。左输卵管及右卵巢表面可见直径 0.5cm 实性结节，右输卵管壶腹部可见直径 1cm 实性结节。盆壁可见数个豆状质中结节，直肠陷凹、直肠旁均可见散在质中实性结节，直径 1～3cm 不等。

## 病理诊断

子宫、双输卵管、大网膜及腹膜：腹膜播散性平滑肌瘤病。

## 分析讨论

本例患者以下腹胀痛就诊，超声表现为盆腹腔散在多发性实性低回声肿块，大小不等、边界清楚，与子宫、卵巢均无明显关系，CDFI 显示病灶内部探及较丰富的点线状血流信号，与文献报道一致。

## 病例 3

### 临床病史

患者女，30 岁，主诉"盆腹腔间皮瘤切除术后 3+ 年，发现盆腔包块 1+ 年"。患者 3+ 年前自觉腹部增大，于外院行盆腔包块切除术，术后病理诊断为间皮瘤，术后患者定期随访，1+ 年前外院复查超声提示"子宫肌瘤"。5+ 月前自觉腹部间歇性隐痛，1+ 月前腹痛加重，遂至我院行进一步检查。患者 5 年前于外院行腹腔镜下"子宫肌瘤"切除术。专科查体：子宫增大如 2 个月孕大小，子宫前壁触及大小约 8cm 包块，紧贴子宫，质中，表面光滑，无压痛；后穹窿处可扪及多个质韧结节；左附件扪及一大小约 5cm 包块，轻压痛，右附件（－）。

## 超声检查

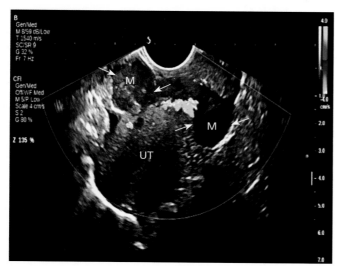

UT：子宫；M：团块

图 3-1-2-12 经阴道超声，显示子宫大小正常，子宫前方查见大小 8.6cm×4.3cm×5.7cm 弱回声团块，部分似分界欠清，形态不规则，向双附件区延伸，与子宫前壁中下份紧贴，部分边界欠清，CDFI 显示团块内探及血流信号

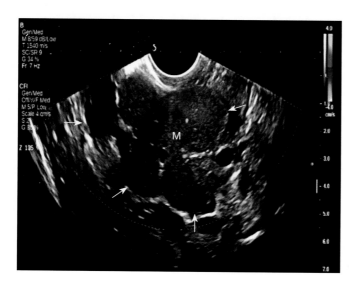

M：团块

图 3-1-2-13 经阴道超声，显示团块呈融合状，CDFI 显示团块内探及血流信号，RI=0.51

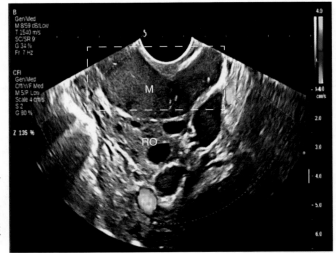

RO：右侧卵巢；M：团块

图 3-1-2-14　经阴道超声，显示右附件区紧贴右卵巢查见大小 4.3cm×1.9cm×2.4cm 弱回声团，形态不规则，边界清楚，CDFI 显示其内探及血流信号

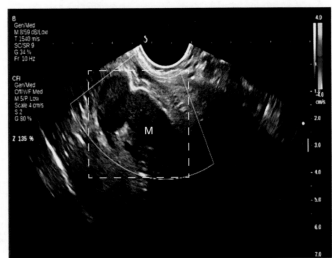

M：团块

图 3-1-2-15　经阴道超声，显示左附件区紧贴左卵巢查见大小 3.8cm×1.0cm×2.4cm 弱回声团，形态不规则，边界清楚，CDFI 显示其内探及血流信号

## 超声提示

双附件区及子宫前方占位（内膜异位病灶？其他？）。

### 其他影像学检查

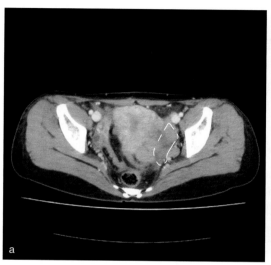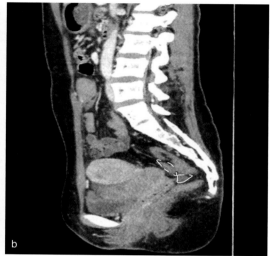

图 3-1-2-16 盆腔增强 CT，显示子宫直肠陷凹和双附件周围多个结节样软组织占位，相互融合，与双附件、子宫外壁和膀胱后壁分界不清，有轻度强化。性质？巧克力囊肿？或其他

### 手术所见

血性腹水 50mL，盆腹腔网膜、肠系膜、膀胱腹膜返折处、左侧腹膜后、左侧宫旁组织与左侧盆壁间、左侧输尿管周围、腹前壁等多处见近 40 枚质韧实性包块与结节，直径 0.5 ~ 8.0cm。子宫大小正常，子宫表面散在粟粒样结节，左侧卵巢见一大小约 6cm×6cm×5cm 囊肿，囊液清亮。

### 病理诊断

子宫与膀胱间、腹膜上包块：均为播散性平滑肌瘤病。

### 分析讨论

本例患者有"盆腔间皮瘤"及"子宫肌瘤"手术史，超声表现为盆腹腔多发性实性低回声肿块，边界清楚，内部回声较均匀，包绕子宫、卵巢，符合播散性平滑肌瘤的表现，不排除前两次疾病与本次为同一疾病。而子宫内膜异位病灶多边界不清，形态不规则，较少形成这种境界清楚的团块状病灶，且彩色多普勒多无血流，或仅有少许血流显示，与该病超声表现有差异。

# 第三节　膀胱子宫内膜异位症

## 疾病概述

子宫内膜异位症（EMS，简称内异症）是指具有活性的子宫内膜组织（腺体和间质）在子宫腔被覆内膜及子宫肌层以外的部位生长、浸润、反复出血，形成结节和包块，在育龄妇女中的发病率为 10% ～ 15%。子宫内膜异位症是育龄妇女的常见病，但发生于泌尿系统的子宫内膜异位症比较罕见，仅占 1% ～ 2%，其中约 90% 为膀胱病变。

异位子宫内膜累及膀胱逼尿肌全层称为膀胱子宫内膜异位症（bladder endometriosis，BE），又称为膀胱逼尿肌子宫内膜异位症，是一种比较罕见的子宫内膜异位症，约 90% 位于膀胱后壁和顶部。

BE 的临床表现主要取决于病灶的大小和位置，超过 30% 的患者无任何临床症状，多数因体检而发现，典型症状为排尿困难、耻骨上疼痛及周期性尿路刺激征，且很少出现血尿。现有资料显示，仅 20% ～ 25% 的患者会出现血尿，主要是因为子宫内膜异位症很少侵犯空腔脏器的黏膜层。因多合并盆腔其他部位的子宫内膜异位症，大部分患者以痛经、盆腔痛、不孕等主诉就诊。部分患者行妇科检查可以在阴道前穹隆处触及触痛结节。

## 超声特征

超声常见病灶位于膀胱后壁，由外向内侵犯，较少累及黏膜层。表现为向膀胱内隆起的团状低回声，基底部较宽，形态欠规则，内部回声不均匀，彩色多普勒多无血流，或仅有少许血流显示。

## 鉴别诊断

1. 膀胱癌：多有无痛性肉眼血尿病史，且肿块多呈菜花状，血供较丰富；BE 好发于育龄期女性，较少出现血尿，典型症状为腹痛、膀胱刺激症状，与月经周期关系密切。超声虽表现为基底部较宽的不规则肿块，但很少侵犯黏膜层，团块内很少有血流显示。

2. 膀胱结核：早期彩超表现无特异性，仅为膀胱壁增厚、毛糙。当形成肉芽肿、纤维增生、干酪坏死肿块时可见膀胱内呈占位性病变样改变。但 CDFI 检测其内无彩色血流显示，其基底部也无丰富彩流显示。与 BE 的鉴别主要在于后者的症状与月经周期有明显关系。

3. 腺性膀胱炎：为膀胱黏膜增生性病变，好发于老年男性，多见于膀胱三角区附近，膀胱壁毛糙，由于上皮分泌黏液而形成囊样腺腔，甚至形成囊肿，出现在病变处大的突起内可见小的无回声区这种特征性表现。同时兼有不同程度的下尿路梗阻症状。而 BE 多见于育龄期女性，其临床症状与月经周期密切相关。

4. 膀胱息肉：以无痛性血尿为主要症状，带蒂的息肉其瘤体可在充盈膀胱内的尿液中晃动；BE 较少出现血尿，以痛经、腹痛及尿路刺激症状为主要表现，且症状与月经周期关系密切。

5. 膀胱血管瘤：是一种以无痛性血尿为主要症状的良性肿瘤性病变，超声表现为较均匀的增强回声，CDFI 检测可在瘤体周围探及血流信号；BE 则较少出现血尿，病灶形态不规则，回声不均匀，病灶内很少显示血流。

## 病例

### 临床病史

患者女，46 岁，主诉"痛经 10$^+$ 年，发现 CA125 升高 4$^+$ 月"。10$^+$ 年前患者无明显诱因出现痛经，以月经结束后疼痛明显；经量稍多，淋漓不尽，不伴血尿、尿痛等。4$^+$ 月前体检发现 CA125 升高至 60$^+$U/mL，行超声检查提示：子宫腺肌症、双附件区囊性占位（疑卵巢巧克力囊肿）；CA125 414.6U/mL。既往史无特殊，否认手术史。专科查体：宫体前位、质硬、增大如 2$^+$ 月孕大，右侧附件区扪及大小 8cm×6cm×6cm 大小包块，活动，无压痛；左附件区（－）。

### 实验室检查

肿瘤标记物：AFP 3.3ng/mL（＜8.1ng/mL），CEA 1.3 ng/mL（＜2.5ng/mL），CA199＜1.2U/mL（＜30.9U/mL），THCG＜2.0mIU/mL（阴性＜10mIU/mL），CA125 414.6U/mL（＜35U/mL）。

### 超声表现

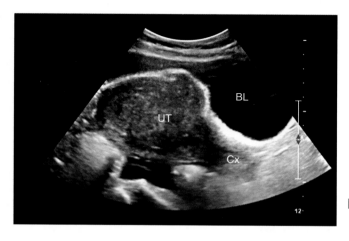

UT：子宫；Cx：宫颈；BL：膀胱

图 3-1-3-1　经腹超声子宫矢状切面，
显示子宫增大，肌壁增厚，回声增强

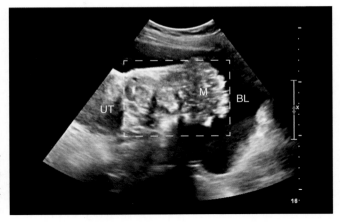

UT：子宫；BL：膀胱；M：团块

图 3-1-3-2　经腹超声，显示子宫右前壁 大 小 7.2cm×5.2cm×7.4cm 不 均质弱回声，团块突向膀胱（膀胱壁不完整），外形不规则

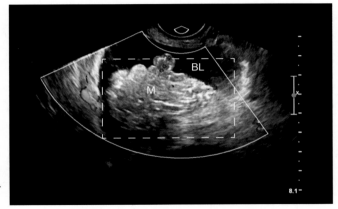

BL：膀胱；M：团块

图 3-1-3-3　经阴道超声，显示膀胱内占位，CDFI 显示其内探及少许点状血流信号

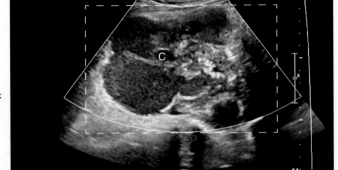

C：囊性占位

图 3-1-3-4　经腹超声，显示右附件区分隔状囊性占位，大小 11.2cm×8.2cm×11.7cm，囊内查见絮状、片状稍强回声及致密细弱点状回声，CDFI 显示囊壁上探及少许血流信号。团块似与子宫右前壁团块相连

## 超声提示

子宫右前壁突向膀胱占位（子宫内膜异位病灶？）。子宫腺肌症。右附件区囊性占位（疑卵巢巧克力囊肿，不排除合并恶变可能）。

## 其他影像学检查

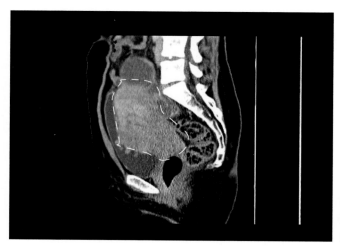

图 3-1-3-5　盆腔 CT 矢状位，显示自膀胱底突向膀胱内实性占位，与子宫无明显分界

## 手术所见

子宫前位，增大约 $2^+$ 月孕大，左侧壁质软，子宫前壁及右侧壁质地偏硬。右侧输卵管水肿质硬，弹性差，与右侧卵巢粘连包裹成团，封闭右侧盆腔，与右侧盆壁粘连，解剖结构显示不清，分离切除右侧输卵管后见右侧卵巢内含大小约 8cm×7cm×7cm 囊肿，囊内为褐色液体，囊壁质脆，腐朽，未见确切正常卵巢组织。子宫膀胱陷窝处可见病灶大小约 5cm×6cm，病灶形态不规则，表面见血凝块，浸及腹膜返折以下，膀胱后下壁大小约 6cm×5cm 占位断面，基底部植入膀胱。打开膀胱顶壁，膀胱内见葡萄样新生物填充。

## 病理诊断

右卵巢，左、右输卵管，膀胱病灶及骶韧带结节均为子宫内膜异位症呈息肉样生长。子宫腺肌症。

## 最终诊断

膀胱子宫内膜异位症；子宫腺肌症；右卵巢子宫内膜异位囊肿。

## 分析讨论

患者有明显痛经史，超声显示有子宫腺肌症和卵巢巧克力囊肿等子宫内膜异位症的表现，且膀胱内病灶是由子宫右前壁向膀胱内突入，符合膀胱子宫内膜异位症通常位于膀胱后壁、由外向内侵犯的特点，超声特征也较符合，因此较容易得出膀胱内膜异位症的诊断。本例病灶较大，较为少见。

# 第四节　盆腔结核

## 疾病概述

盆腔结核是生殖道常见的炎症之一。全世界每年有 800 万新发结核病例，其中腹盆腔结核发病率为 0.1% ～ 0.79%。盆腔结核是一种少见类型的肺外结核，约占肺外结核的 11.9%，以输卵管结核最为常见，占 85% ～ 95%，且以输卵管壶腹部最多。据统计，慢性输卵管炎中 5% ～ 10% 是结核性输卵管炎。

盆腔结核患者全身中毒症状如午后低热、盗汗等多不明显。其临床表现缺乏特异性，主要表现为腹痛、腹胀、腹部包块、不孕及月经改变等。盆腔结核可造成女性输卵管、子宫内膜、卵巢等脏器器质性破坏，引起机体免疫功能紊乱、不孕、宫外孕、流产和卵巢功能早衰等并发症。女性盆腔结核患者妊娠率约 19.2%，活产率仅为 7.2%。

## 超声特征

盆腔结核临床表现复杂多样，不同时期的病理改变常交叉重叠出现，超声表现缺乏特异性。文献报道盆腔结核的超声表现包括：①盆腔游离性积液，表现为积聚于盆腔的片状液性暗区，大量积液时，子宫、输卵管、卵巢漂浮在其中，内可见多条纤维分隔光带，腹腔内也可见形态不规则的液性暗区，肠管回声呈"叠被征"。②盆腔包裹性积液，表现为盆腔内子宫周围存在单个或多个包裹性液性暗区，呈圆形、卵圆形或形态不规则，边界尚清晰、壁厚、粗糙，内部常常有分布均匀的点状回声，子宫附件清晰可见。③混合型包块，表现为盆腔内有边界不清晰、形态不规则的包块回声，内部回声杂乱，有高、中、低、无四种回声，附件显示不清晰，与包块形成粘连，子宫尚能辨认。包块后壁多为肠袢粘连组成，肠壁回声增强，粗糙，可见斑片状强回声或结节。④实质性包块，表现为盆腔内可见形态不规则的包块，边界较清晰，内部回声为中低回声，分布不均匀，附件显示不清晰。子宫可以显示。⑤子宫内膜与输卵管结核，子宫内膜形态不规则，与子宫肌层分界不清，可见不规则液性暗区及点状、斑片状强回声，后方伴声影；输卵管结核表现为输卵管增粗，管壁增厚，呈结节状或串珠样，与周围组织粘连形成包块。

## 鉴别诊断

1. 宫外孕：结核所形成的混合性包块图像与宫外孕相似，患者也有停经（或月经不规则）、腹痛史。宫外孕血清 HCG 升高，而盆腔结核 HCG 为阴性。

2. 慢性非特异性盆腔炎：慢性非特异性盆腔炎性包块与盆腔结核性包块相似，但慢性非特异性盆腔炎患者多有急性盆腔炎、分娩或流产病史，临床表现月经过多过频，出现闭经者极为少见。

3. 卵巢恶性肿瘤：卵巢恶性肿瘤与结核性粘连包块难以鉴别，彩色多普勒血流检测，卵巢肿瘤可探及丰富的低阻高速血流信号，而结核性包块则血流信号不明显。

4. 卵巢良性肿瘤：卵巢良性肿瘤轮廓清晰，有明显包膜，内部回声增高或减低，后方回声有衰减现象。结核性实性包块常轮廓不清，无明显包膜，与周围组织粘连而分界不清，后方回声一般无衰减现象。

5. 卵巢囊肿：卵巢囊肿边界清晰，与周围组织分界明显，边缘整齐，张力较高而呈类圆形；结核性盆腔包裹性积液包块张力较低，形态不规则，边缘不整齐，与周围组织分界不清。

## 病例 1

### 临床病史

患者女，28 岁，主诉"体检发现右附件占位 1 年"。无明显临床症状。专科查体（－）。末次月经 5 天前。

### 超声表现

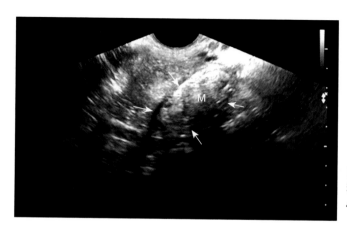

M：团块

图 3-1-4-1　经阴道超声，显示盆腔稍偏右查见大小约 4.8cm×3.7cm×4.3cm 不均质稍强回声，边界欠清

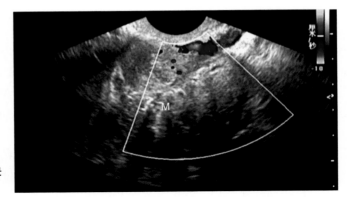

M：团块

图 3-1-4-2　经阴道超声，显示团块周边探及少许血流信号

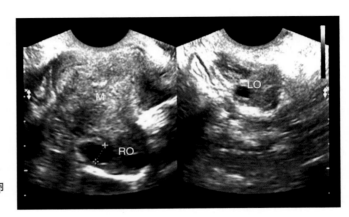

RO：右侧卵巢；LO：左侧卵巢；M：团块

图 3-1-4-3　经阴道超声，显示双卵巢，未见明显异常

## 超声提示

盆腔偏右占位（畸胎瘤？）。

## 其他影像学检查

MRI：双侧附件见多个囊性灶，右侧明显，最大者截面大小约 2.2cm×1.3cm，边界尚可，T1WI 呈稍低信号，T2WI 呈稍高信号。

## 手术所见

子宫前位，子宫后壁与双侧附件致密粘连，无法区分正常解剖结构，盆腔内可见直径约 3cm 质硬肿物，表面呈淡黄色颗粒样，内含陈旧性干酪样物质，疑结核感染。

## 病理诊断

盆腔占位：送检为干酪样坏死物伴钙化，考虑结核。

## 最终诊断

盆腔结核。

## 分析讨论

本例患者结核病灶超声表现为实质性包块，不伴盆腔积液，包块回声为中等偏强，由于与右卵巢紧贴，被误诊为畸胎瘤，但仔细观察可见右卵巢形态正常，包膜较完整，与包块无明显延续性，而畸胎瘤部分可见典型的"面团征""短线征"，后方多伴声影，同时不能显示该侧卵巢或者仅在病灶周边可见部分卵巢组织。

### 病例 2

## 临床病史

患者女，26 岁，腹胀伴腰痛 3 个月，发现盆腔包块 2 个月。患者 3 个月前出现腹胀伴腰痛，逐渐加重，伴体重下降，时有发热，体温最高达 39.5℃。当地医院盆腔 CT 显示盆腔实性占位伴有胸腹水，CA125 超过 600U/L，诊断为卵巢癌。患者平素月经规律。专科查体：盆腔可触及巨大包块，平脐。

## 超声表现

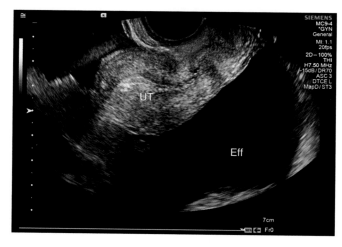

UT：子宫；Eff：积液

图 3-1-4-4　经阴道超声子宫矢状切面，显示子宫形态大小未见明显异常

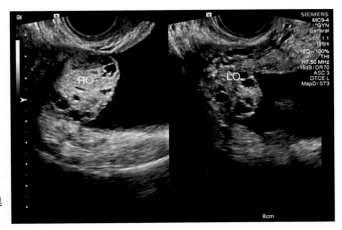

RO：右侧卵巢；LO：左侧卵巢

图 3-1-4-5　经阴道超声，显示双卵巢
可见，未见明显占位

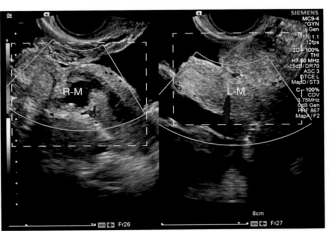

R-M：右侧团块；L-M：左侧团块

图 3-1-4-6　经阴道超声，显示右卵巢
旁查见大小约 8.3cm×2.5cm×2.6cm
的弱回声团，略呈腊肠形，部分内可
见不规则液性占位，左卵巢旁查见大
小 约 6.9cm×1.8cm×1.9cm 弱 回 声
团，略呈腊肠形，CDFI 显示团块周边
均探及血流信号

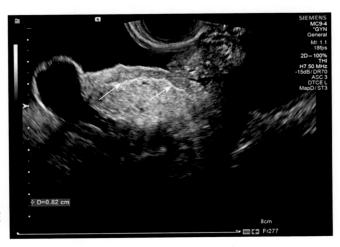

图 3-1-4-7　经阴道超声，显示腹膜脏
层及壁层增厚，最厚约 0.8cm

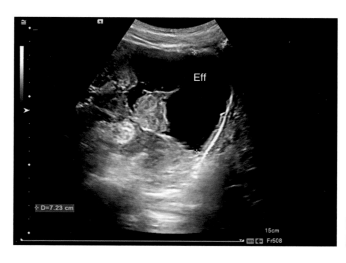

Eff：积液

图 3-1-4-8　经腹超声，显示盆腹腔查见游离液性暗区，深约 7.2cm

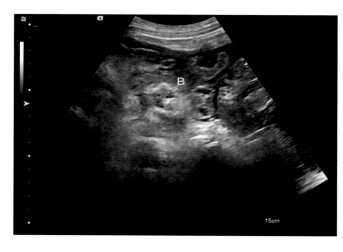

B：肠管

图 3-1-4-9　经腹超声，显示肠管粘连似饼状

## 超声提示

盆腔实性包块：考虑盆腔结核可能性大。

盆腔大量积液。

## 手术所见

手术可见腹膜明显增厚，切面呈干酪样坏死。小肠广泛粘连覆盖盆腔脏器，肠系膜上布满黄色粟粒样结节。子宫周围均为粘连肠管及干酪样物质。

## 病理诊断

大片干酪样坏死物，抗酸染色找到抗酸杆菌，证实为盆腹腔结核。

## 最终诊断

盆腹腔结核。

## 分析讨论

本例患者有腹胀、腹痛、体重下降等表现，CA125 明显增高，超声显示盆腔实性及混合性回声团，形态不规则，伴胸腹水、腹膜增厚，与卵巢恶性肿瘤表现类似，但超声显示双卵巢大小形态正常，团块呈腊肠形位于卵巢旁，因此不排除输卵管肿瘤可能，结合患者为年轻女性、伴有发热症状，以及盆腔结核超声表现的多样性，因此考虑为盆腔结核的可能性更大。

## 病例 3

### 临床病史

患者女，33 岁，主诉"发现宫腔占位 2 年"。患者 15 岁患肺结核，治疗 1 年后开始出现月经量逐渐减少，22 岁闭经，27 岁行宫腹腔镜诊断子宫内膜结核，输卵管不通。1<sup>+</sup> 月前无明显诱因出现阴道流液，色黄，无臭味。专科查体：宫颈口见黄色液体流出，子宫增大如 50 天孕大小，质中，表面光滑，无压痛；双附件（－）。

### 超声检查

UT：子宫；Cx：宫颈；M：团块

图 3-1-4-10 经阴道超声子宫矢状切面，显示子宫大小 4.4cm×5.1cm×4.9cm，宫腔形态不规则，部分内膜显示，厚 0.2cm（单层），宫腔下份突向前壁查见大小 4.5cm×4.0cm×5.0cm 不均质弱回声，该团块边界较清，形态较规则，团块内探及点线状强回声，余肌壁回声均匀

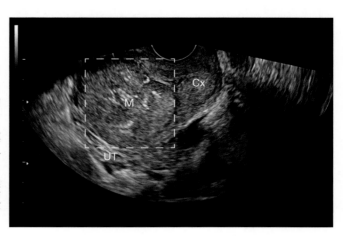

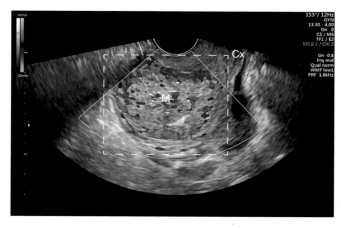

Cx：宫颈；M：团块

图 3-1-4-11　经阴道超声子宫矢状切面，CDFI 显示其内和周边探及丰富血流信号

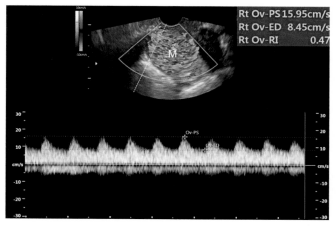

M：团块

图 3-1-4-12　经阴道超声，频谱多普勒显示团块内血流 RI=0.47

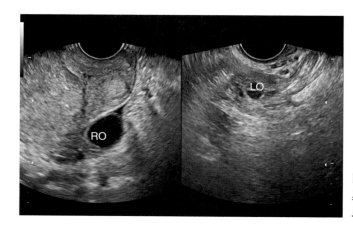

RO：右侧卵巢；LO：左侧卵巢

图 3-1-4-13　经阴道超声，显示双卵巢大小正常，未见占位，盆腔未见明显积液

## 超声提示

宫腔内占位（恶性病变不能排除）。

## 其他影像学检查

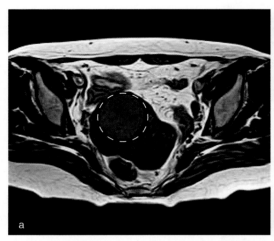
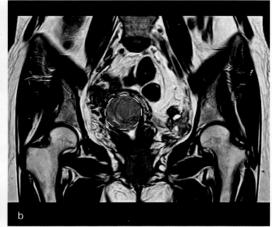
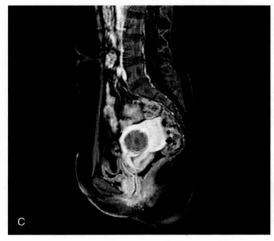

图 3-1-4-14　盆腔 MRI 矢状位，显示子宫峡部前壁类圆形占位，边缘清晰，接近宫颈内口，破坏局部结合带，峡部前壁浆膜层完整连续，肿块血供较少，宫内膜明显变薄，结合带变薄、不清，肿块性质待定

## 手术所见

宫腔形态不规则，子宫前壁内口至宫腔中段处见一包块，直径约 5cm，包膜表面血管充盈，凸向子宫浆膜层，包块内见干酪样坏死组织及陈旧性出血，宫腔中上段内壁见纤维样增生组织，未见正常内膜，宫角及双侧输卵管开口未见。

## 病理诊断

宫内：查见大量坏死样物伴灶性钙化及肉芽肿性炎，符合结核改变。

## 分析讨论

该例子宫内膜结核病灶超声表现不典型，呈边界清晰的弱回声团块，血流丰富，可探及低阻血流信号，极易误诊为子宫内膜癌。因此，对于有明确结核病史的患者，遇到类似超声表现时应考虑到子宫内膜结核的可能。

# 第五节　恶性孤立性纤维肿瘤

## 疾病概述

孤立性纤维性肿瘤（solitary fibrous tumor，SFT）是一种较为少见的间叶细胞来源的梭形细胞肿瘤，在 WHO（2013）软组织肿瘤分类中被归类为纤维母细胞性 / 肌纤维母细胞性肿瘤。根据 2002 年 WHO 的分类，SFT 的生物学行为介于良性和恶性肿瘤之间，多数呈相对惰性，发生转移的风险较低。然而，在实际的临床工作中，SFT 的生物学行为仍难以预测。此外，对恶性 SFT（malignant solitary fibrous tumor，MSFT）的诊断目前尚无统一标准。一些研究认为，应根据肿瘤大小、肿瘤内部是否存在出血 / 坏死及肿瘤细胞的结构、分化程度、细胞核多形性、核分裂相等综合判断 SFT 的良恶性。

SFT 发病年龄广泛，9 ～ 86 岁均有报道，好发年龄随不同部位而有所差异，但主要分布于 20 ～ 70 岁，大多认为无性别倾向。早期表现缓慢增大的无痛性肿物，无特异性临床症状，常于体检时偶然发现。随肿瘤逐渐增大，出现相应部位的压迫症状。该肿瘤好发于腹膜后和盆腔，少数患者可出现副肿瘤综合征，如顽固性低血糖（即 Doege-Potter 综合征）、甲状腺功能低下、上腔静脉综合征等。肿瘤切除后，血糖可恢复正常，其机制目前不明确，可能肿瘤产生胰岛素样物质，导致血糖过低。

## 超声特征

文献报道较少，表现缺乏特异性。SFT 最常见的超声表现为边界清楚、边缘光滑的圆形或椭圆形实质性肿块，低回声或中等回声，回声均匀或欠均匀，血流丰富，多呈分枝状彩色血流，血管阻力较小。肿瘤内部可有不规则、小的无回声区及钙化灶，上述表现同时出现时，应高度怀疑为 MSFT。

## 鉴别诊断

1. 宫颈肌瘤：表现为宫颈部位实性弱回声团块，边界清楚，内部回声呈"栅栏状"。团块内可显示点线状血流信号，多为高阻血流。改变探头方向和对肿块施加一定压力可帮助显示肿块与宫颈的相对位置关系。

2. 阔韧带肌瘤：表现为子宫一侧的弱回声团块，因周围组织结构较疏松，肿瘤可长至体积较大，同时常可显示同侧正常的卵巢。但肌瘤内部可观察到"栅栏状"回声，CDFI 检测以周边血流为特点。

3. 卵巢纤维瘤：表现为附件区实性弱回声团块，团块一侧有时可显示部分卵巢组织。因为纤维瘤内部纤维成分含量多，常造成团块后方出现明显的声衰减，较大的纤维瘤常合并 Meigs 综合征，患者可出现胸腹腔积液。而恶性孤立性纤维性肿瘤超声表现以低到中等回声为主，后方不伴声衰减，一般血供较丰富，边缘呈浸润性生长，与周围组织粘连。

4. 卵巢内胚窦瘤：多发生在年轻女性，肿块一般较大，形态不规则，以实质性肿块多见，内部呈较均匀的中低回声，边缘模糊，部分伴有较小的无回声暗区。内胚窦瘤血清中可查到浓度较高的 AFP，对内胚窦瘤具有特异性诊断价值，有助于鉴别。

5. 卵巢淋巴瘤：同样显示为附件区的实性弱回声团块，但淋巴瘤在卵巢组织内呈膨胀性生长，肿瘤较大时，一般不能显示同侧正常卵巢。与孤立性纤维性肿瘤相比，淋巴瘤实质回声更低，有时接近无回声，多可出现后方增强。实验室检查，卵巢淋巴瘤可出现 CA125 轻到中度升高，而无血糖改变。

6. 卵巢恶性畸胎瘤：部分巨大的恶性孤立性纤维性肿瘤可表现为形态不规则，边界不清，内部回声不均，合并大片坏死形成的无回声区；恶性畸胎瘤常形态不规则，内部回声不均，并伴强回声，后方有声影，与周围脏器分界模糊，内也可见囊性变或出血形成的无回声区。但恶性畸胎瘤经仔细扫查，可能发现肿块内仍可见小片"毛发"征或"面团"征，且实验室检查无血糖改变。

7. 卵巢转移性肿瘤：卵巢库肯博瘤常表现为附件区实性或囊实性团块，但双侧多见，肿瘤呈肾形，腹水发生率高。镜下可见"印戒细胞"。常有乳腺或胃肠道原发肿瘤病史。

## 病例

### 临床病史

患者女，37 岁，主诉"发现子宫肌瘤 20+ 天"。20+ 天前患者因发现"血糖低"，于外院行彩超检查提示子宫肌瘤。专科查体：子宫 4+ 月孕大小，质中，表面光滑，无压痛，子宫右后方突起，占据子宫直肠陷窝，双附件区及宫旁组织未扪及明显异常。

### 实验室检查

血生化：空腹血糖（FPG）3.08mmol/L，胰岛素样生长因子 -1（IGF-1）36.10ng/mL，C 肽（CPS）< 0.01nmol/L。

肿瘤标记物：（－）。

## 超声表现

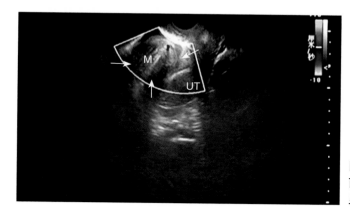

UT：子宫；M：团块

**图 3-1-5-1** 经阴道超声子宫矢状切面，显示子宫前壁弱回声团块，CDFI 显示其内探及少许点状血流信号

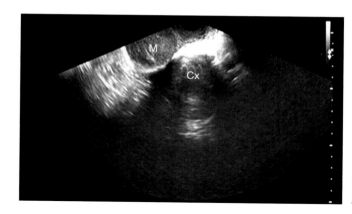

Cx：宫颈；M：团块

**图 3-1-5-2** 经阴道超声子宫横切面，显示宫颈右侧弱回声团块

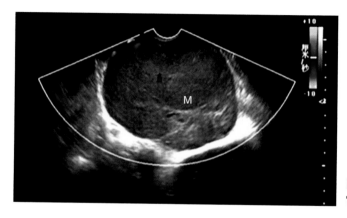

M：团块

**图 3-1-5-3** 经阴道超声，CDFI 显示宫颈右侧团块周边及其内的血流信号

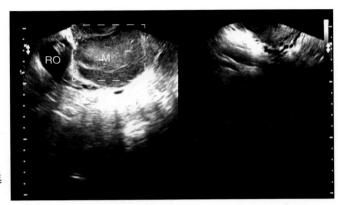

RO：右侧卵巢；M：团块

图 3-1-5-4　经阴道超声，显示右卵巢可见，左卵巢未显示

## 超声提示

子宫肌瘤。

宫颈偏右弱回声（宫颈肌瘤？其他待排）。

## 手术所见

子宫左前位，40+ 天孕大小，表面可见多个 2～3.5cm 大小肌瘤样团块突向浆膜下，右侧阔韧带内查见大小约 12cm×10cm×10cm 包块，包膜完整，紧贴盆底，界限欠清，将子宫推挤至左前位。膀胱向上挤压紧贴腹壁，左输尿管从包块底部穿越，包块表面血管丰富，易出血，内见少许囊性成分，大部分为实质性组织，软，腐，似鱼肉样。

## 病理诊断

右侧阔韧带：恶性孤立性纤维肿瘤。

## 最终诊断

右侧阔韧带恶性孤立性纤维性肿瘤。

## 分析讨论

该患者虽表现为宫颈一侧弱回声团，但内部缺乏"栅栏状"回声，且患者有"低血糖"症状，血生化检测提示血糖降低、胰岛素样生长因子水平升高，可作为诊断 SFT 的重要线索。在盆腔非妇科来源的肿瘤中，间叶细胞来源性肿瘤占了较大比例，该病例为其中一类较少见的病理类型，通过本例超声图像的学习有助于对本疾病的认识。

# 第六节　盆腔种植脾

## 疾病概述

脾种植又称脾组织植入，文献报道的发病率波动于 20% ～ 65%，常继发于脾外伤或脾切除术后，系自身脾组织通过不同方式在其他解剖部位种植而形成的良性占位性病变。1910 年 Von Kuttner 通过尸检所见，首次提出了脾外伤后脾种植的概念。1912 年 Von Stenben Rouch 首次通过动物模型证实了外伤性异位脾种植的存在。1939 年 Buchbinder 首次报道 9 例外伤后脾种植。此后在文献中陆续出现个案报道，至今英文文献报道仅百余例。

外伤致脾破裂或手术后，破裂的脾组织碎片播散于腹腔，常种植在网膜、壁腹膜、盆腔器官及肠壁浆膜层等部位，生长为具有包膜的大小不等的脾组织结节。脾种植结节直径多为 1 ～ 3cm，形态多样，多呈椭圆形或类圆形，可单发、多发，多者可达 400 个，病程 5 个月至 32 年，平均 10 年。脾种植系脾组织碎屑自体种植，其血液供给来自周围组织或血管，与脾动脉及其分支无关。异位脾组织可以种植在腔隙内的任何位置或实质脏器内，但绝大多数发生于腹腔，多数无临床症状。常为影像学检查或术中探查时偶然发现。

关于超声诊断种植脾，目前研究尚少。脾种植在女性盆腔的发病极少，常不被妇科超声医生和临床医生认识，术前可误诊为子宫内膜异位症、子宫肉瘤、宫颈肉瘤、卵巢恶性肿瘤等而进行手术治疗。

## 超声特征

盆腔种植脾的超声图像特点：①二维超声呈稍强于子宫肌壁的实性均匀性等回声，无囊性成分，该特点不受包块体积影响。但也有盆腔种植脾形成脾囊肿的报道；②血供丰富，CDFI 分级常为 Ⅱ～Ⅲ 级，血流频谱呈中等阻力。结合脾外伤或脾切除病史及肿瘤标记物正常，可在术前提出超声诊断，帮助临床选择特异性检查手段提高术前诊断率。

## 鉴别诊断

1. 盆腔子宫内膜异位症：脾组织种植于女性盆腔可造成慢性盆腔痛、痛经或者深部性交痛，需要与盆腔子宫内膜异位症鉴别。两者均为均匀回声结节，盆腔内膜异位结节多为囊性或弱回声，回声低于子宫肌壁，血供不丰富；而种植脾为实性等回声，回声稍强于子宫肌壁，血供丰富。妇科查体时，盆腔内膜异位结节常有明显触痛，与周围组织粘连，活动度差；种植脾无明显触痛，与周围组织分界较清楚，活动度尚可。

2. 卵巢上皮性恶性肿瘤：当种植脾包块紧邻卵巢表面时，二者超声鉴别困难，均可表现为实性，血供丰富，均可单发或多发。卵巢上皮性恶性肿瘤内部回声常欠均匀，可有液性成分，肿瘤形态不规则，内部多可探及低阻血流，多伴腹水、腹膜增厚等，肿瘤标记物检测 CA125 可升高。而种植脾为良性病变，形态较规则，团块周边可见包膜回声，内部回声较均匀，血供虽丰富，但少见低阻血流，无腹水，肿瘤标记物检测正常，结合脾外伤或脾切除史有助于诊断。

3.卵巢淋巴瘤：超声同样可表现为较均匀实性低回声团，团块边界较清楚，内部血流信号丰富，但多为低阻血流，团块回声极低，甚至接近无回声，肿瘤位于卵巢组织上，与卵巢无明显分界，CA125 可升高。种植脾与正常卵巢组织之间有分界，内部血流为中等阻力，回声接近子宫肌层回声，而强于淋巴瘤回声。另外卵巢淋巴瘤多为继发性，患者可有其他系统淋巴瘤病史。

4.卵巢纤维瘤：超声表现为卵巢上实性低回声团块，与正常卵巢组织分界不清，因肿瘤内含较多纤维成分，致肿瘤后方常出现明显声衰减，团块内部血流信号不丰富。较大的纤维瘤可引起胸水、腹水，形成 Meigs 综合征。

5.卵巢畸胎瘤：超声表现为卵巢上稍强回声或囊实性团块，其内可出现"星花征""面团征"，团块边界不清楚，内部常无血流信号。

6.胃肠间质瘤：较小的胃肠间质瘤超声表现为形态规则、边界清楚的实性弱回声，周边可见包膜，团块内血流信号较丰富，团块与正常卵巢组织有分界，与种植脾鉴别困难，文献也多有将种植脾误诊为胃肠间质瘤的报道。胃肠间质瘤在超声检查时，使用探头挤压团块，团块可出现与胃肠道同向运动，种植脾患者多有脾外伤或脾切除病史。鉴别困难时，可做相关特异性检查明确病变性质。

## 病例 1

### 临床病史

患者女，50 岁 8 个月，主诉"下腹疼痛 2+ 年，体检发现附件包块 20+ 天"。2+ 年前出现不明原因下腹疼痛，疼痛呈间歇性胀痛，变换体位后腹痛缓解。20+ 天前我院彩超发现右卵巢旁实性占位。自诉患病以来体重无明显减轻及增加。既往身体情况良好，否认家族肿瘤史，12 年前因车祸行"脾切除术"。专科查体：左附件未扪及异常。右附件可扪及 3cm×3cm×2cm 大小包块，质中，边界清，活动度可，无压痛。

### 实验室检查

肿瘤标记物：（－）。

## 超声表现

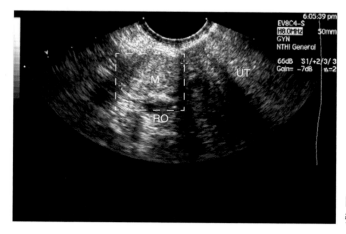

测量游标：团块

**图 3-1-6-1** 经阴道超声，显示右卵巢旁实性弱回声团块

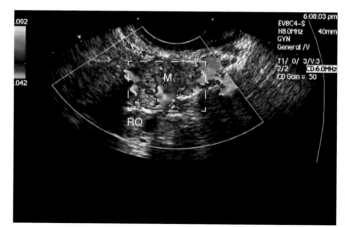

RO：右侧卵巢；M：团块

**图 3-1-6-2** 经阴道超声，CDFI 显示实性弱回声团块内部探及丰富血流信号

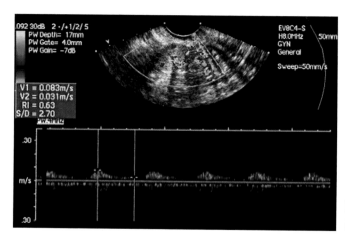

**图 3-1-6-3** 经阴道超声，频谱多普勒显示团块内血流 RI=0.63

### 超声提示

右卵巢旁实性占位（来源？请结合临床及肿瘤标记物）。

### 手术所见

子宫球形增大如孕 40 天，前壁及后壁分别可见一直径约 2.5cm 的肌瘤样结节，边界不清，质地略韧。双侧附件外观无明显异常。盆腔情况：乙状结肠与盆侧壁粘连，左侧盆侧壁可见一大小约 1.5cm 的黑褐色结节。右侧盆侧壁近子宫与右侧附件处可见一直径约 3.5cm 的黑褐色结节。

### 病理诊断

左侧盆腔壁结节及右侧膀胱腹膜返折结节：良性病变；多系异位脾脏组织。

### 最终诊断

盆腔种植脾。

### 分析讨论

该患者主诉下腹疼痛 2<sup>+</sup> 年，痛经进行性加重 2<sup>+</sup> 月，超声发现右卵巢旁实性弱回声团块，其内血流信号丰富。患者的临床表现与超声特征均与妇科恶性肿瘤的表现相似，由于对种植脾的超声表现不熟悉，且未重视结合病史，仅依赖超声表现，所以超声诊断首先考虑盆腔肿瘤可能。该病例提示应重视对患者既往脾脏外伤、脾脏切除术病史的了解。

## 病例 2

### 临床病史

患者女，36 岁 1 个月，主诉"人工流产术后 5<sup>+</sup> 月，发现附件区占位 2<sup>+</sup> 月"。5<sup>+</sup> 月前患者行人工流产术，行超声检查未提示附件区占位。人工流产术后 2 个月未恢复正常月经，术后 3 个月出现阴道少许暗褐色分泌物，持续 1 天止；2<sup>+</sup> 月前外院超声提示左卵巢旁探及大小约 2.2cm×1.9cm 的稍强回声。9 年前车祸行经腹脾切除术。专科查体：（－）。

### 实验室检查

肿瘤标记物：（－）。

## 超声表现

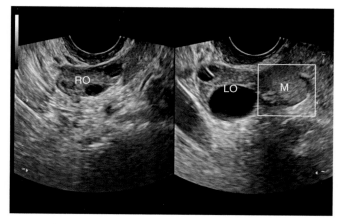

RO：右侧卵巢；LO：左侧卵巢；M：团块

图 3-1-6-4　经阴道超声，显示双侧卵巢及左卵巢旁实性弱回声团块，大小 2.0cm×2.2cm×2.0cm，内见直径 0.7cm 泡状暗区

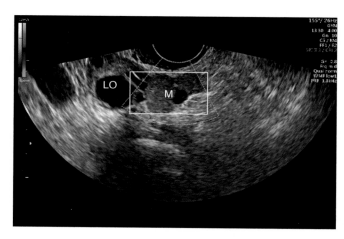

LO：左侧卵巢；M：团块

图 3-1-6-5　经阴道超声，CDFI 显示实性弱回声团块内部点状血流信号

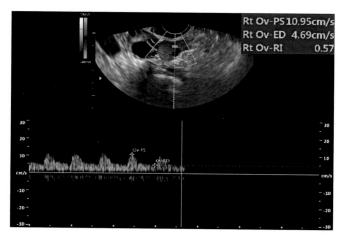

图 3-1-6-6　经阴道超声，频谱多普勒显示团块内血流 RI=0.57

### 超声提示

左卵巢旁实性占位（性质？）。

### 手术所见

左输卵管系膜近卵巢处见一直径约3cm不规则实性包块，外观呈紫红色；左输卵管外观无明显异常。左、右卵巢大小及形态无明显异常。右输卵管外观无明显异常。术毕剖视包块：剖面呈血凝块样致密组织。

### 病理诊断

左输卵管系膜：查见异位脾组织。

### 最终诊断

盆腔种植脾。

### 分析讨论

该病例同前，同样有脾切除手术史。文献报道，脾破裂、脾切除患者发生脾种植的可能性高达67%。对有脾切除病史的患者如影像学检查发现腹部、胸部甚至盆腔等部位的占位病变，应考虑可能为脾种植。

# 第七节　盆腔血管畸形

### 疾病概述

子宫动静脉畸形（arteriovenous malformation，AVM）是较为少见的一类疾病，1926年首次由Dubreuil和Loubat描述，当时命名为子宫蔓状动脉瘤。其后该疾病被冠以不同的名称，如子宫动静脉瘘、子宫肌层过度血管化、动静脉瘤、海绵状血管瘤、静脉曲张性动脉瘤等。AVM可发生在全身各脏器，最常见于脑部，盆腔较少发生，女性较男性多见。主要包括子宫和宫旁动静脉畸形，是导致阴道大出血少见却严重的原因之一。AVM确切的发病率尚不清楚，直至2005年文献报道不足100例。

子宫及宫旁的AVM可以是先天性，也可以是后天获得。以往认为女性盆腔AVM以先天性多见，但近年来，随着剖宫产、流产、清宫术等造成子宫损伤的频率越来越高，后天获得性的反而越来越多。先天性AVM常由于胚胎期正常血管停止发育所致，常有多条血管相通，且易累及其他相邻器官，或伴发全身多部位血管畸形，极为罕见。后天获得性可继发于创伤，其病理改变主要为创伤的动脉分支与肌层静脉之间存在多个小的动静脉瘘或出现动静脉血管瘤。后天性AVM大都是平行的动脉和静脉穿透性损伤所致，在妇产科患者中最常见的就是人工流产或清宫术后子宫动脉和静脉之间的贯通伤；也可能由于子宫内膜癌或滋养细胞肿瘤等浸润血管，相邻的动静脉发生连通而形成。

子宫及宫旁 AVM 典型的症状是无痛性阴道出血，其出血表现不一，以间歇性出血及突发大量出血多见。部分患者会出现头晕、乏力、胸闷等失血性贫血表现，并有 30% 的病例须输血治疗。子宫 AVM 还可表现为月经紊乱、不孕、复发性流产、下腹不适、同房不适及尿频、尿失禁等。阴道检查可发现有宫旁搏动感和血流震颤感的包块，并呈典型"猫喘样"或"血流漩涡样"。部分子宫 AVM 患者可无明显表现，部分病灶可随时间进展在数周或数月内消退，但部分患者可因子宫创伤、月经周期或妊娠引起的激素水平变化出现病情进展。

## 超声特征

彩色多普勒超声是诊断盆腔 AVM 的首选影像学方法，特别是经阴道超声。AVM 声像表现也具有一定特征性，二维声像图可以发现宫旁、子宫肌层内多发的扭曲的管状囊性无回声区，似海绵状结构，边界清。CDFI 发现病变部位充满血流信号，在同一扫描平面上，可见并行的不同起源、不同流向的血流，红、蓝、黄、白色信号相间，呈"五彩镶嵌"样。PW 显示低阻高速的动脉血流，以及静脉"动脉化"。但超声检查也有其局限性，即难以精确显示盆腔的侵犯范围。

## 鉴别诊断

1. 子宫内膜癌：以绝经后阴道流血为主要表现，妇科检查时可无异常发现。内膜癌出现肌壁浸润时，可出现肌壁间丰富的低阻血流。但内膜癌很少出现 AVM 典型的五彩镶嵌的血流表现，分段诊刮病检结果是确诊内膜癌的金标准。

2. 子宫黏膜下肌瘤或子宫内膜息肉：患者可出现月经过多或经期延长症状。超声检查显示宫腔内弱回声或稍强回声占位，子宫肌壁回声正常，肌壁间无明显异常血流显示；AVM 宫腔内无异常回声，或可因大量出血宫腔内形成血凝块而出现形态不规则稍强回声，但团块大小形态变化大，肌壁间及（或）宫旁出现无回声区，其内为五彩镶嵌的血流信号。

3. 子宫肉瘤：可有阴道排液增多或不规则阴道流血。超声检查子宫肌壁回声杂乱或出现边界不清楚的低回声团块，其内可显示较丰富的低阻动脉血流。但二维超声很少显示肌壁间裂隙状扩张的血管及宫旁异常无回声。AVM 除肌壁间裂隙状无回声，肌层本身回声较一致，无明显占位病变。

4. 附件囊性肿物：该患者左右侧宫旁血管极度扩张呈囊状，需要与附件囊性肿物鉴别。附件囊肿患者可出现下腹坠胀及月经改变等症状，超声上表现为一侧或双侧附件区囊性团块，CDFI 检测团块内无回声区无血流信号，仅在囊壁或分隔上显示血流。

5. 滋养细胞肿瘤（GTD）：发生肌壁及宫旁浸润时，可出现肌壁间及宫旁异常无回声，GTD 合并附件黄素化囊肿时，超声也可表现为子宫肌壁异常丰富血流合并附件区囊性团块，同时 GTD 本身可引起继发性动静脉畸形，需注意鉴别。该病滋养叶细胞过度增生，侵犯子宫肌层和破坏血管，造成子宫肌层内出血及组织坏死，肌层血管走行异常及动静脉瘘形成。二维超声上，病灶回声杂乱分布，多种回声并存，内膜常难显示，病灶无明显边界，CDFI 表现为整个子宫血流丰富，呈高速低阻的动静脉瘘性频谱，同时血 β-HCG 会异常升高。而 AVM 患者 HCG 正常。GTD 合并黄素化囊肿时，囊性团块内的无回声区无血流信号，仅在囊壁和分隔上显示血流。

6. 盆腔静脉曲张：盆腔静脉淤血，回流淤滞引起，典型的临床症状有下腹坠痛、腰背部疼痛、深部性交痛，月经量增多、阴道分泌物增多等。超声显示盆腔内迂曲扩张的静脉丛，声像表现为盆腔内不规则的无回声区，盆腔静脉直径超过 5mm 对预测盆腔静脉曲张有一定价值。CDFI 检查无回声区内为彩色较暗淡的血流，而非"五彩镶嵌"的花色血流，PW 检测为流速较低的静脉血流。

7. 不全流产：不全流产时，残留物与子宫肌层内也可出现丰富血流信号。但两者临床处理方式截然不同，若 AVM 盲目刮宫，不但没有治疗作用，相反还会加重出血。超声检查时应特别注意观察病变部位与宫腔及子宫肌壁的关系，不全流产宫腔内可见不均质回声占位，AVM 时宫腔内一般无异常回声。不全流产残留物与肌层内的血流为低速低阻血流，而 AVM 则可检出高速低阻血流。

## 病例

### 临床病史

患者女，61 岁 9 个月，主诉"绝经 15⁺ 年，阴道大量流血 2 次"。患者于 15 年前自然绝经，5 年前曾无诱因突发阴道大量流血，伴大量血凝块，伴轻微下腹疼痛。6⁺ 月前无诱因再次出现阴道大量流血，伴大量血凝块，急诊给予诊刮术，病检结果回示血凝块中查见极少许宫内膜样腺体及孤立鳞状上皮。专科查体：无特殊。

### 超声表现

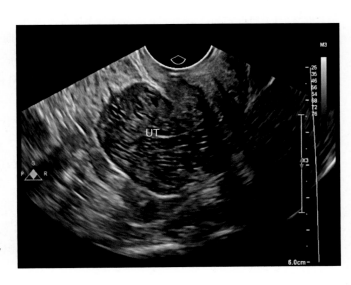

UT：子宫

图 3-1-7-1　经阴道超声子宫矢状面，显示肌壁间裂隙状无回声

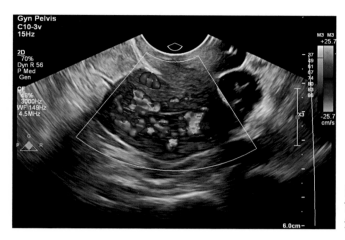

图 3-1-7-2 经阴道超声子宫矢状切面，CDFI 显示肌壁间无回声内充满血流信号

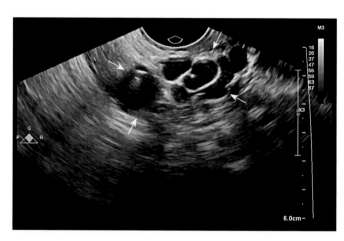

图 3-1-7-3 经阴道超声，显示左侧宫旁范围约 5.4cm×2.4cm×2.5cm 的管网状无回声，管径最宽约 1.5cm，该管网状结构与子宫肌壁血管相连

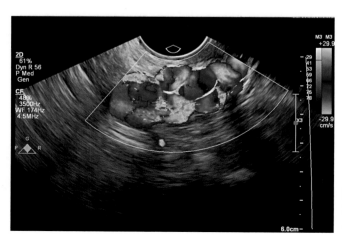

图 3-1-7-4 经阴道超声，CDFI 显示左侧宫旁管网状无回声内充满血流信号，呈"五彩镶嵌"

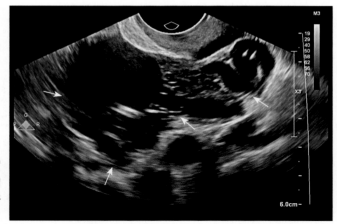

图 3-1-7-5　经阴道超声，显示右侧宫旁范围约 7.6cm×4.6cm×3.9cm 的管网状无回声，与子宫肌壁紧贴，并与肌壁血管相通，管径最宽约 3.0cm

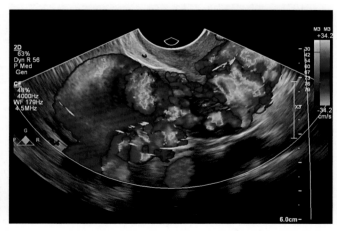

图 3-1-7-6　经阴道超声，CDFI 显示右侧宫旁管网状无回声内充满血流信号，呈"五彩镶嵌"

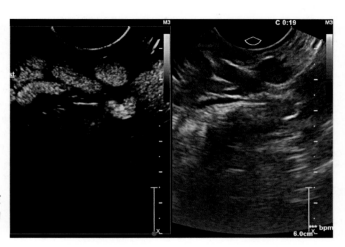

图 3-1-7-7　经静脉超声造影显示，左侧宫旁管状无回声内造影剂呈快速均匀增强，边界清晰

## 超声提示

双侧宫旁管网状无回声（疑盆腔血管畸形，病因待定）。

## 手术所见

子宫：前位，已萎缩，子宫体见扩张血管，尤以右侧为重。左卵巢、左输卵管、左侧宫旁、左侧子宫动静脉外观见血管扩张似蚯蚓状，形成一约 3cm×4cm×3cm 包块。右侧宫旁、子宫动静脉、输卵管系膜血管、卵巢骨盆漏斗韧带血管极度扩张最粗约 3cm，血管弯曲盘绕形成一约 8cm 包块，扪及包块，感"猫喘样"血流感，右侧骨盆漏斗血管以上血管增粗上延，界限不清，血管缠绕，形态扭曲，血管壁菲薄，包绕右侧输尿管。

## 病理诊断

1. 子宫弥漫性血管畸形，以宫底、体肌壁为重，达宫颈上段肌壁，病变以肌型动脉畸形为主，多数动脉迂曲、扩张，部分血管中膜增厚，平滑肌增生，致管腔狭窄或闭塞；部分区域血管壁薄、管腔扩张明显，以近浆膜侧病变为重，可能有动静脉瘘或沟通形成。

2. 盆腔血管畸形，子宫肌壁内畸形血管与双侧阔韧带、输卵管系膜血管、卵巢骨盆漏斗韧带等血管交通并极度扩张，在右侧形成动脉瘤样病变（直径 8cm 包块，其瘤壁部分区域壁极薄，厚度 < 1mm，镜下仅见 3 层平滑肌；左侧血管亦极度扩张，形似蚯蚓样，血管壁病变如前所述，另可见部分血管壁缺乏平滑肌，均呈嗜酸均质状；所有畸形血管腔内未见血栓形成，但伴广泛出血及血管壁出血）。

## 最终诊断

子宫血管畸形；盆腔血管畸形。

## 分析讨论

AVM 的超声表现具有特征性，较易诊断，但本例患者的血管扩张程度较严重，较为少见。对于反复不规则阴道流血患者，应考虑到盆腔 AVM 的可能，尤其是有多次人流或清宫手术史的患者。

# 第八节　盆腔异物肉芽肿

## 疾病概述

盆腔异物肉芽肿为异物在盆腔内产生慢性炎症反应形成的一种增生性肉芽肿性病变，病理上表现为以异物为中心的肉芽组织增生与纤维化。如手术后纱布意外被遗留在体内，又称为纱布肉芽肿或纱布瘤。根据手术部位不同而发生部位不同，最常见为腹部。盆腔纱布肉芽肿的临床表现不典型，部分患者可有疼痛、腹部包块、发热等表现，部分患者可有肠梗阻症状，或腹部瘢痕周围瘘管形成伴脓性分泌物，部分患者可无任何临床症状。

根据肉芽组织增生及纤维化程度和渗出性反应程度不同，盆腔纱布肉芽肿病灶可表现为不同程度的囊实性表现。病灶一般与周围组织如大网膜及周围肠管等粘连，形成纤维包膜。术前易误诊为其他盆腹腔肿瘤。

## 超声特征

文献报道盆腔纱布肉芽肿的超声特征包括：早期可因包块内有气体存在而出现不规则点状、条状或团状强回声，后期可出现钙化性强回声。病灶可呈实性或囊性，实性病灶表现为混合回声团，边缘不规则，周边以低回声为主，内可见折叠或分层状的条带状强回声，后方伴宽大声影，团块内部无明显血流信号或周边可探及少许血流信号。囊性病灶表现为类圆形低回声团，可见包膜回声，囊内可见杂乱盘曲状条带状强回声，部分随探头加压可有漂浮现象，称为"漂浮征"，病灶后方多伴宽大声影，内部无血流信号，囊壁无血流信号或可有少许血流信号。

## 鉴别诊断

1. 卵巢畸胎瘤：一般可见"面团征""脂液分层征""短线征""壁立结节征"等特异性征象，或为几种征象的混合表现，病变侧卵巢显示不清。

2. 盆腔炎性包块：声像图表现多样，可表现为输卵管及卵巢结构模糊或显示不清，代之以附件区混合性团块，通常内可见细弱点状或絮状弱回声，实性部分血流信号通常较丰富，可伴盆腔积液，抗炎治疗后症状好转，包块可变小或消失。

3. 子宫浆膜下肌瘤伴钙化：表现为实性低回声或弱回声团块内可见不规则强回声，后伴声影，需要和呈强回声的纱布样结构鉴别。

4. 盆腔包裹性积液：液体透声较好，分隔多较纤细，不伴声影。

5. 卵巢肿瘤：患侧卵巢显示不清，肿瘤实性部分可探及较丰富血流信号，肿瘤标记物可增高。

6. 盆腹腔血肿：多为术后短期内发现，动态观察其声像图有变化，可见长大或逐渐吸收，严重者有贫血表现。

## 病例

### 临床病史

患者女，27岁，主诉"超声发现盆腔占位2$^+$年"。2$^+$年前孕检发现盆腔占位，伴轻微腹痛。9年前外院行腹腔镜下左侧巧克力囊肿剥除术，3年前外院行腹腔镜下右侧卵巢囊肿剥除术，3年前还因宫外孕外院行开腹手术治疗，2年前外院行剖宫产手术。

平素月经规律，$G_2P_1$。专科查体：左附件扪及 6cm×5cm 大小包块，质中、无压痛。右附件：未扪及异常。

## 实验室检查

肿瘤标记物：无特殊。

## 超声表现

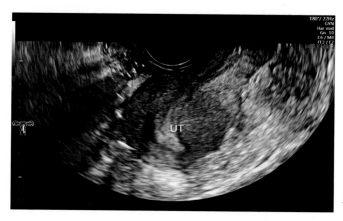

UT：子宫

**图 3-1-8-1**　经阴道超声子宫矢状切面，显示子宫大小正常，肌壁回声均匀

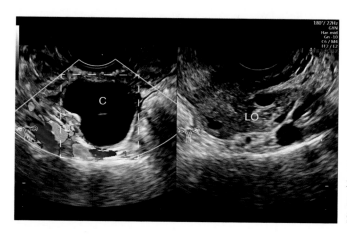

C：囊性占位；LO：左侧卵巢

**图 3-1-8-2**　经阴道超声，显示双卵巢，右卵巢上查见 3.3cm×2.9cm×3.1cm 的囊性占位，液体较清亮，CDFI 显示囊壁探及血流信号

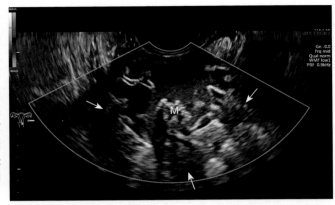

M：团块

图 3-1-8-3　经阴道超声，显示盆腔偏左查见 7.4cm×7.0cm×6.8cm 的混合回声团，后方可见衰减，团块似有边界，形态略欠规则，内可见不规则强回声及液性暗区，团块与左卵巢无明显关系，CDFI 显示团块内未探及明显血流信号

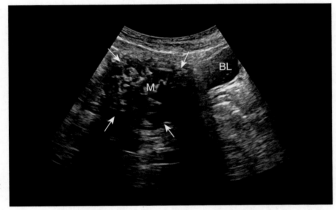

M：团块；BL：膀胱

图 3-1-8-4　经腹超声，显示盆腔包块与膀胱的关系

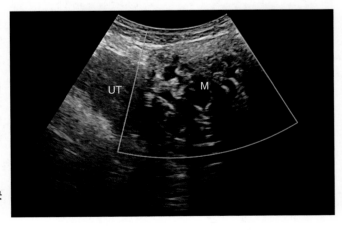

M：团块；UT：子宫

图 3-1-8-5　经腹超声，显示盆腔包块位于子宫左侧，与子宫紧贴

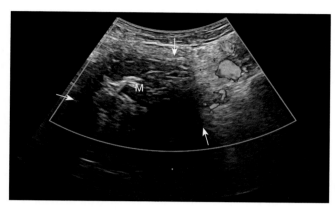

M：团块

图 3-1-8-6　经腹超声，显示盆腔包块
与左侧髂血管的关系

## 超声提示

盆腔偏左占位（性质：异物？其他？）；右卵巢上囊性占位。

## 手术所见

大网膜与小肠、横结肠致密粘连包裹，分离粘连后见一大小约 10cm×10cm 大小实性包块，边界清楚，台下剖视包块见内含黄色黏稠液体及纱布。

## 病理诊断

囊实性包块组织：慢性炎伴异物肉芽肿形成。

## 最终诊断

盆腔异物肉芽肿。

## 分析讨论

本病例可见病灶内部卷曲状折叠状的条带状强回声，后方伴声影，内部血流信号不明显，这种少见的征象一般不见于任何肿瘤性病灶，也不同于畸胎瘤内部的毛发脂肪骨骼回声，应想到异物的可能，根据其形态推断该异物为纱布，同时结合患者多次腹腔手术史，腹腔可能粘连严重，手术难度大，既往手术中更易引起出血，因此造成纱布遗留在腹腔的可能性较大。

# 第九节　产后卵巢静脉血栓

## 疾病概述

产后卵巢静脉血栓（postpartum ovarian vein thrombosis，POVT）是产后罕见、

严重的并发症，1956 年由 Austin 首次描述。多数文献报道 POVT 发病率大约为 0.002% ～ 0.05%，且有 80% ～ 90% 发生于右侧卵巢静脉。

POVT 的病因目前不详，研究认为血液高凝状态、血流缓慢、血管内皮损伤可能是致病的三大因素。产后右侧卵巢静脉血栓发病率高，一般认为与以下因素有关：①右侧卵巢静脉较左侧卵巢静脉长；②妊娠晚期，子宫显著增大会导致腹主动脉与肠系膜上动脉夹角变小，引发左肾静脉回流受阻而向左卵巢静脉逆流，加重右侧卵巢静脉曲张、血流淤滞；③产后子宫右旋压迫右侧卵巢静脉和输尿管，致右侧卵巢静脉和输尿管局部受压扩张。

剖宫产后较自然产后 POVT 发病率高，双胎妊娠较单胎妊娠 POVT 发病率高。文献报道，产后 2 天是 POVT 的发病高峰，且 90% 发生在产后 10 天内。POVT 患者临床常表现为发热、腹痛、腹部包块；由于卵巢静脉位置较深，阳性体征较难发现。

## 超声特征

PVOT 超声检查可见静脉增粗，内部充满中、低回声，彩色多普勒超声显示静脉管腔内无血流信号及频谱信号。由于静脉血栓形成，血液瘀滞，可导致同侧卵巢水肿增大。

## 鉴别诊断

该疾病需要与静脉内血管平滑肌瘤（IVL）相鉴别。IVL 是一种罕见的平滑肌肿瘤，多源于子宫平滑肌瘤，瘤体经子宫静脉、髂静脉长入下腔静脉，而与妊娠、分娩无明显关系。90% 患者为绝经前的经产妇，64% 有子宫肌瘤或子宫切除病史。IVL 浸润子宫旁血管内时，其超声表现为盆腔子宫旁组织不规则形混合回声结构，与子宫分界不清，大小不等，血供较丰富。当病变累及下腔静脉时，表现为一侧髂内静脉伴髂外静脉或髂总静脉及下腔静脉扩张，内见较均匀一致的中等回声占位，探头加压时静脉不变形；管腔不完全阻塞时，狭窄处彩色血流束变细，呈五彩镶嵌的彩色血流信号，频谱失去正常三相波波形，受呼吸的影响减弱或消失；完全阻塞时腔内无彩色血流充盈。病变范围广泛，可从髂静脉至下腔静脉全程，直至累及右心房。

## 病例

### 临床病史

患者女，30 岁 7 个月，主诉"剖宫产术后第 5 天，右下腹痛 2 天"。患者 5 天前因"瘢痕子宫"于外院行剖宫产术，手术顺利，持续约 1 小时，术中出血 400ml，2 天前患者无明显诱因出现右下腹剧烈疼痛。专科查体：腹软，右下腹压痛，无明显反跳痛，叩诊右下腹约 8cm 的实音区，子宫脐下一指，质硬，阴道流血少。

### 实验室检查

血常规：WBC 95 × 10$^9$L，N 77.9%，C 反应蛋白（CRP）107mg/L，降钙素原（PCT）

0.13ng/mL，肝肾功能、凝血功能未见明显异常，DDI（D- 二聚体）2.93mg/L。

## 超声表现

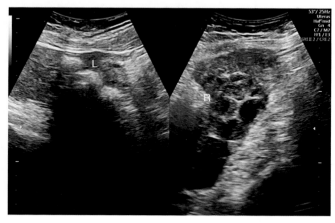

L：左侧；R：右侧

**图 3-1-9-1** 经腹超声，显示右卵巢明显长大，右卵巢旁可见不规则弱回声

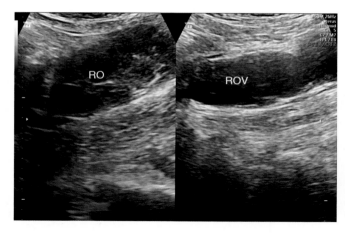

RO：右卵巢；ROV：右卵巢静脉

**图 3-1-9-2** 经腹超声，显示右卵巢旁大小约 16.7cm×3.7cm 的增粗管状弱回声团

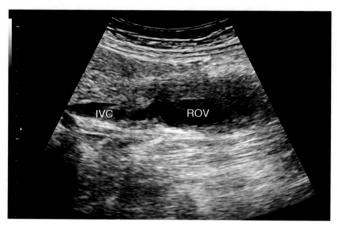

IVC：下腔静脉；ROV：右卵巢静脉

**图 3-1-9-3** 经腹超声，显示团块沿静脉走行，向上到达下腔静脉，与下腔静脉相通，团块内查见絮状回声部分充填

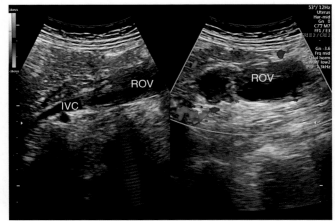

IVC：下腔静脉；ROV：右卵巢静脉

图 3-1-9-4　经腹超声，CDFI 显示团块内未见血流信号

## 超声提示

右卵巢旁管状弱回声占位（疑卵巢静脉血栓，达下腔静脉）。

右卵巢长大。

## 其他影像学检查

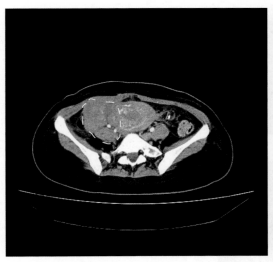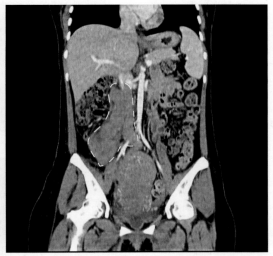

图 3-1-9-5　盆腔 CT 显示右卵巢静脉走行区异常长条形软组织密度影，平扫密度偏高，增强未见异常强化，远端与右侧附件关系密切，近端与下腔静脉相连续，冠状位重建显示长条影长约 15.7cm，条形影中段宽约 2.7cm。诊断：右侧卵巢静脉走行区异常条形软组织密度影，提示右卵巢静脉血栓形成可能性大

## 最终诊断

产后右卵巢静脉血栓。

## 分析讨论

产后卵巢静脉血栓较少见，通过对该病例超声图像的学习有助于提高超声医生对该疾病的认识。当产后患者出现腹痛，超声显示一侧卵巢长大伴周边管状低回声时，应想到该病的可能，同时应仔细扫查其与相邻血管的延续关系。

# 第二章

# 腹膜后

## 第一节　腹膜后侵袭性血管黏液瘤

### 疾病概述

侵袭性血管黏液瘤（aggressive angiomyxoma，AAM）是一种罕见的良性间叶性软组织肿瘤，常见于中青年女性，发病年龄为 16 ～ 70 岁，40 岁以上较常见，男女患病比例约为 1 ∶ 7.45。女性最常见的病变部位为会阴，男性为阴囊。具有侵袭性强、易复发、生长缓慢、少见转移等临床特点，主要发生于生育期年龄的女性盆腔及会阴部。2003 年 WHO 将其命名为"深部血管黏液瘤"。由于深部血管黏液瘤的命名尚未被广泛采用，目前国内临床上仍称其为"侵袭性血管黏液瘤"。AAM 肿瘤具有侵袭性，易浸润至周围脂肪或肌肉组织，并可向更深部延伸，如阴道旁、坐骨直肠间隙或腹膜后等。肿瘤复发率约 47%，3 年复发率 71%。

AAM 在临床上常常呈缓慢、隐匿生长，故患者一般无自觉症状，其他症状包括腹痛、腹胀、月经不调、尿频、尿急或肠道功能改变等。妇科检查大部分患者可查出外阴、会阴或盆腔的肿块，但通常不能通过妇科检查确定侵袭范围。

### 超声特征

AAM 超声声像图主要表现为实性或囊实混合性肿块，压迫周围组织结构，并可见薄分隔，病灶边界清晰，多呈不均匀低回声或中、低混杂回声，内部可见"漩涡状"低回声，可能与肿瘤存在大量弯曲排列且大小不等的薄壁或厚壁血管及其周围的胶原纤维有关。部分瘤体内部可见点片状出血、液化和小腔。CDFI 可探及较丰富血流信号。临床上部分 AAM 常常无法探及血流，可能与肿瘤的生长位置过深有关。

### 鉴别诊断

1. 脂肪瘤：团块包膜多不清晰或仅隐约可见，呈低回声伴条状稍高回声，团块内多无血流信号。AAM 病灶边界清晰，内部可探及丰富血流信号。

2. 纤维瘤：肿块边界欠清，无包膜，呈中等回声或中等回声间掺杂部分稍高回声，团块后方可出现声衰减，CDFI 可见星点状血流信号。AAM 病灶边界清晰，呈不均匀低回声或中、低混杂回声，内部可见"漩涡状"低回声，CDFI 探及丰富血流信号。

3. 会阴部囊肿或脓肿：肿块边界较清楚，呈较均质的无回声或低回声内混杂絮状、点状稍强回声，CDFI 内部无血流信号。AAM 团块内部回声不均匀，可见"漩涡状"低回声，CDFI 探及丰富血流信号。

4. 阔韧带肌瘤：超声表现为盆腔内实性弱回声团块，内部可见"栅栏状"或"编织状"回声。团块形态较规则，边界清楚。CDFI 显示团块周边半环状或环状血流，团块内部点线状血流。AAM 团块内部可见"漩涡状"低回声，CDFI 探及丰富血流信号。

## 病例

### 临床病史

患者女，27 岁 7 个月，主诉"B 超检查提示盆腔包块 18 天"。患者于 1+ 月前自然流产，未行清宫术，于 18 天前 B 超检查示盆腔占位。专科查体：右附件区扪及一大小 3cm 包块，边界清楚，活动。子宫后方扪及一大小约 8cm 包块，边界清楚，欠活动，质中，无压痛。

### 超声表现

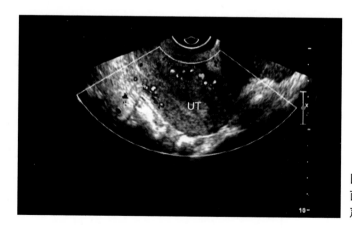

UT：子宫

图 3-2-1-1　经阴道超声子宫矢状切面，显示子宫形态大小正常，肌壁回声均匀

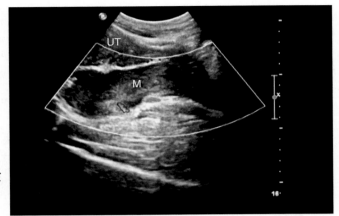

UT：子宫；M：团块

图 3-2-1-2　经腹超声，显示盆底偏左侧实性占位，大小 12.8cm×6.1cm×8.5cm，形态不规则，边界清楚

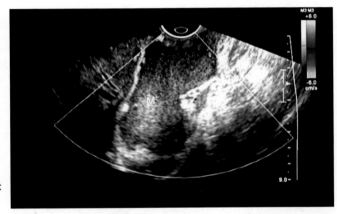

M：团块

图 3-2-1-3　经阴道超声，CDFI 显示团块内血流信号

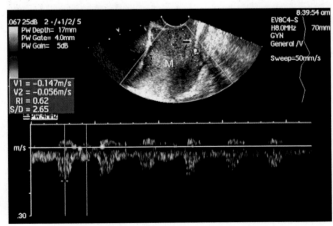

M：团块

图 3-2-1-4　经阴道超声，频谱多普勒显示团块内血流 RI=0.62

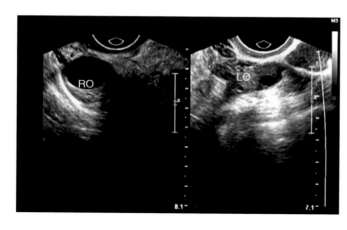

RO：右侧卵巢；LO：左侧卵巢

图 3-2-1-5　经阴道超声，显示双卵巢
正常

超声提示

盆腔占位（疑腹膜后来源）。

其他影像学检查

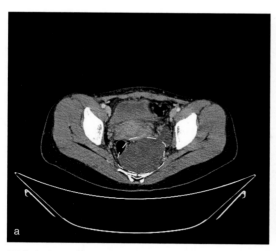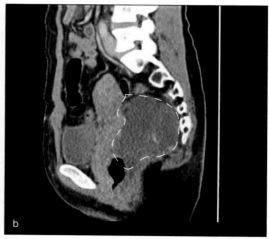

图 3-2-1-6　盆腔 CT 显示盆部左后方不规则囊性占位，推压子宫和直肠向右前移位，与子宫和直肠
右后壁分界欠清，病变向下生长达盆膈，紧贴盆左后壁，不能除外骶前腹膜后占位可能

手术所见

　　子宫、双附件未见明显异常。直肠左后方腹膜后巨大占位，左至髂血管，下至盆膈，
约 14cm×12cm，与直肠、阴道左侧壁分界不清，质软，腐朽。术中冰冻提示间叶源性
肿瘤。

283

### 病理诊断

盆腔包块：深部血管黏液瘤（又称侵袭性血管黏液瘤）。

### 最终诊断

腹膜后侵袭性血管黏液瘤。

### 分析讨论

　　由于超声图像缺乏特异性，在术前确诊率较低，超声通常用于术前协助明确肿瘤的范围。对于该病例首先应明确定位，腹膜后肿瘤通常位置深在且固定，距前腹壁远，前方常有胃肠道气体存在，较大肿瘤可造成大血管移位、压迫、距离增宽等，瘤体与骶骨关系紧密，与子宫、直肠及盆腔脂肪分界清晰，无明显粘连。侵袭性血管黏液瘤最终确诊依赖病理诊断。

# 第二节　盆腔腹膜后神经鞘瘤

### 疾病概述

　　神经鞘瘤又称雪旺瘤，起源于周围神经鞘的雪旺细胞，多为单发，好发于 20～50 岁成年人，男女发病率相当，大多为良性，偶有恶性变，多见于头、颈及四肢远端，在盆腔腹膜后的发生率极低。

　　盆腔腹膜后神经鞘瘤临床表现为缓慢生长的无痛性肿块，早期无明显的临床症状，当肿瘤逐渐增大压迫邻近器官时才出现一些非典型的压迫症状，如压迫神经时，可引起腹痛、腰痛或下肢疼痛，压迫膀胱出现尿频、小便困难等，压迫直肠可致排便困难。实验室检查血清 CA125 等肿瘤标记物为阴性。

### 超声特征

　　盆腔腹膜后神经鞘瘤超声上多表现为形态规则、圆形或椭圆形、有包膜的不均匀实性弱回声团，中央区可见囊性变，团块内部可探及点条状血流信号，多为中 / 高阻型动脉血流频谱。团块多位于血管旁，位置相对固定或靠近盆壁、骶骨。中央区囊性变与位于血管旁是盆腔神经鞘瘤的相对特征性表现，具有一定提示作用。

### 鉴别诊断

　　盆腔腹膜后神经鞘瘤易与软组织肉瘤（如脂肪肉瘤、平滑肌肉瘤以及恶性纤维组织细胞瘤等）相混淆，后者多表现为不均质的巨大肿块，边缘不规则，常侵犯周围器官，伴远处转移。完全囊性变的神经鞘瘤与腹膜后囊肿、淋巴管瘤和脓肿容易混淆。实性的神经鞘瘤还需与淋巴瘤鉴别，后者多呈结节融合状。

### 病例

#### 临床病史

患者女，44岁，体检发现盆腔占位3⁺月。3⁺月前患者门诊超声检查怀疑"左附件肿瘤"。专科查体：左附件扪及增厚，无压痛，余无特殊。

#### 实验室检查

肿瘤标记物：（－）。

#### 超声表现

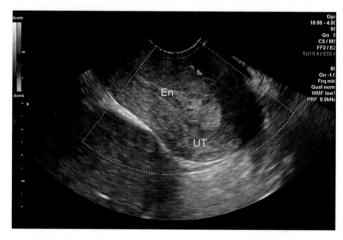

UT：子宫；En：内膜

图 3-2-2-1　经阴道超声子宫矢状切面，显示子宫大小正常，肌壁回声均匀，宫腔内查见 2 ～ 3 个稍强回声，最大 0.9cm×1.3cm×0.9cm，CDFI 显示内探及血流信号

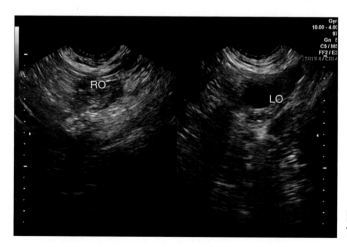

RO：右侧卵巢；LO：左侧卵巢

图 3-2-2-2　经阴道超声，显示双卵巢可见，大小正常

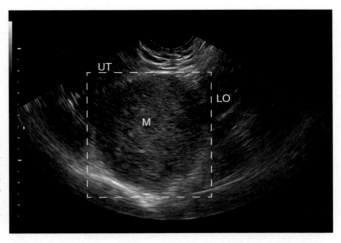

UT：子宫；LO：左侧卵巢；M：团块

图 3-2-2-3　经阴道超声，显示盆腔包块与子宫及左卵巢的关系。盆腔偏左查见大小 6.4cm×4.9cm×5.4cm 实性弱回声团，团块边界较清楚，内可见散在小片状液性暗区，与左卵巢及子宫无明显关系

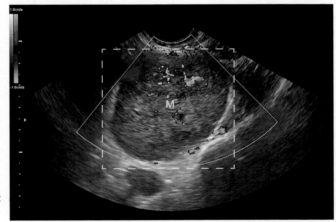

M：团块

图 3-2-2-4　经阴道超声，CDFI 显示团块内较丰富血流信号

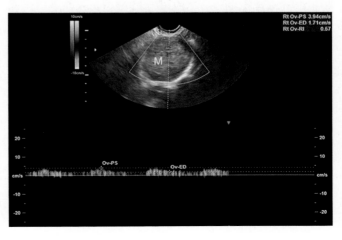

M：团块

图 3-2-2-5　经阴道超声，频谱多普勒显示团块内血流 RI=0.57

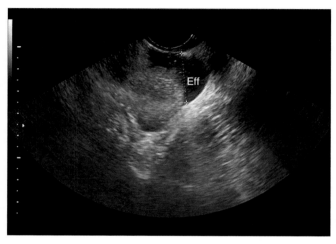

Eff：积液

图 3-2-2-6　经阴道超声，显示盆腔查
见液性暗区，深约 2.2cm

## 超声提示

宫腔内占位（疑内膜息肉）；盆腔偏左占位（性质？）；盆腔积液。

## 其他影像学检查

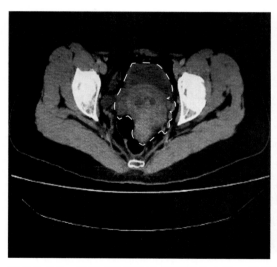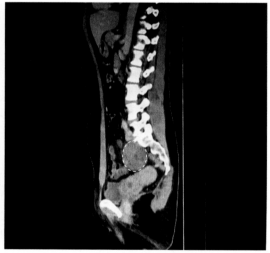

图 3-2-2-7　盆腔 CT 超声左侧骶骨前方见一类圆形实性成分为主软组织肿物影，肿块上缘位于骶 1
椎体上缘水平，下缘约在骶 3 椎体水平，肿块位于子宫和左侧附件上方，边缘清晰，与左侧髂内血
管关系较为密切，增强后呈不均匀强化，提示盆腹膜后肿瘤可能性大

## 手术所见

盆腔内可见淡黄色液体约100mL，乙状结肠及直肠未见异常，肿瘤位于骶前，直径约6cm，质硬，固定，边缘界限清楚，有完整包膜。切开后腹膜，分离肿瘤周围组织，完整切除肿瘤。

## 病理诊断

盆腔：梭形细胞瘤，结合免疫组化结果提示神经鞘瘤。
宫腔：子宫内膜息肉。

## 最终诊断

盆腔腹膜后神经鞘瘤；子宫内膜息肉。

## 分析讨论

由于临床医生及超声医师对腹膜后神经鞘瘤的认识不足，缺乏特异性诊断方法，术前诊断非常困难，临床误诊率很高，常常误诊为阔韧带肌瘤、卵巢肿瘤。超声检查时应仔细扫查子宫、双卵巢与盆腔包块的相互关系以减少误诊。判断肿物是否来源于子宫，可仔细观察肿物与子宫之间是否有联系的血管，以及是否随子宫移动而移动；双侧卵巢可显示，基本可以排除病变来自卵巢；如果双侧或一侧卵巢未显示，病变并不代表一定来自卵巢，可能因肿物较大压迫卵巢导致卵巢显示不清。盆腔神经鞘瘤最终确诊需依赖手术及组织病理学检查。

# 第三节　腹膜后脂肪瘤误诊为卵巢畸胎瘤

## 疾病概述

脂肪瘤是临床最常见的良性肿瘤，来源于中胚叶组织，可发生于任何年龄，好发于50～60岁患者，最常见于体表皮下脂肪组织，以背、肩、颈、前臂、大腿等部位多见。肿瘤多呈扁圆形或分叶状，有包膜，可移动，质软，患者多因位置表浅触及皮下结节就诊。除皮下外，脂肪瘤还可发生于肌间隔、肌肉深层及腹膜后等部位，肿瘤恶变时可浸润周围组织，甚至产生压迫症状。良性脂肪瘤形态学类型包括：纤维脂肪瘤、黏液脂肪瘤、软骨样脂肪瘤、肌脂肪瘤、血管脂肪瘤等。

脂肪瘤肿瘤较小时无明显症状，较大时可有出血、钙化、液化及囊性变或骨化，可出现症状。

腹膜后脂肪瘤系指来源于腹膜后（不包括腹膜后脏器本身）脂肪组织的一种少见良性肿瘤，组织学上主要由分化成熟的脂肪细胞构成。腹膜后脂肪瘤发生率女性高于男性，

288

约为 2 : 1，而男性则脂肪肉瘤发病率稍高。

## 超声特征

脂肪瘤常见的超声表现为边界欠清晰，内部以较均匀的强回声为主，有时瘤体后方伴有声衰减，CDFI 检测肿瘤内部无明显血流显示。有研究者认为，脂肪瘤的声像特征主要取决于瘤体内脂肪和其他结缔组织混合形成的界面数量。如脂肪组织越单纯，瘤体回声越低。

## 鉴别诊断

1. 脂肪肉瘤：回声表现为由低至较强回声不等。生长速度快，边界不规整或欠清晰，内部回声不均，变性或坏死时可见回声减低和液化。肿块通常很大，短期内增长迅速且常为多发，血流丰富。

2. 畸胎瘤：畸胎瘤超声可表现为三型（囊性、囊实性和实性）六征（面团征、脂液分层征、星花征、壁立结节征、瀑布征、杂乱结构征），典型的畸胎瘤较容易诊断。当畸胎瘤表现为边界不清楚的实性稍强回声团块时，与脂肪瘤鉴别困难。

3. 肠道内容物：尤其是患者体型肥胖、肠道气体干扰较重时，需要注意鉴别。肠内容物无固定形态，无确切包膜，动态观察，其大小和位置可发生变化。

4. 纤维肉瘤：一般肿物巨大，形态不规则，边界欠清楚，内部为不均匀的混合回声，瘤体内可有不规则的坏死液化区，还常见较小的钙化。

5. 淋巴瘤：超声表现为较均质的低回声团块，边界清楚，肿瘤内部血流信号丰富。脂肪瘤大多为回声较均匀的稍强回声团块，肿瘤内部无明显血流信号。

6. 神经源肿瘤：肿瘤呈椭圆形或纺锤形，长轴与伴行的血管束走向平行，内部以实质低回声为主。良性肿瘤瘤体内部常伴有弥散小出血灶，内部回声不均匀，较大坏死液化灶可呈无回声，肿瘤单发为主；恶性肿瘤多为不规则体，瘤体一般较大，边界不清楚，内部回声不均，内部常有弥漫出血灶，或伴有较大不规则坏死液化区。

## 病例

## 临床病史

患者女，60 岁 4 个月，主诉"发现盆腔包块 $10^+$ 年"。患者 $10^+$ 年前外院体检扪及盆腔包块 3 ～ 5cm 大小，自诉包块增大不明显，$3^+$ 年前腹腔 CT 及 MRI 示右盆腔包块约 8cm，$2^+$ 年前患者无明显诱因感腰部疼痛，并伴右腿疼痛，活动后加重，$3^+$ 月前我院超声提示：右附件区查见 9cm×6cm×8cm 稍强回声团，边界欠清。专科查体：左侧盆腔扪及一 7cm 大小包块；右附件未扪及异常。

## 超声表现

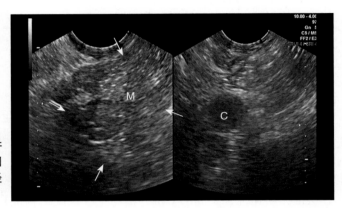

M：团块；C：囊性占位

图 3-2-3-1　经阴道超声，显示右附件区查见 9.0cm×6.0cm×8.0cm 稍强回声团，边界欠清；左附件区查见直径 1.7cm 囊性占位，囊液清亮

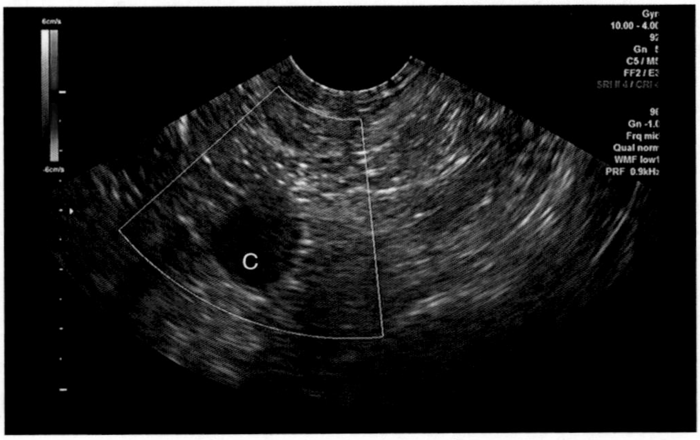

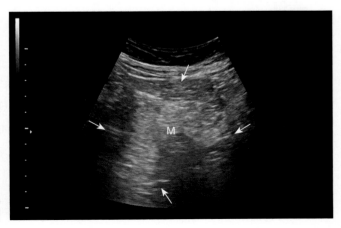

C：囊性占位

图 3-2-3-2　经阴道超声，CDFI 显示左附件区囊肿囊壁未探及明显血流信号

M：团块

图 3-2-3-3　经腹超声，显示右附件区稍强回声团块，边界不清，形态欠规则

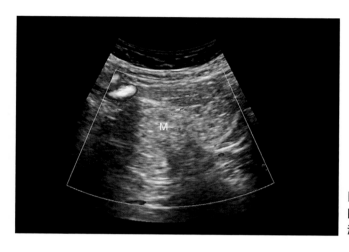

M：团块

图 3-2-3-4　经腹超声，CDFI 显示右附件区稍强回声团块内未探及明显血流信号

### 超声提示

右附件区占位（疑卵巢畸胎瘤）；左附件区囊性占位。

### 其他影像学检查

外院 MRI 提示盆腔偏右侧占位，考虑良性病变可能性大：脂肪瘤可能，病灶局部通过闭孔向外侧疝出至闭孔外肌及耻骨肌间隙，与邻近肌肉分界清楚。

### 手术所见

子宫：前位，大小较正常偏小。左卵巢：大小、形态无明显异常。左输卵管：外观无明显异常。右卵巢：大小、形态无明显异常。右输卵管：外观无明显异常。右侧输尿管与周围组织粘连。盆腔情况：右侧闭孔窝处见一大小约 6cm 脂肪样团块，质软，边界欠清，深达闭孔窝内与髂内动静脉分界不清，闭孔神经穿行其中，根蒂位于闭孔窝深处。

### 病理诊断

右侧盆腔侧壁包块：脂肪源性肿瘤。

### 最终诊断

右侧盆腔腹膜后脂肪瘤。

### 分析讨论

本例患者为老年女性，卵巢萎缩，且包块较大遮挡右侧卵巢，同时包块回声与畸胎瘤类似，因此造成误诊。对于此类病例应更加仔细寻找卵巢，同时仔细观察本例包块可以发现，其边界不如畸胎瘤清晰，占位效应即对周边组织的推挤也不如畸胎瘤明显。

# 第四节　腹膜后平滑肌瘤合并黏膜下型膀胱平滑肌瘤

## 疾病概述

膀胱平滑肌瘤是一种较罕见的发生于间叶组织的膀胱非上皮来源良性肿瘤，在膀胱肿瘤中所占比例小于 1%。其发病原因不明确，许多研究表明，该疾病瘤多发生于女性。临床症状常表现为血尿、下腹痛、膀胱刺激征等，且症状与病变的位置、大小相关。

根据肿块与膀胱壁关系分为黏膜下型、壁间型、浆膜下型，其中黏膜下型最常见，多位于膀胱颈部，较早出现排尿刺激、梗阻症状。由于膀胱壁肌层较薄，影像学检查发现的膀胱平滑肌瘤几乎均向腔内或腔外方向突出。

## 超声特征

膀胱平滑肌瘤较典型的超声征象为：①多表现为低回声类圆形或椭圆形肿物，形态规则，多数边界清晰；②黏膜下型膀胱平滑肌瘤腔内面均有正常膀胱黏膜覆盖，声像图上肿物朝向腔内的表面可见光滑的线状高回声，此声像图表现是肿物间叶组织来源的关键征象，也是与膀胱其他病变相鉴别的重要线索，依据此征象可初步诊断膀胱平滑肌瘤；③ CDFI 多为高阻血流，RI > 0.6。

## 鉴别诊断

1. 膀胱癌：好发于膀胱三角区，典型临床表现为膀胱刺激征、血尿及下腹痛等，声像图表现为膀胱壁上隆起样病变，形态不规则，与肌层分界不清，内部及周边可探及丰富血流，且血流分布紊乱，频谱呈高速低阻表现。由于病变具侵袭性，膀胱黏膜可出现局限性增厚，或出现膀胱壁连续性破坏等。膀胱平滑肌瘤多呈类圆形，边界清晰，并由完整的膀胱黏膜包绕，且与膀胱黏膜层相延续，阴道超声可显示部分肌瘤有蒂与膀胱壁相连。

2. 膀胱子宫内膜异位症：多表现为缺少明确包膜的实性或囊实性包块，且与周围组织分界不清；膀胱平滑肌瘤往往有完整的包膜，边界清晰，内部回声多均匀，当内部出现坏死时产生囊性成分，与子宫内膜异位症有相似之处，可进一步行 MRI 或手术病理进行鉴别。

## 病例

### 临床病史

患者女，39 岁，主诉"排尿困难，发现盆腔包块 1 个月"。1 个月前患者因排尿困难在外院检查，发现盆腔包块，性质不详。9 个月前患者因子宫肌瘤在外院行子宫全切术。专科查体：盆腔扪及 9cm×7cm×8cm 实性团块，活动较差，边界欠清，质地硬。

## 实验室检查

肿瘤标记物：阴性；尿常规：RBC 0 ～ 5 个 /HP。

## 超声表现

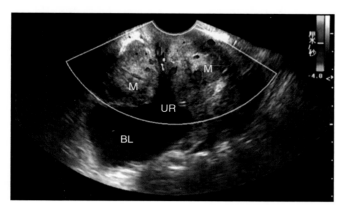

BL：膀胱；UR：输尿管；M：团块

图 3-2-4-1　子宫全切术后，经阴道超声，显示盆腔内查见 9.0cm×8.3cm×7.7cm 实性弱回声，内见多个团块融合而成，外形不规则，团块包绕尿道，CDFI 显示团块周边及其内探及血流信号

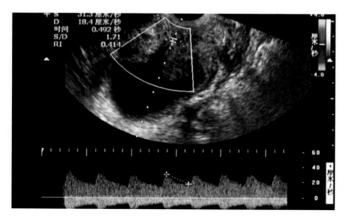

图 3-2-4-2　经阴道超声，频谱多普勒显示团块内血流 RI=0.4

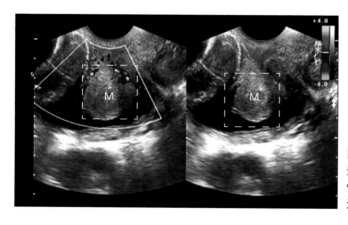

M：团块

图 3-2-4-3　经阴道超声，显示膀胱尿道处查见 2.5cm×2.3cm×2.4cm 实性弱回声，外形规则，CDFI 显示其周边可探及血流信号

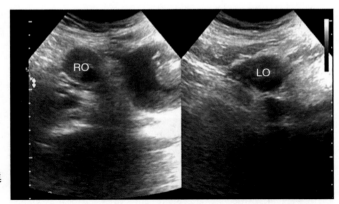

RO：右侧卵巢；LO：左侧卵巢

图 3-2-4-4　经腹超声，显示双侧卵巢正常

## 超声提示

盆腔实性占位（疑多发性平滑肌瘤）；膀胱内实性占位（膀胱平滑肌瘤不能排除）。

## 手术所见

膀胱镜检查提示膀胱三角区有一 2.0cm×2.5cm 隆起，膀胱黏膜光滑，膀胱壁稍充血。完善检查后行盆腔包块切除术＋膀胱镜下包块切除术。术中见盆腔包块位于膀胱后壁左盆底腹膜。

## 病理诊断

膀胱内肿块：膀胱黏膜下型平滑肌瘤。

后腹膜包块：平滑肌瘤伴广泛玻变，部分肿瘤细胞呈上皮样改变。

## 最终诊断

黏膜下型膀胱平滑肌瘤；腹膜后平滑肌瘤。

## 分析讨论

当膀胱充盈时，仔细扫查包块与膀胱的关系，应该不难判断包块的来源，但在腔内超声检查时，通常膀胱处于排空状态，容易将包块误认为是妇科来源或者盆腔其他来源。因此，当发现盆腔包块与膀胱关系密切时，建议嘱患者适当充盈膀胱后复查，以减少误诊。

# 第三章

# 其 他

## 第一节　腹股沟区感染性异物肉芽肿

### 疾病概述

肉芽肿性炎是一种特殊的慢性炎症，以肉芽肿形成为特点，肉芽肿中激活的巨噬细胞常呈上皮样形态。不同的病因可引起形态不同的肉芽肿。肉芽肿分为异物肉芽肿和感染性肉芽肿。

异物肉芽肿是由于异物不易被消化，异物性刺激长期存在形成慢性炎症。感染性肉芽肿除了有些病原微生物不易被消化的一面外，还可以引起机体免疫反应，特别是细胞免疫反应。

常见的异物肉芽肿主要为纱布、缝线等。根据手术部位、方式不同，异物肉芽肿可能发生在人体的任何部位，包括胸部、腹部、颅脑、肢体、颌面部、乳腺甚至心脏等，最常见为腹部。文献报道其腹部手术发生率为 1/1500 ～ 1/1000。一方面是由于当前医患关系复杂；另一方面部分患者纱布遗留后无任何临床症状，纱布及缝线遗留于体内可几年甚至几十年而不被发现，因此异物性肉芽肿（纱布瘤）的报道率实际上远低于其发生率。异物肉芽肿的主要临床表现为腹部包块。异物与大网膜及周围肠管均可粘连，表现为腹部隐痛不适等症状。部分患者因为肠梗阻或腹部瘢痕周围瘘管形成并流出脓性分泌物就诊。

### 超声特征

有文献将异物肉芽肿的超声表现分为两种类型：①异物在人体内引起炎性渗出、坏死为主的反应，最后被纤维包裹形成异物性脓肿，病理上以炎性反应为主；②表现为"异物"在人体内产生无菌性纤维蛋白反应，形成异物性肉芽肿，病理上以肉芽组织增生和纤维化为主。实际情况常是两种反应均有发生，根据两种反应所占比例不同，形成的包块超声声像图也有差异。典型超声表现是缝线纵切面呈轨道样强回声，横切面呈双点征。

### 鉴别诊断

1. 圆韧带囊肿：女性腹股沟或阴阜处囊性占位，多呈梭形。内为无回声区，大部分透声清，后方回声增强；CDFI 示内部未见明显血流信号，部分囊壁探及星点状血流信号；平卧位或 Valsalva 动作增加腹压后，囊肿不回纳。

2. 子宫内膜异位症：通常表现为腹股沟区实性团块状低回声，无包膜，边界不清，形态不规则，内部可见血流信号，进行性增大，月经期疼痛明显。

3. 腹股沟疝：声像图表现为疝囊与腹腔相通，疝囊内可见肠管或大网膜组织回声，改变体位或腹压时，内容物可回纳。

## 病例

### 临床病史

患者女，37 岁，下腹部隐痛 $1^+$ 周，B 超发现腹壁切口占位 4 天。患者自诉一周前无明显诱因出现下腹剖宫产伤口痛，于外院就医，当地医院超声提示"切口下方皮下距皮肤层约 1.0cm 处探及 4.1cm×0.7cm 占位"。患者自诉平素月经规律，无痛经，下腹部偶有隐痛不适。$20^+$ 年前行"阑尾炎"手术。$10^+$ 年前、$4^+$ 年前两次行剖宫产。专科查体：子宫、双附件区（－）。下腹部剖宫产切口处可扪及一直径约 4～5cm 占位，活动度可，轻压痛。

### 实验室检查

血常规：（－）；肿瘤标记物：（－）。

### 超声表现

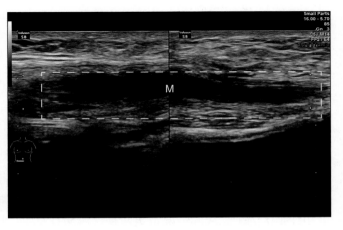

M：团块

图 3-3-1-1　高频超声经腹横切面，显示右侧腹股沟区患者自诉疼痛处皮下脂肪层内查见低回声区，呈长条形，范围约 5.2cm×1.0cm×2.6cm，内可见 1～2 个点状强回声，低回声区周边可见稍强回声环绕，边界不清

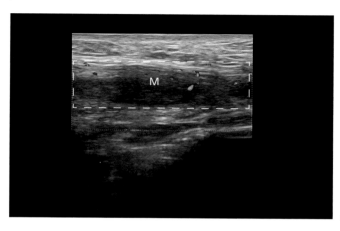

M：团块

图 3-3-1-2　CDFI 显示低回声区内部未探及明显血流信号，周边探及点状血流信号

## 超声提示

右侧腹股沟区低回声（炎性？其他待排，请结合临床）。

## 手术所见

下腹部原切口右侧腹壁脂肪层及筋膜层间见一大小约 5cm 包块，质中，见明显微囊腔，部分呈紫蓝色，与周围组织分界不清。

## 病理诊断

腹壁下包块：慢性化脓性肉芽肿性炎，送检组织中可见异物（缝线），未见宫内膜异位与肿瘤。

## 最终诊断

感染性异物肉芽肿。

## 分析讨论

剖腹产后腹壁切口皮下占位临床最常见的是子宫内膜异位症，异物肉芽肿较少见，但超声检查时应想到本病的可能，仔细鉴别。

# 第二节　韧带样型纤维瘤病

## 疾病概述

韧带样型纤维瘤病（Desmoid-type Fibromatoses，DTF）是由成纤维细胞 / 肌纤维母细胞增生所致，病因尚不明确，可能的因素有遗传，内分泌或创伤等。

临床分型：①腹外型，发生于肩部、胸壁和背部、大腿和头颈部、臀部，多见于儿童，男女发病率相等。②腹壁型，发生于腹壁的肌肉腱膜结构，尤其是腹直肌和腹内斜肌，以及其表面筋膜，多见于年轻的妊娠期女性或产后女性，以产后1年以内更多见，女性明显多于男性。③腹内型，起源于盆腔或肠系膜，少见，男女发病率无差异。临床表现：以10～40岁多见。

## 超声特征

①腹外型：肿块位于肌层深面（儿童臀部较多）。肿块表现为形态较规则、均匀/不均匀的弱回声（较大者可伴液化，少见）。CDFI示肿块内少许点线状血流信号。②腹壁型：肿块位于肌层，尤其腹直肌内。肿块表现为形态较规则（一般呈梭形）、较均匀的弱回声，与肌束平行扫查时肿块边界不清，垂直时相对较清楚。CDFI示肿块内少许点线状血流信号。③腹内型：肿块表现为边界较清楚、形态较规则，肿块较大时内部一般无液化坏死区。CDFI示肿块内少许点线状血流信号。

## 鉴别诊断

该病需与子宫内膜异位病灶相鉴别。子宫内膜异位病灶通常发生与月经相关的周期性胀痛，并逐渐增大，有触痛。超声表现多位于腹壁切口处皮下脂肪层及肌层内，可呈圆形或椭圆形，较大肿块可边界不清楚，形态不规则。多呈弱回声，内部回声常不均匀，内可有小无回声区，周边可有强回声晕。较大肿块内可以探及较丰富的血流信号。

## 病例

### 临床病史

患者女，26岁，腹痛，自觉扪及腹壁包块，经前期疼痛。

### 超声表现

▶第一次超声检查

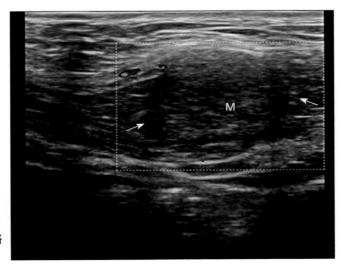

M：团块

图3-3-2-1 高频超声经腹矢状切面，显示腹壁肌层内大小2.5cm×1.8cm×2.3cm弱回声团，边界欠清，形态略欠规则，团块周边探及点状血流信号

▶ 3 个月后第二次超声检查

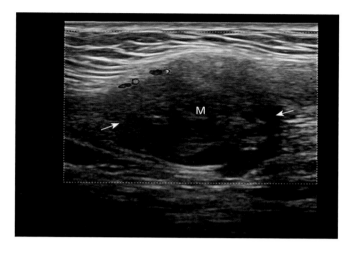

M：团块

图 3-3-2-2 （3 个月后第二次超声检查）高频超声经腹矢状切面，显示腹壁肌层内查见大小 2.9cm×2.0cm×2.8cm 弱回声团，边界欠清，形态较规则，周边探及少许血流信号

**超声提示**

腹壁肌层弱回声团。

**手术所见**

脐下正中 5cm 处可见 5cm×4cm×5cm 结节，与腹直肌分界不清，质硬。

**病理诊断**

腹壁包块：韧带样型纤维瘤病。

**最终诊断**

韧带样型纤维瘤病。

**分析讨论**

腹壁肌层占位超声鉴别诊断时应想到本病的可能,结合病史、体征及超声特征进行鉴别。

# 第三节 外阴巨大浅表血管黏液瘤

**疾病概述**

浅表血管黏液瘤是一种少见的含黏液的软组织良性肿瘤，可发生于任何年龄，20~54 岁多见，无明显性别差异，多为单发，多发生于躯干和下肢，其次为头颈部、上肢，少见于生殖道。临床表现为皮肤丘疹、结节或息肉状无痛性肿块，触诊可有波动感，有时由于肿瘤富含血管受压后可缩小，表面皮肤色泽多正常，有时可有溃疡形成。肿瘤呈缓慢无痛性生长，最长病程可达10余年。肿瘤大小多小于10cm，复发后可明显增大。大体检查肿瘤位于表浅部位，可完全局限于真皮，也可累及皮下组织，界限多较清晰，质软，切面呈分叶状，内可呈半透明胶冻状，一般不出现坏死。

## 超声特征

由于浅表血管黏液瘤比较少见，对该病的超声表现特点尚缺乏认识，因此术前超声常难以确诊。

## 鉴别诊断

1. 纤维瘤：大小不一，表面可有溃疡和坏死，超声表现为皮下不均质实性包块，包膜完整，界限清晰，内部回声强弱不均，血流信号一般不丰富。

2. 平滑肌瘤：超声表现为圆形或卵圆形实性团块，多为弱回声，内部回声较均匀，血流信号多不丰富，发生变性者可呈囊实性。

3. 脂肪瘤：位于皮下脂肪层，多呈梭形，长轴与皮肤平行，大小不等，质软有弹性，有一定活动度，单纯脂肪瘤呈低回声或等回声，血管脂肪瘤或纤维脂肪瘤则以高回声为主，后方回声可稍增强，瘤体内多无明显血流信号。

4. 前庭大腺囊肿：一般位于外阴后下方，多无明显症状，超声表现呈囊性，边界清楚，内部为无回声或细弱点状回声，一般无明显血流信号，伴感染时周边血流信号可增多。

## 病例

### 临床病史

患者女，42岁，因"发现右侧外阴包块3年"入院。患者3年前无明显诱因出现右

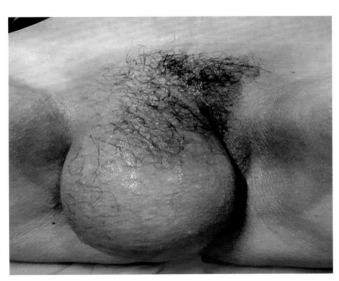

图 3-3-3-1　右侧外阴巨大包块，突出于皮肤表面

侧外阴包块，直径约 2cm，后逐渐增大，伴瘙痒、坠胀感，不伴明显疼痛。专科查体：右侧大阴唇可见大小约 14.0cm×8.0cm×9.0cm 的巨大包块，突出于皮肤表面，包块表面皮肤完整，色泽正常，无溃烂，活动欠佳，无红肿、触痛，皮温不高，扣诊包块内明显分叶状，有囊实性感，包块大小不随体位变化，余无特殊。

### 实验室检查

无特殊。

### 超声表现

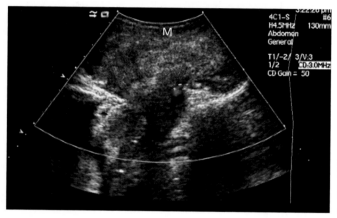

M：团块

图 3-3-3-2 低频超声显示右侧大阴唇皮下查见 14.0cm×7.8cm×9.0cm 的不均质实性弱回声团块，边界清楚，形态略欠规则，团块内探及少许点状血流信号

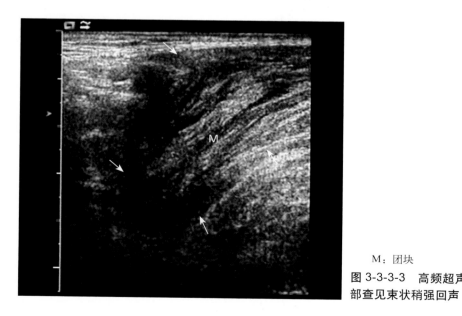

M：团块

图 3-3-3-3 高频超声显示靠近团块蒂部查见束状稍强回声

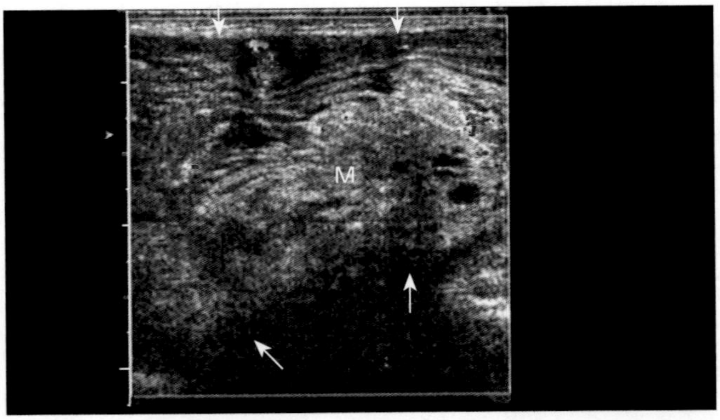

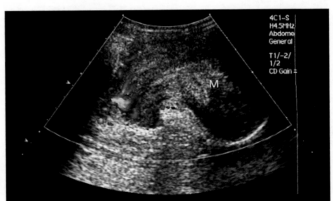

M：团块

图 3-3-3-4　高频超声显示瘤体周边以弱回声为主，内部为不均匀稍强回声，内部血流信号不丰富

M：团块

图 3-3-3-5　彩色多普勒显示瘤体蒂部血流信号较丰富，团块与腹腔未见确切相通，与阴道右侧壁关系密切

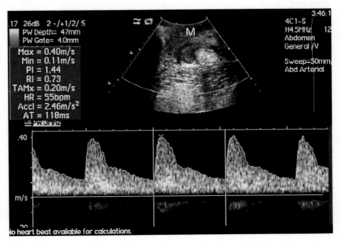

M：团块

图 3-3-3-6　频谱多普勒显示肿瘤蒂部血流：Vmax=40cm/s，RI=0.73

### 超声提示

右侧大阴唇巨大实性占位，性质待定（会阴平滑肌瘤？其他？）。

### 手术所见

切开皮肤后见包块被筋膜组织完整包裹，呈分叶状，剖面为鱼肉样结构，质软，与周围组织分界清，蒂深，位于耻骨联合下后方。

### 病理诊断

浅表血管黏液瘤。

### 最终诊断

右侧大阴唇浅表血管黏液瘤。

### 分析讨论

本病例为较少见的巨大浅表性血管黏液瘤，其超声特征为边界清楚的以弱回声为主的团块，内部回声不均匀，间杂有束状的稍强回声，与周围组织有明显分界，彩色多普勒显示瘤体内部血流信号不丰富，肿瘤蒂部血流信号较丰富，频谱多普勒显示呈中速高阻血流频谱。

虽然部分外阴浅表包块超声表现无特异性，无法明确病理类型，但在超声报告上应尽量对包块的性质、边界、内部回声、血流情况进行详细描述，以便为临床医生提供更多信息来制订治疗方案。

# 第四节  阴道乳糜漏

### 疾病概述

乳糜反流综合征是一种原发性乳糜疾病，是由于乳糜回流途中的淋巴管发育异常或缺陷，乳糜液不能正常回流至静脉而反流到正常的组织器官中，并由此产生的一组罕见的乳糜反流性淋巴水肿，病程长，可出现低蛋白血症、淋巴细胞减少、贫血等。乳糜液的成分包括：脂肪、蛋白（白蛋白、球蛋白、纤维蛋白原等）、糖、电解质、淋巴细胞等。引起乳糜反流综合征的病因包括先天性淋巴管发育缺陷，如增生扩张或瓣膜不全或无瓣膜、胸导管阻塞及淋巴管功能不全。乳糜反流综合征的临床表现有乳糜腹水、乳糜胸、乳糜心包、乳糜腹泻、乳糜尿、外生殖器及下肢乳糜反流性水肿、小肠淋巴管扩张症及阴道乳糜漏。

阴道乳糜漏临床极罕见，文献报道不超过 50 例。初发年龄多数在青春期前，少数的阴道乳糜漏发生在 3 岁，甚至早至 18 个月；会阴的乳白色水疱系乳糜液反流到皮肤使浅表淋巴管扩张而形成，从阴道内流出的乳白色液体是乳糜液经阴道壁扩张的淋巴管漏入阴道所致。胸导管出口是淋巴液进入血液循环的最重要入口，正常情况下其管径为 $1 \sim 4mm$，$< 1mm$ 会导致胸导管出口梗阻，可能引起乳糜反流；国内一项临床研究证实，手术解除颈段胸导管阻塞性病变后，200 例患者中有超过 80% 的病例临床症状有效缓解。引起胸导管出口梗阻常见原因有：①周围血管鞘增厚、纤维化，包绕和粘连胸导管末段（束带压迫）；②周围组织牵拉致使末段成角畸形；③末段管壁增厚狭窄；④局部肿大淋巴结压迫；⑤末段囊肿压迫；⑥末段瓣膜关闭不全。

## 超声特征

阴道乳糜漏极罕见，因此超声表现报道少。超声上可见盆腹腔多发囊状无回声，与网膜、肠系膜关系密切。

## 鉴别诊断

乳糜反流需要与淋巴管畸形（淋巴管瘤）鉴别。淋巴管畸形是胚胎发育过程中某些部位原始淋巴囊与主要淋巴系统完全隔绝后所发生的肿瘤样畸形，表现为大小各异的淋巴管腔内充满淋巴液；内容物清亮无色，若含血液则可呈红色或蓝黑色。乳糜反流则是原始淋巴囊与主要淋巴系统（乳糜池）联通，内容物为乳糜液。

## 病例

### 临床病史

患者女，12 岁，反复阴道流液 $10^+$ 年，加重 $2^+$ 月，外院 CT 提示腹腔包块。患者 $2^+$ 月前无明显诱因出现持续性阴道流液，直立行走时加重，休息时缓解。患者 2 岁时第一

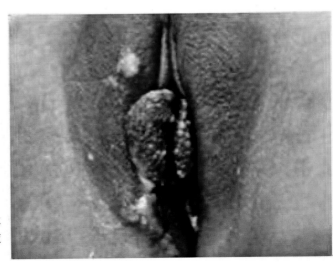

图 3-3-4-1　大、小阴唇肿大肥厚，其表面有多个乳白色结节，有乳白色液体从阴道流出

次阴道流液，量少，为乳白色或淡粉红色，后自行好转，9岁时患者再次出现阴道流液，外院对症治疗后好转。近3年偶有流液，未治疗。专科查体：外阴及阴唇水肿，见乳白色液体从阴道口阵发性流出，量多，有鱼腥味。肛查扪及下腹部不规则囊性结节，边界不清。

## 实验室检查

血常规：血 HGB 93g/L （110～150g/L），L 6.6%（19%～64%）；

血电解质：Ca 1.96mmol/L（2.25～2.67mmol/L）；

肝功：白蛋白 21.7g/L（38.0～54.0g/L）；

肿瘤标记物：（－）。

## 超声表现

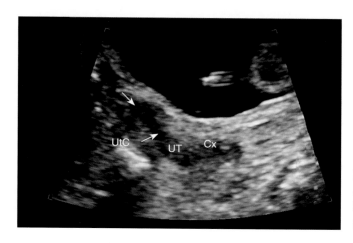

UT：子宫；UtC：宫腔；Cx：宫颈

图 3-3-4-2　经腹超声，显示子宫大小正常，内膜不明显，宫腔查见宽约0.6cm 条形暗区，随体位变化可增宽或变窄。宫底浆膜层回声似欠连续

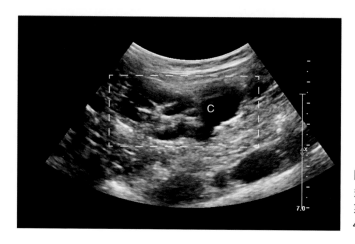

C：囊性占位

图 3-3-4-3　经腹超声，显示腹腔内多个分隔囊性团块，与增厚系膜关系密切，较大囊腔 5.5cm×2.8cm×4.7cm，张力不高，透声可

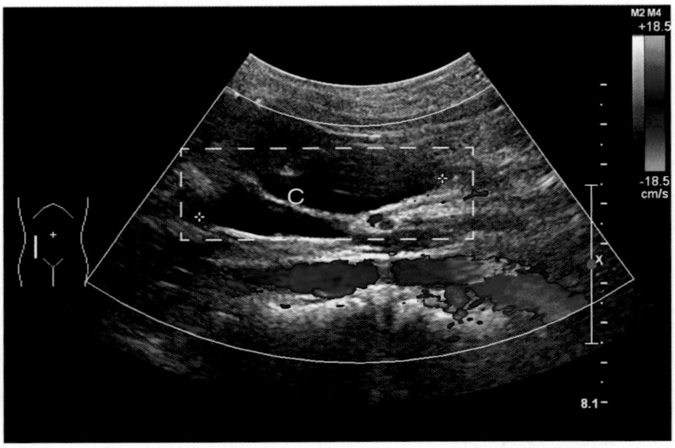

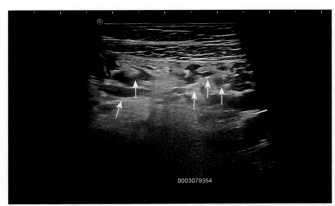

C：囊性占位

图 3-3-4-4　经腹超声，CDFI 显示腹腔囊性团块囊壁上未探及明显血流信号

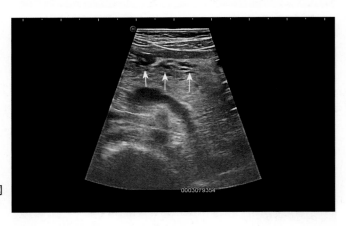

图 3-3-4-5　经腹超声，肠系膜上查见多发细小囊性占位

图 3-3-4-6　经腹超声，胰腺前方小网膜内见多发细小囊性占位

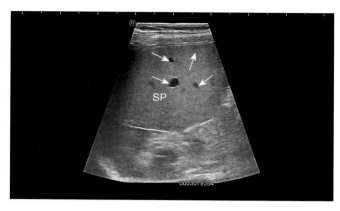

SP：脾

图 3-3-4-7　经腹超声，脾脏实质内多发囊性回声，大者 1.0cm×0.9cm

### 手术所见

宫腔镜下见：阴道壁散在滤泡状结节，活检，病理显示扩张成囊状的淋巴管；整个宫腔未见瘘口及破损面。腹腔镜下见：盆腹腔见少量积液，约 50mL，乳糜试验阳性；肠系膜广泛增厚，表面广泛散在大小不等滤泡状结节。后行局麻下直接淋巴管造影术，提示：会阴乳糜反流、阴道乳糜漏；胸导管回流障碍。

### 最终诊断

乳糜反流继发肠系膜淋巴管囊性扩张。

### 分析讨论

本病极为罕见，通过对本病例超声图像的学习，有利于超声医生提高对本病的认识，从而有针对性地扫查相应部位以发现异常，为临床提供更多信息。

# 第五节　阴道恶性黑色素瘤

### 疾病概述

恶性黑色素瘤（简称恶黑）是一种起源于神经嵴的弥散神经内分泌细胞的恶性肿瘤，好发于皮肤与黏膜，也可原发于眼、鼻腔等处。恶黑在女性生殖道的发病率约为 3%～5%，约占女性恶性肿瘤的 0.4%～0.8%，常发生于外阴部。阴道恶黑居女性生殖道恶黑的第二位，约占阴道恶性肿瘤的 3%。

阴道恶黑可发生于阴道的任何部位，多数文献报道肿瘤位于阴道的下 1/3 段，占 58%～66%。肿瘤多为单发病灶，直径 0.2～10.0cm，形态多种多样，可呈息肉状、结节状、乳头状或扁平黑斑伴表面溃疡。

阴道恶黑临床症状缺乏特异性，最常见的临床症状表现为阴道排液、阴道出血或阴道肿块，合并感染时出现脓臭分泌物，晚期肿瘤增大出现压迫症状可表现为大小便困难、腹部坠胀痛等。

## 超声特征

由于阴道恶黑较罕见，其超声表现鲜有报道，国内有文献报道宫颈恶黑的超声表现为宫颈及宫体多发低回声肿块，多发病灶融合后形态不规则，边界尚清，内部回声尚均匀，彩色多普勒显示其内见丰富血流信号。阴道恶黑的影像学表现缺乏特异性，确诊依赖病理学检查。

## 鉴别诊断

1. 阴道壁子宫内膜异位症：阴道子宫内膜异位症可以由子宫内膜碎片直接种植于阴道撕裂的创面，或者没有损伤也可发生内异症，它可经血行或淋巴管播散而发生在阴道壁的任何部位。阴道后壁最常受累，最常见的部位是下 1/3 段和后穹窿。临床表现可出现明显的性交痛，周期性局部疼痛，妇科检查阴道内可见紫蓝色结节。

2. 阴道壁囊肿：阴道壁囊肿的超声图像表现多种多样，较大的囊肿表现为圆形、椭圆形囊性团块，边界清楚、形态较规则、后壁回声增强；部分表皮囊肿超声表现为不均质回声、均质回声以及洋葱环样结构。团块内部无血流信号。

3. 阴道平滑肌瘤：女性生殖系统少见的良性肿瘤，常见于生育年龄的妇女。发病部位多为阴道前壁。较小的肌瘤可无临床症状，大者可产生压迫症状及阴道坠胀感。典型声像图表现为阴道内圆形或椭圆形实性肿块，有时呈分叶状，边界清，内部回声衰减。宫颈结构正常，轮廓清晰。当肌瘤较大时，声像图差别较大。CDFI 显示肿瘤内部可见散在条状血流，频谱形态与子宫肌瘤相似。

## 病例

### 临床病史

患者女，49 岁 7 个月。发现阴道壁包块 3⁺ 月。3⁺ 月前患者无意间扪及阴道处有一包块，大小约 3⁺cm；无疼痛、压痛，无尿频、尿急、排尿困难等；外院行下腹部 MRI 提示子宫前壁异常增厚，考虑局限性子宫腺肌症；阴道前壁占位，包膜完整；查体：阴道壁见一大小约 3⁺cm 包块，邻近尿道口，给予注射促性腺素释放激素（GnRH）一针治疗，因包块邻近尿道口，建议至上级医院行手术治疗。患者自患病以来精神、食欲、体重无明显变化。既往身体情况良好，10⁺ 年前，于外院行"臀部包块切除术"。专科查体：阴道中段至尿道口扪及 5cm 实性包块，活动可，包膜完整，包块表面呈黑色，黏膜色泽正常。宫体：前位，如孕 2⁺ 月大，质中，有压痛，表面光滑，无压痛。左、右附件未扪及异常。

## 实验室检查

肿瘤标记物：CA125 105.6U/mL，CA199 24U/mL，HCG < 2.0mIU/mL。

## 超声表现

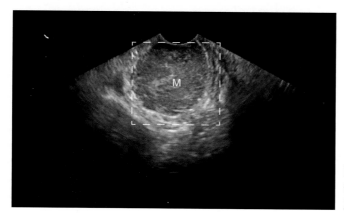

M：团块

图 3-3-5-1　经阴道超声，显示阴道壁查见 4.7cm×4.5cm×4.4cm 的弱回声团，边界较清楚

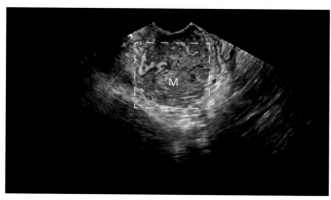

M：团块

图 3-3-5-2　经阴道超声，CDFI 显示团块内探及较丰富血流信号

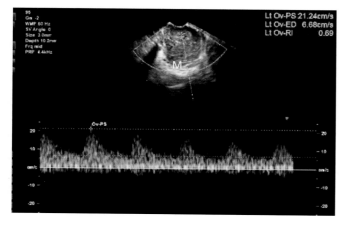

M：团块

图 3-3-5-3　经阴道超声，频谱多普勒显示团块内血流为中等阻力，RI=0.69

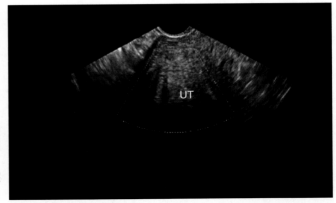

UT：子宫

图 3-3-5-4　经阴道超声子宫矢状切
面，显示子宫前壁肌壁增厚，回声增
强，肌壁间查见大小 6.0cm×4.9cm×
7.1cm 的稍强回声，边界不清，内探
及星点状血流信号

## 超声提示

阴道壁占位（性质？癌？请结合肿瘤标记物及临床）；子宫腺肌症。

## 手术所见

阴道：通畅，阴道左前壁中段至尿道口扪及 6cm 实性包块，活动可，包膜完整，包块表面呈黑色，黏膜色泽正常。宫颈：不肥大，光滑，无触血，宫颈管内无出血。宫体：前位，如孕 2<sup>+</sup> 月大，质中，有压痛，表面光滑，无压痛。左附件：未扪及异常。右附件：未扪及异常。完整切除阴道肿物，质地糟脆、色灰褐色。

## 病理诊断

阴道壁肿物：恶性黑色素瘤。

IHC 肿瘤细胞：HMB-45（+）、S-100（局灶+）、Melan-A（+）、Des（－）、Myogenin（－），Ki67 阳性率约 55%，支持诊断。

## 最终诊断

阴道壁恶性黑色素瘤；子宫腺肌症。

## 分析讨论

本病较为少见，本例患者仅以发现阴道肿块就诊，无特殊临床症状。HMB-45 及 S-100 检测阳性对本病有确诊作用。本病例免疫组化检测显示 HMB-45（+）、S-100 局灶（+）、Melan-A（+），可确诊为阴道恶黑。总结其超声特征为阴道前壁实性弱回声团块，形态规则、边界较清楚、周边似可见包膜回声、内部回声欠均匀，可见条索状稍强回声；CDFI 显示团块内见较丰富血流信号，中等阻力，有助于超声医生对该病的超声表现加强认识，在检查时应注意与其他阴道占位性病变进行鉴别。

# 第六节　阴道巨大平滑肌瘤

## 疾病概述

阴道肿瘤主要包括乳头状瘤、血管瘤、黏液息肉，而平滑肌瘤较少见，自 1977 年首次报道，目前国内外仅有 300 余例病例报道阴道肿瘤。阴道平滑肌瘤是间叶组织来源的良性肿瘤，其可来源于阴道的血管平滑肌、竖毛肌、阴道黏膜下平滑肌及圆韧带平滑肌，也可起自于间充质干细胞向平滑肌方向分化。

阴道平滑肌瘤好发于 35 ～ 50 岁的生育期女性，病灶部位多位于子宫前壁。肿瘤大小不一，可 0.5 ～ 15cm，边界清楚。患者临床表现取决于病灶大小，多数无明显临床症状，肿瘤较大者可引起压迫症状。

## 超声特征

阴道平滑肌瘤的超声表现主要为阴道内实性弱回声团块，多为圆形或椭圆形，边界清楚，大的肿瘤可因变性液化在团块内部出现液性暗区，甚至形成囊性团块。宫体及宫颈结构正常，轮廓清晰。CDFI 表现取决于肿瘤的组织学成分，如组织学类型为富于细胞性平滑肌瘤，其血流信号明显较普通型平滑肌瘤丰富。

## 鉴别诊断

阴道平滑肌瘤的超声诊断需要与阴道内其他性质的病变，如阴道壁囊肿、阴道子宫内膜异位症等以及肠道来源的肿瘤相鉴别。

## 病例

### 临床病史

患者女，19 岁 4 个月，发现阴道肿物 25 天。1 个月前出现阴道流液，似咖啡样液体，伴有臭味。24 天前于当地医院就诊，血常规提示中度贫血（具体不详），B 超提示阴道占位，大小约 4cm 左右（未见相关报告单）。自诉当地医生强行予以抠除阴道占位失败。半月前患者出现大小便自排较困难，并为被动体位，无法直立行走，伴有会阴部疼痛。专科查体：阴道口可见阴道内赘生物，表面见黄色脓苔，未见处女膜缘，浸压赘生物可见大量脓液自阴道口流出，阴道内扪及 $14^+$cm 包块，蒂部位于阴道右侧壁，恶臭，与右侧阴道侧壁无界限。

### 实验室检查

血常规：RBC $4.75 \times 10^{12}$/L，Hb 86g/L，PLT $421 \times 10^9$/L，WBC $7.7 \times 10^9$/L，N 73.0%。

## 超声表现

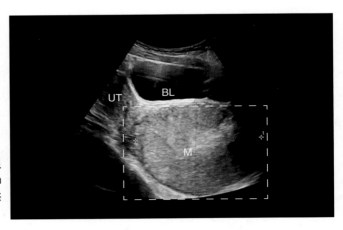

UT：子宫；BL：膀胱；M：团块

图 3-3-6-1　经腹超声子宫矢状切面，显示阴道内查见 11.0cm×8.4cm×8.2cm 的实性稍强回声团，边界较清，形态较规则，回声稍欠均匀

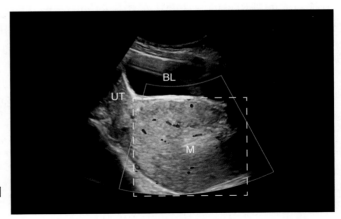

UT：子宫；BL：膀胱；M：团块

图 3-3-6-2　经腹超声，CDFI 显示团块内探及较丰富血流信号

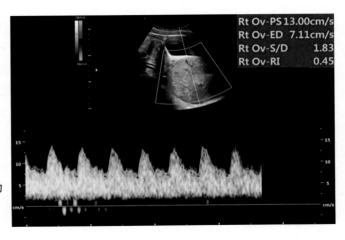

图 3-3-6-3　经腹超声，频谱多普勒显示团块内血流为低～中等阻力，RI=0.45

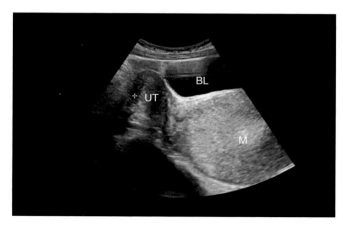

UT：子宫；BL：膀胱；M：团块

**图 3-3-6-4 经腹超声子宫矢状切面，显示子宫形态大小及肌层回声未见明显异常**

### 超声提示

阴道内实性占位（性质？）。

### 其他影像学检查

MRI：阴道腔扩张，阴道腔内巨大软组织肿块影，大小约 15.3cm×8.1cm×8.3cm（上下径 × 左右径 × 前后径），肿块信号不均匀，T1WI 呈等信号，T2WI 呈高低混杂信号，以高信号为主，其内有斑片和条索样低信号影，DWI 弥散受限，呈不均匀高信号，增强后肿块明显不均匀强化，肿块上缘位于阴道腔上段，约平骶 1 椎体下缘水平，肿块上缘距离宫颈外口约 0.9cm，未见宫颈侵犯征象，肿块下缘位于阴道口处，肿块与阴道下段右前外侧壁关系密切（相当于阴道壁下段 9 点至 11 点处），该处阴道下段右前外侧壁在 T2WI 上正常低信号消失，邻近阴道右旁组织有少许异常软组织信号影，并与邻近尿道右后壁分界不清，肿块下缘凸向右侧坐骨直肠窝，紧贴右侧耻骨下支，推压邻近右侧肛提肌，与邻近右侧闭孔内肌间隙变窄，未见明确闭孔内肌和肛提肌侵犯征象，阴道腔上段积液，有液—液平。

### 手术所见

外阴：发育正常，阴道口可见部分包块膨出，表面见黄色脓苔，未见处女膜缘。阴道内见直径约 14cm 实性包块，质脆，包块根部位于阴道右侧壁，根部宽大，约 7cm×4cm×2cm 大小，似有假包膜，浸压赘生物可见脓液自阴道口流出。宫颈被阴道包块完全遮挡，切除阴道包块后见宫颈光滑。

### 病理诊断

阴道肿瘤：平滑肌瘤，伴灶区较富于细胞。

IHC：caldesmon（+）、SMA（+）、Des（+）、CD10（多灶+）、ER（+）、PR（+）、CD34（－）、S-100（－），Ki67 阳性率约 10%。

## 最终诊断

阴道巨大平滑肌瘤。

## 分析讨论

本病例的病理检查结果为平滑肌瘤伴灶区较富于细胞，CDFI 表现为团块内较丰富低 - 中等阻力血流信号。研究表明，富于细胞性平滑肌瘤可以复发，甚至多次复发，部分患者复发后病理上有去分化的改变，细胞异型性增加，甚至可发展为低度恶性（高分化）平滑肌肉瘤。因此当 CDFI 检测显示平滑肌瘤内部丰富血流信号时，应考虑富于细胞性平滑肌瘤，甚至恶性病变可能，需要采取更积极的处理措施。

阴道平滑肌瘤病灶较大时，可阻塞压迫阴道，限制了经阴道超声的应用。经腹部超声检查可全面显示团块的位置及其与宫体、宫颈的关系，经会阴超声声束与病灶距离近，可以清晰显示团块与阴道壁及周围组织的关系。经腹部超声联合经会阴超声更有助于正确诊断阴道平滑肌瘤。本病病灶较大，较为少见，有助于超声医生对阴道平滑肌瘤的超声特征加强认识，在检查时应注意与其他阴道占位性病变进行鉴别。